JN244690

薬剤師国試

でる順医薬品

第8版

用途

1日＿＿＿回＿＿＿日分

朝・昼・夕　就寝前

- - - - - - - - - - - -

年　月　日

著　大野恵子・齋藤 博・丸山桂司

テコム

＊正誤情報, 発行後の法令改正, 最新統計, ガイドラインの関連情報につきましては, 弊社ウェブサイト（https://www2.tecomgroup.jp/books/）にてお知らせいたします。

＊本書の内容の一部あるいは全部を, 無断で（複写機などいかなる方法によっても）複写・複製・転載すると, 著作権および出版権侵害となることがありますのでご注意ください。

序　文

　薬剤師国家試験における各医薬品の出題頻度は，過去に出題された医薬品名と相関性があると言って過言ではありません。特に，過去 10 年間で出題された医薬品については，①構造式，②薬理効果，③他の薬物との相互作用，についてまとめておく必要があります。本書では，これらの項目を整理しやすいように出題回数別に医薬品を項目別に整理し，構造式をできる限り多く掲載しました。近年の国家試験では構造式から医薬品名を判断できることを前提とした問題が数多く散見されます。構造式はその特徴を覚える程度でよく，描けるようになる必要はありません。また，近年改定された「薬学教育モデル・コアカリキュラム」では，全ての実習生がどの施設でも標準的な疾患について広く学べるよう「代表的な 8 症例」が提示されました。これを受け，本書では，症例を中心に理解できるよう，処方例をできる限り多く掲載し，臨床現場でどのような処方が行われるのかを医薬品別に参照できるように編集しました。本書に掲載されている処方は直近 10 年間の国家試験で出題されたものを抜粋しています。用法・用量を確認した後，処方例を考えることで処方意図を意識できるはずです。

　後半は「薬効別編」とし，代表的な 8 疾患に基づいて，各疾患に対する医薬品を薬効別の観点からまとめています。また，直近 10 年間の国家試験で出題された医薬品を薬効別に表にし追加しました。

　今回の編集に伴い，出題回数の少ない医薬品をあえて削除し，掲載医薬品の数を絞り込みました。同時に，代表的な処方薬の商品名を併記することで，実務実習を経験した，また実務実習を行っている学生にとって「実習で触れた医薬品名から連想しやすい」，また，実務実習前の学生にとっては「大学で学んだ成分名と実務実習で実際に目にする商品名の間のギャップを埋めることができる」内容にしています。

　効率的かつ短時間での国試対策が求められる薬学生の皆さんのために，本書はその有効性をいかんなく発揮することでしょう。本書を大いに活用してください。

2019 年 7 月　『でる順医薬品（第 8 版）』著者を代表して

日本薬科大学

齋藤　博

本書の利用法　　≫　回数別編

Ⓐ 出題回数
- 直近国試 10 年（第 95～104 回）で，問題文および選択肢に出題された数をカウントし，表示した

Ⓑ 医薬品名（全 305 項目）
- 国試に出題された医薬品名を掲載
- 医薬品名の下には「商品名」を掲載
- 「第十七改正日本薬局方」に収載されている医薬品には，医薬品名の次に㊂マークを付した

Ⓒ 薬効の表示
- 掲載医薬品の薬効を表示した（複数ある場合は主な薬効を併記）

Ⓓ 既出問題番号
- 第 95～104 回国試において，出題された問題番号を掲載

Ⓔ 医薬品の解説
- 各医薬品に対し「国試での問われ方」，また「国試のために覚えておくべきポイント」に焦点を当てまとめた
- 国試対策のみならず，構造式や処方例など，臨床現場でも役立つ情報を盛り込んだ

Ⓕ 国試のエッセンス
- 「国試での問われ方」の参考として実際に出題された問題からピックアップした
- その他，国試対策に有用な知識も掲載した

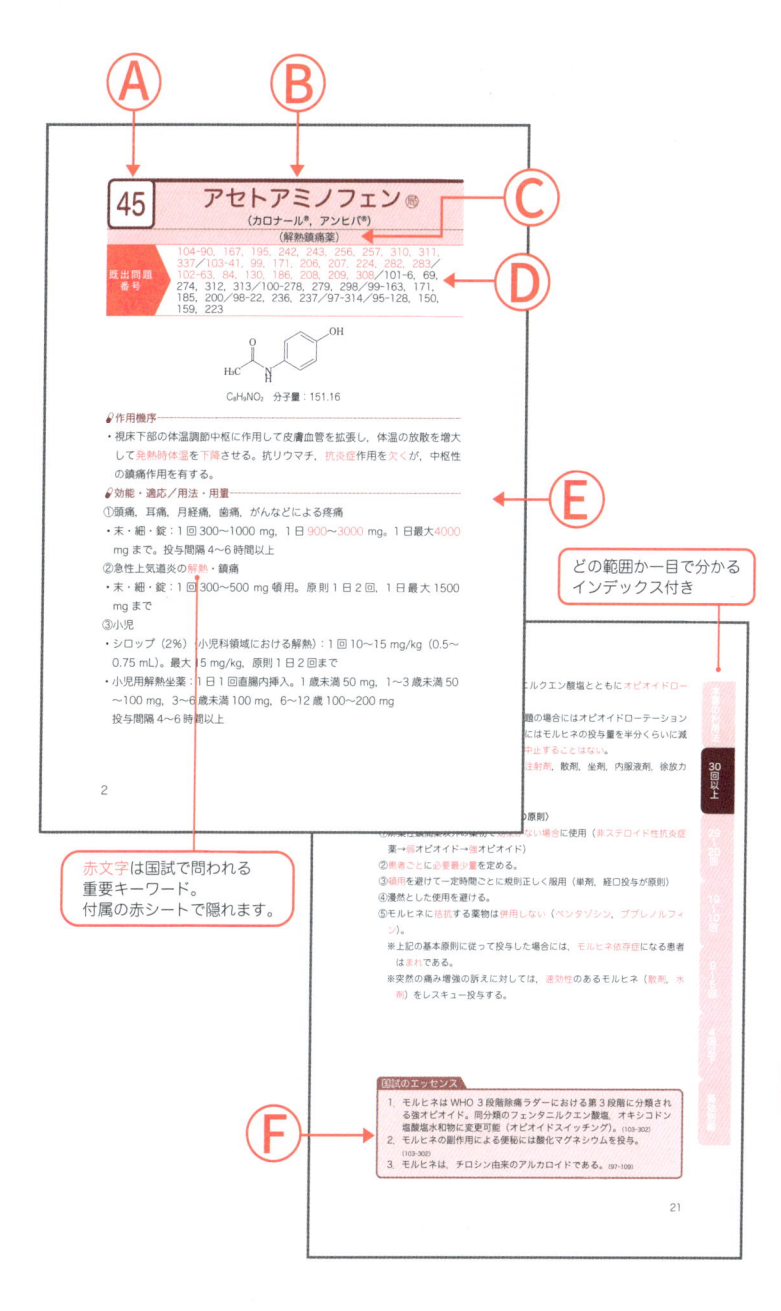

Ⓐ

Ⓑ

本書の利用法

45	アセトアミノフェン®

Ⓒ

（カロナール®, アンヒバ®）

〔解熱鎮痛薬〕

既出問題番号
104-90, 167, 195, 242, 243, 256, 257, 310, 311, 337／103-41, 99, 171, 206, 207, 224, 282, 283／102-63, 84, 130, 186, 208, 209, 308／101-6, 69, 274, 312, 313／100-278, 279, 298／99-163, 171, 185, 200／98-22, 236, 237／97-314／95-128, 150, 159, 223

Ⓓ

$C_8H_9NO_2$　分子量：151.16

作用機序
・視床下部の体温調節中枢に作用して皮膚血管を拡張し、体温の放散を増大して発熱時体温を下降させる。抗リウマチ、抗炎症作用を欠くが、中枢性の鎮痛作用を有する。

効能・適応／用法・用量
①頭痛、耳痛、月経痛、歯痛、がんなどによる疼痛
・末・細・錠：1回 300〜1000 mg、1日 900〜3000 mg。1日最大4000 mg まで。投与間隔4〜6時間以上
②急性上気道炎の解熱・鎮痛
・末・細・錠：1回 300〜500 mg 頓用。原則1日2回、1日最大 1500 mg まで
③小児
・シロップ（2%）（小児科領域における解熱）：1回 10〜15 mg/kg（0.5〜0.75 mL）。最大 15 mg/kg、原則1日2回まで
・小児用解熱坐薬：1日1回直腸内挿入。1歳未満 50 mg、1〜3歳未満 50〜100 mg、3〜6歳未満 100 mg、6〜12歳 100〜200 mg
投与間隔4〜6時間以上

2

Ⓔ

どの範囲か一目で分かる
インデックス付き

赤文字は国試で問われる
重要キーワード。
付属の赤シートで隠れます。

...ルクエン酸塩とともにオピオイドロー...

...題の場合にはオピオイドローテーション
...にはモルヒネの投与量を半分くらいに減
...中止することはない。
...注射剤、散剤、坐剤、内服液剤、徐放力...

...の原則）
①非...ない場合に使用（非ステロイド性抗炎症薬→弱オピオイド→強オピオイド）
②患者ごとに必要最少量を定める。
③頓用を避けて一定時間ごとに規則正しく服用（単剤、経口投与が原則）
④漸減とした使用を避ける。
⑤モルヒネに拮抗する薬物は併用しない（ペンタゾシン、ブプレノルフィン）。
※上記の基本原則に従って投与した場合には、モルヒネ依存症になる患者はまれである。
※突然の痛み増強の訴えに対しては、速効性のあるモルヒネ（散剤、水剤）をレスキュー投与する。

30回以上

国試のエッセンス
1. モルヒネは WHO 3段階除痛ラダーにおける第3段階に分類される強オピオイド。同分類のフェンタニルクエン酸塩、オキシコドン塩酸塩水和物に変更可能（オピオイドスイッチング）。(103-302)
2. モルヒネの副作用による便秘には酸化マグネシウムを投与。(103-302)
3. モルヒネは、チロシン由来のアルカロイドである。(97-109)

Ⓕ

21

「代表的な 8 疾患」の疾患区分
他を表示

「回数別編」に掲載があるもの
については「掲載頁」を記載

高血圧症

直近 10 年で，出題回数
の多い順に掲載

利尿薬

直近 10 年（第 95 ～ 104 回）
の国試で出題された医薬品

医薬品名	出題回数	掲載頁
フロセミド	25	44
スピロノラクトン	16	139
アセタゾラミド	11	226
トリクロルメチアジド	10	288
ヒドロクロロチアジド	7	413
D-マンニトール	4	―
イソソルビド	4	―
カンレノ酸カリウム	4	―
トリアムテレン	4	511
トラセミド	3	―
ブメタニド	3	―
トルバプタン	2	―
メフルシド	1	―

　利尿薬は，高血圧治療に用いられる場合とその利尿効果からうっ血性心不
全，腎疾患や肝疾患による浮腫，特発性浮腫などに用いられることがある。降
圧効果を目的とする場合は，サイアザイド系利尿薬が使用されることが多く，
ARB＋利尿薬（ヒドロクロロチアジドまたはトリクロルメチアジド）の配合
薬，Ca 拮抗薬＋ARB＋利尿薬（ヒドロクロロチアジド）の配合薬が販売され
ている。サイアザイド系利尿薬の利尿効果は弱い。一方，利尿効果によるうっ
血性心不全の治療には，ループ系利尿薬や K 保持性利尿薬が使用される。

各薬効についての詳細な解説を掲載

目次

でる順医薬品 第8版

回数別編

（カロナール®，アンヒバ®）

（解熱鎮痛薬）

既出問題番号

104-90, 167, 195, 242, 243, 256, 257, 310, 311, 337／103-41, 99, 171, 206, 207, 224, 282, 283／102-63, 84, 130, 186, 208, 209, 308／101-6, 69, 274, 312, 313／100-278, 279, 298／99-163, 171, 185, 200／98-22, 236, 237／97-314／95-128, 150, 159, 223

$C_8H_9NO_2$　分子量：151.16

🔖作用機序

- 視床下部の体温調節中枢に作用して皮膚血管を拡張し，体温の放散を増大して発熱時体温を下降させる。抗リウマチ，抗炎症作用を欠くが，中枢性の鎮痛作用を有する。

🔖効能・適応／用法・用量

①頭痛，耳痛，月経痛，歯痛，がんなどによる疼痛

- 末・細・錠：1回300〜1000 mg，1日900〜3000 mg。1日最大4000 mgまで。投与間隔4〜6時間以上

②急性上気道炎の解熱・鎮痛

- 末・細・錠：1回300〜500 mg頓用。原則1日2回，1日最大1500 mgまで

③小児

- シロップ（2%）（小児科領域における解熱）：1回10〜15 mg/kg（0.5〜0.75 mL）。最大15 mg/kg，原則1日2回まで

- 小児用解熱坐薬：1日1回直腸内挿入。1歳未満50 mg，1〜3歳未満50〜100 mg，3〜6歳未満100 mg，6〜12歳100〜200 mg
  投与間隔4〜6時間以上

本書の利用法

30回以上

29〜20回

19〜10回

9〜5回

4回以下

薬効別編

🍬 体内動態・治療域

- グルクロン酸抱合と硫酸抱合が主代謝反応である。
- 多くの薬物同様，食事により胃内容排出速度が遅くなることによって，吸収が遅延する。
- フェナセチンの代謝産物である。
- 大量に服用した場合は CYP の作用により，毒性を示す N-アセチル-p-ベンゾキノンイミン（NAPQI）となり，グルタチオン抱合を受け，メルカプツール酸誘導体として尿中に排泄される。大量に服用するとグルタチオンが枯渇して毒性があらわれる。

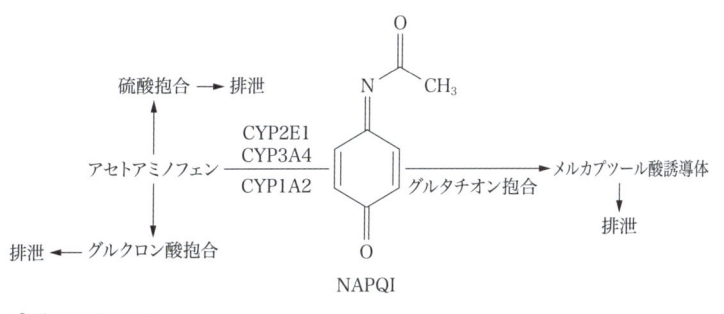

🍬 重大な副作用

- ショック
- 中毒性表皮壊死症（Lyell 症候群），皮膚粘膜眼症候群（Stevens-Johnson 症候群）
- 肝機能障害
- 喘息発作

🍬 処方例

[103-282]

2歳男児。夕方に発熱，同時に痙れん。

処方１：アセトアミノフェン坐剤 100 mg　１回１個

　　　　　発熱時　６回分（全６個）

処方２：ジアゼパム坐剤 4 mg　１回１個

　　　　　発熱時　４回分（全４個）

[104-337（改）]

6歳男児。歯科診療所で抜歯。

処方1　アセトアミノフェンシロップ2%　10 mL

疼痛時，頓服　5回分

（1日3回まで，6時間あける）

その他

- 小児における解熱の第一選択薬である。
- 原末は白色結晶
- 坐薬は直腸粘膜からの吸収が優れており，小児の解熱によく用いられる。
- 解熱作用に関する薬理試験法には，発熱法（殺菌菌体浮遊液の静注や異種タンパク・化学物質の皮下注による発熱）が用いられる。
- 中毒の解毒にはグルタチオンの前駆体 N-アセチルシステインを用いる。N-アセチルシステインは，アセトアミノフェンのグルタチオン抱合を促進させて解毒する。
- アミド結合をもつ。
- 4-アミノフェノールは，アセトアミノフェンの純度試験の対象となる。
- キノロン系薬と併用可能である。
- 非常に弱い酸（pKa＝9〜10）である。

国試のエッセンス

1. ジアゼパムは脂溶性のため，アセトアミノフェン坐剤を先に挿入するとアセトアミノフェン坐剤の基剤（脂溶性）によって吸収が妨げられる。(103-282)

36 アスピリン 局

（バファリン A，バイアスピリン®）

（非ステロイド性抗炎症薬 [NSAIDs] ／抗血小板薬）

| 既出問題番号 | 104-208, 209, 260, 261, 262, 263／103-68, 160, 183, 234, 246, 252, 253, 273／102-204, 304, 308／101-38, 170, 216, 251／100-254, 255／99-163, 182, 306／98-277／97-58, 106, 163, 294, 327, 333／95-2, 31, 131 |

$$CO_2H$$

$$O$$

$$CH_3$$

$C_9H_8O_4$　分子量：180.16

作用機序

- アラキドン酸代謝において，シクロオキシゲナーゼ（COX-1，COX-2）のセリン残基をアセチル化して非選択的に阻害することにより，プロスタグランジン（PG）の生合成を抑制し，鎮痛，解熱，抗炎症作用を示す。

- 低用量（20～100 mg/日）ではトロンボキサン A_2（TXA_2）の産生を抑制し血小板凝集を抑える（不可逆的な作用であり，血小板の寿命（約10日）が尽きるまで作用は消失しない→手術の場合には 7～10 日前には服薬中止）

効能・適応／用法・用量

①関節リウマチ，変形性関節症，術後疼痛，歯痛，頭痛，月経痛などの解熱・鎮痛・抗炎症

- 末：1回 0.5～1.5 g，1日 1～4.5 g。1日最大 4000 mg まで

②急性上気道炎の解熱・鎮痛

- 末：1回 0.5～1.5 g 頓用。原則 1日 2回，1日最大 4.5 g まで

③川崎病

- 末：急性有熱期は 1日 30～50 mg/kg，3回分服。解熱後の回復・慢性期は 3～5 mg/kg，1日 1回

④狭心症（安静時狭心症には無効）や心筋梗塞，および脳梗塞などの虚血性脳血管障害における血栓・塞栓の抑制，また冠動脈バイパス術（CAGB）

5

あるいは経皮経管冠動脈形成術（PTCA，PCI）施行後における血栓・塞栓形成の抑制

- ①：内服→1回0.5〜1.5 g，1日1.0〜4.5 g
- ②：1回0.5〜1.5 g頓用，原則1日2回まで。1日最大4.5 gを限度（空腹時回避）
- ④：腸溶錠→1回100 mg，1日1回。症状により1回300 mgまで増量可

　※薬用量は脳梗塞（血小板凝集抑制）＜急性上気道炎＜関節リウマチの順に多くなる。

🦴禁　忌

- サリチル酸系製剤に過敏症の既往歴，消化性潰瘍，重篤な血液の異常，重篤な肝障害，重篤な腎障害，重篤な心機能不全，アスピリン喘息（→NSAIDsによる喘息発作の誘発）またはその既往歴（→重篤な喘息発作を誘発）
- 腸溶錠：出産予定日12週以内の妊婦

🦴体内動態・治療域

- アスピリンは酸性抗炎症薬のため，尿中への排泄はアルカリ尿で促進，酸性尿で抑制される。
- タンパク結合率：50〜80%
- 半減期：2〜5時間

🦴相互作用（⇧：本薬の作用増強，⇩：本薬の作用減弱）

- 血漿タンパク置換が起こるため，ワルファリンやトルブタミドなどタンパク結合性の高い薬物との併用により，それらワルファリンやトルブタミドなどの血漿タンパク非結合率は増加し作用が増強する。
- メトトレキサート，バルプロ酸ナトリウム，アセタゾラミド，ヘパリン製剤，副腎皮質ステロイド，リチウム製剤→以上の薬剤の作用⬆
- チアジド系利尿薬の作用⬇
- ⇩乳酸ナトリウム

🦴重大な副作用

- ショック，アナフィラキシー様症状
- 喘息発作の誘発（アスピリン喘息）

- 消化器症状（食欲不振，胸やけ，胃痛など），消化性潰瘍，耳鳴
- 皮膚粘膜眼症候群（Stevens-Johnson 症候群），中毒性表皮壊死症（Lyell 症候群），剥脱性皮膚炎，肝障害，腎障害

処方例

[102-204]

75 歳男性。脳梗塞により右半身麻痺。

処方 1：アスピリン腸溶錠 100 mg　　　　　　　1 回 1 錠（1 日 1 錠）粉砕
　　　　アラセプリル錠 25 mg　　　　　　　　　1 回 1 錠（1 日 1 錠）粉砕
　　　　ランソプラゾール口腔内崩壊錠 15 mg　　1 回 1 錠（1 日 1 錠）
　　　　　1 日 1 回　朝食後　14 日分

[104-208]

65 歳男性。労作時胸部圧迫感のため受診。強度狭窄あり。ステント留置のため入院。

処方：アスピリン腸溶錠 100 mg　　　　1 回 1 錠（1 日 1 錠）
　　　　プラスグレル塩酸塩錠 3.75 mg　　1 回 1 錠（1 日 1 錠）
　　　　　1 日 1 回　朝食後　30 日分

参照：p.158（クロピドグレル硫酸塩），p.221（ドネペジル塩酸塩），p.447（硝酸イソソルビド），p.475（オルメサルタン メドキソミル）

その他

〈注意〉・米国でサリチル酸系薬とライ症候群の関連性を示す疫学調査報告がある→原則として 15 歳未満の水痘，インフルエンザ患者への投与を避ける。
　　　・非ステロイド性抗炎症薬（NSAIDs）を長期投与している女性において一時的な不妊の報告がある。
- 内臓痛には無効である（オピオイド鎮痛薬を使用する）。
- アスピリンは COX-1 を阻害することにより，胃粘膜の保護および血流改善に関わる PGE_2 や PGI_2 の産生も抑制させるため，胃粘膜障害が起こる。
- アスピリンのプロドラッグであるアスピリンアルミニウムは，胃に対する刺激を軽減したものである。
- 加水分解を受けやすい。

本書の利用法

30回以上

29〜20回

19〜10回

9〜5回

4回以下

薬効別編

- サリチル酸はアスピリンの純度試験の対象となる。
- アスピリンと炭酸水素ナトリウムとの組合せは，湿潤が起こるため配合不適である。

国試のエッセンス

1. 腸溶錠は粉砕できない。アスピリンは，プロスタグランジンの生合成抑制作用により，胃の血流速度を減少，消化性潰瘍を悪化させることがある。既往歴のある患者には慎重投与。(102-204)
2. アスピリンによる消化性潰瘍の副作用に注意が必要である。(99-182)
3. アスピリンは，水痘やインフルエンザに感染している小児にライ（Reye）症候群を起こすことがある。(99-163)

35 ワルファリンカリウム 📎

(ワーファリン®)

(抗凝血薬)

| 既出問題番号 | 104-44, 242, 243, 248, 249, 252, 253, 334／103-43, 169, 272, 273／102-169, 305／101-170, 181, 200, 308／100-288, 289／99-302, 333／98-42, 121, 190, 250, 251／97-46, 69, 197, 327／96-194, 240／95-150, 217 |

本書の利用法

30回以上

29〜20回

19〜10回

9〜5回

4回以下

薬効別編

🖋作用機序

- 肝細胞内でビタミンKに拮抗し、ビタミンK依存性血液凝固因子（Ⅱ（プロトロンビン）, Ⅶ, Ⅸ, Ⅹ）の産生を阻害。結果として抗凝血作用を示す。

- 一方で、ⅤとⅧを不活性化する内因性抗凝固因子であるプロテインCの合成阻害作用も知られる。

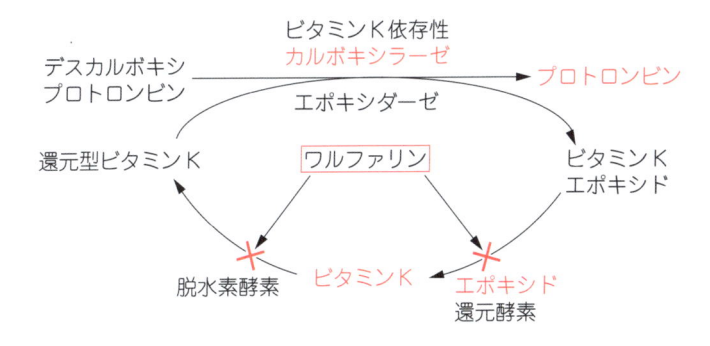

ビタミンK依存性
カルボキシラーゼ

デスカルボキシ
プロトロンビン ────────────→ プロトロンビン

エポキシダーゼ

還元型ビタミンK　　　　ワルファリン　　　　ビタミンK
エポキシド

脱水素酵素　　ビタミンK　　エポキシド
還元酵素

🖋効能・適応／用法・用量

①血栓・塞栓症の治療および予防

- 顆粒・錠：1回1〜5 mg, 1日1回

②小児の血栓・塞栓症の治療および予防（1日維持量）

- 顆粒・錠：12か月未満は0.16 mg/kg, 1歳以上15歳未満は0.04〜0.1 mg/kg

禁　忌

- 妊婦→胎盤通過（催奇形性，胎児異常）——抗凝血薬が必要な場合はヘパリンを用いる（胎盤通過せず）。
- 出血中または出血のおそれのある者→出血傾向⬆→ときに致命的
- 重篤な肝疾患を有する者→凝固因子産生⬇→出血傾向⬆
- 重篤な腎疾患を有する者→排泄⬇→作用⬆

体内動態・治療域

- 肝代謝型である→肝薬物代謝酵素（CYP2C9）によってほとんど代謝される。

相互作用（⬆：本薬の作用増強，⬇：本薬の作用減弱）

- ⬆NSAIDs（アスピリン，インドメタシン，フェニルブタゾンなど），クロフィブラート，スルホニル尿素薬，フェニトイン→タンパク結合拮抗
- ⬆ミコナゾール，エリスロマイシン，シメチジン，イトラコナゾール→肝薬物代謝酵素（CYP2C9）阻害
- ⬆プロベネシド→腎尿細管分泌を阻害
- ⬇カルバマゼピン，フェノバルビタール（抗てんかん薬の多くはワルファリンの代謝促進），リファンピシン→肝薬物代謝酵素（CYP2C9）誘導によるワルファリンの代謝促進
- ⬆抗凝血薬，血小板凝集抑制薬（イコサペント酸エチルなど）→出血傾向増大
- ⬇コレスチラミン，コレスチミド→ワルファリンを吸着（陰イオン交換樹脂なのでワルファリン吸着→消化管吸収⬇：イオン間相互作用）
- 【ビタミン K が関わる場合】
  * ⬆セフェム系抗菌薬，クロラムフェニコールなどの抗菌薬→腸内細菌減少→ビタミン K 低下
  * ⬇納豆・クロレラ（→ビタミン K 合成），ブロッコリー（ビタミン K 含有量多い）
  * ⬇メナテトレノン（ビタミン K_2 製剤）

重大な副作用

- 出血

本書の利用法

30回以上

29〜20回

19〜10回

9〜5回

4回以下

薬効別編

🔖処方例
[103-272]
76歳男性。心房細動。
処方：ワルファリンK　1 mg　1回2錠（1日2錠）
　　　　　　1日1回　朝食後　56日分

[101-308]
62歳男性。循環器内科受診履歴あり。切除不能の再発直腸がん。カペシタ
ビン，オキサリプラチンによる化学療法開始。
処方：メチルジゴキシン錠0.1 mg　1回1錠（1日1回）朝食後
　　　　ワルファリンK錠1 mg　　　1回2錠（1日1回）朝食後
　　　　カンデサルタン錠4 mg　　　1回1錠（1日1回）朝食後
参照：p.44（フロセミド），p.153（ベラパミル塩酸塩）

🔖その他
・作用発現時間→24〜48時間後に作用発現（遅効作用：delayed action）
　プロトロンビンが枯渇してから作用発現するため
・血中アルブミンとの結合率が高い。
・血栓溶解作用はない。
・in vitro（試験管内）では無効→in vivo（生体内）のみで作用（肝臓内のビ
　タミンKと拮抗するため）
・ワルファリンの効果判定→プロトロンビン時間（PT）の国際正規化比
　（PT-INR）あるいはトロンボテスト（TT）値で判定（血中濃度ではない）
〈服薬指導〉・出血性の副作用を必ず説明
　　　　　　・1日1回決められた時刻に服用
　　　　　　・勝手に急に中止しないこと→血栓誘発のおそれ
　　　　　　・手術，抜歯時は本剤を服用している旨を必ず主治医に伝える。
　　　　　　・原因不明出血，血尿，血便，歯ぐき出血時→主治医に連絡
　　　　　　・服用を忘れても，2回分を一緒に服用してはいけない。

1. ワルファリンカリウムはホウレン草, クロレラ, 青汁, 納豆などの
   ビタミンK含有食品との併用注意（拮抗）(103-272)
2. ビタミンK₂製剤であるメナテトレノンはワルファリンの作用と拮
   抗（作用減弱）。(103-272)
3. カペシタビンとワルファリンカリウムは併用により血液凝固能検査
   異常, 出血が発現した報告あり。PT-INR（プロトロンビン時間）
   値などを定期的にモニタリング。(101-308)

33 ジゴキシン 局

(ジゴシン®, ラニラピッド®)

(心不全治療薬)

既出問題
番号

104-90, 167, 196, 197/102-291/101-31, 47, 57,
173, 274, 275, 292, 293/100-30, 223/99-82, 167,
343/98-32, 268/97-274, 275, 334, 335/96-224,
238, 240/95-132, 157, 188, 235, 238, 239

本書の利用法

30回以上

29〜20回

19〜10回

9〜5回

4回以下

薬効別編

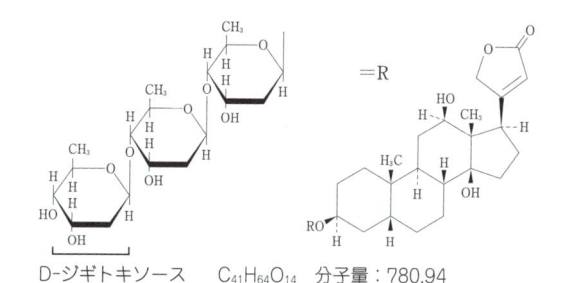

D-ジギトキソース $C_{41}H_{64}O_{14}$ 分子量：780.94

🔖作用機序

①正の変力作用：Na^+ポンプ（Na^+, K^+-ATPase）阻害→細胞内 Na^+濃度
上昇→Na^+/Ca^{2+}交換輸送体が抑制され，細胞内 Ca^{2+}濃度上昇→心収縮力
増強

②副交感神経興奮作用による負の変時作用：圧受容器反射，洞房結節の
ACh 感受性上昇/ノルアドレナリン感受性低下→心拍数減少

③副交感神経興奮作用による負の変伝導作用：房室結節抑制（PR 間隔延長）

④利尿作用（心負担減少）：強心作用による腎血流量増加，腎尿細管 Na^+ポ
ンプ阻害による Na^+再吸収阻害

🔖効能・適応／用法・用量

①うっ血性心不全──作用機序①④より

②心房性頻脈性不整脈（心房粗動，心房細動，発作性上室性頻拍）──作用
機序②③より

・内服：a）急速飽和療法（飽和量 1〜4 mg)/初回 0.5〜1 mg，以後 0.5

- mg を 6〜8 時間毎維持。十分効果が現れるまで投与　b）維持療法/1 日 0.25〜0.5 mg
- 内服（小児）：急速飽和療法/2 歳以下は 1 日 0.06〜0.08 mg/kg，2 歳以上は 1 日 0.04〜0.06 mg/kg，3〜4 回分服維持
- 注射：a）急速飽和療法（飽和量1〜2 mg)/1 回 0.25〜0.5 mg を，2〜4 時間毎に静注。十分効果が現れるまで投与　b）維持療法/1 日 0.25 mg 静注
- 注射（小児）：急速飽和療法/新生児・未熟児は 1 日 0.03〜0.05 mg/kg，2 歳以下は 1 日 0.04〜0.06 mg/kg，2 歳以上は 1 日 0.02〜0.04 mg/kg，3〜4 回分割，静注・筋注
- 散剤は 1000 倍散（希釈散；0.1％，1 mg/g）で使用

禁　忌

- 房室ブロック，洞房ブロック，徐脈性不整脈，肥大型閉塞性心筋症（特発性肥大性大動脈弁下狭窄など）

体内動態・治療域

- 0.5〜2 ng/mL（治療薬物モニタリング［TDM］の対象）（心房細動のない心不全には 0.5〜0.9 ng/mL）
- 2 ng/mL を超えると，ジギタリス中毒の症状が発現しやすくなる。
- ジゴキシンは腎排泄型（↔ジギトキシンは肝排泄型），消失半減期は約 40 時間
- P-糖タンパク質の基質となる。ほかに基質となる薬剤に Ca 拮抗薬（ベラパミルなど），キニジン，シクロスポリンなどがある。ジゴキシンは腎の近位尿細管に存在する P-糖タンパク質により輸送され，排泄（分泌）されるが，キニジンなどの P-糖タンパク質阻害薬との併用により，ジゴキシンの輸送が阻害されると，ジゴキシンの血中濃度が上昇する。
- 服薬開始後，約 7 日で定常状態に達する。
- 高齢者では若年者に比べ，定常状態への到達時間は遅延する。
- ジゴキシン投与後の採血は，定常状態に達した後，追加投与前に，吸収相や分布相を避けてトラフ付近で行うのがよい。
- 血清ジゴキシン濃度の測定値は，真の値よりも高値を示すことがある。
- 甲状腺機能亢進症の患者では，健常人に比べてジゴキシンの全身クリアラ

ンスが増加するため，ジゴキシンの血中濃度は低下する。

- 分布容積が大きい（約 400 L）。

相互作用（⇧：本薬の作用増強）

- ⇧カリウム排泄型利尿薬（チアジド系，フロセミドなどのループ系）
  ※低カリウム血症では K^+ 不足のため，心臓の Na^+，K^+-ATPase（Na^+ポンプ）に対するジゴキシンなどの強心配糖体の作用，副作用が増強する。
- ⇧キニジン，抗コリン薬，Ca 拮抗薬（ベラパミルなど），ビタミン D，カルシウム剤，アムホテリシン B など→尿細管分泌阻害の相互作用

重大な副作用

- ジギタリス中毒（高度の徐脈，二段脈，多源性心室性期外収縮，発作性心房性頻拍などの不整脈）
- ジギタリス中毒の初期症状（悪心・嘔吐，食欲不振，視覚異常〈黄緑視：ものが黄・緑に見える，複視，閃光：まぶしく感じる〉，頭痛，失見当識，錯乱）
- 腎疾患のある患者では，ジゴキシンの排泄が遅延し，ジギタリス中毒を起こす可能性が高くなる。

処方例

[101-274]
54 歳女性。食欲不振と吐き気を訴え緊急入院。
処方：ジゴキシン錠 0.25 mg　1 回 1 錠（1 日 1 錠）
　　　リシノプリル錠 10 mg　1 回 1 錠（1 日 1 錠）
　　　　1 日 1 回　朝食後　28 日分

[104-196]
62 歳女性。5 年前に慢性心不全の診断。リシノプリル錠，ビソプロロールフマル酸塩錠で治療中。
処方：ジゴキシン錠 0.125 mg　1 回 1 錠（1 日 1 錠）
　　　　1 日 1 回　朝食後　14 日分

その他

- 免疫測定法によるジゴキシン濃度測定では，妊婦，新生児，尿毒症患者な

本書の利用法

30回以上

29〜20回

19〜10回

9〜5回

4回以下

薬効別編

どで内因性のジゴキシン様免疫反応物質が生成することが知られており，濃度を高く見積もる危険性が指摘されている。

- セント・ジョーンズ・ワート（St. John's wort：セイヨウオトギリソウ）を含有する製品との併用でP-糖タンパク質の基質であるジゴキシンの消化管腔側への排出が増大し，血中濃度が低下するおそれがある。
- ゴマノハグサ科に属するケジギタリス（*Digitalis lanata*）の葉を基原とする。
- ジゴキシンのような難溶性薬物の溶解度は，水とエタノールなどの水溶性有機溶媒との混合溶媒を用いることにより増加する。
- ジゴキシンの散剤を調剤する場合，賦形剤としてデンプンや乳糖水和物が用いられる。

33 モルヒネ塩酸塩水和物 ⓖ

（アンペック®，オプソ®，MS コンチン®）

（麻薬性鎮痛薬）

既出問題番号

104-48, 284, 310, 344／103-27, 44, 302, 303／
102-167, 268, 314／101-64, 252, 253／100-29, 161,
210, 211／98-97, 160, 162, 184, 282, 324／97-109,
287／96-88, 127, 164, 224／95-87, 128, 235

$C_{17}H_{19}NO_3 \cdot HCl \cdot 3H_2O$　分子量：375.84

🖋作用機序

- モルヒネの鎮痛作用はオピオイドμ受容体刺激による。

- オピオイドμ$_1$受容体は鎮痛，μ$_2$受容体は呼吸抑制，便秘などに関与する。

- 鎮痛：脊髄後角への下行性抑制性神経の賦活，視床への上行性痛覚伝導路の遮断（脊髄，視床，大脳皮質などでの抑制）

- 鎮静：大脳辺縁系に作用して情動反応抑制

- 鎮咳：延髄，咳中枢の抑制

- 脊髄興奮（ストラウプの挙尾反応）

- 悪心・嘔吐：化学受容器引金帯のドパミン D$_2$受容体を刺激することによる→メトクロプラミド，ハロペリドール，ドンペリドンなどのドパミン D$_2$受容体拮抗薬を投与する。

- 縮瞳：中脳の第Ⅲ脳神経（動眼神経）核を刺激することで副交感神経を興奮させ，瞳孔括約筋を収縮させる→アトロピン，シクロペントラートなどの抗コリン薬により拮抗

- 便秘：腸管神経叢からのアセチルコリン遊離抑制によるぜん動運動低下作

用，および腸管壁からのセロトニン遊離促進による腸管平滑筋の緊張増加作用を介して緊張性便秘を起こす→センノシドなどの緩下薬を投与する。
- oddi括約筋れん縮による膵内圧上昇

①激しい疼痛時の鎮痛・鎮静，激しい咳嗽発作の鎮咳，激しい下痢症状の改善および手術後などの腸管ぜん動運動の抑制
- 末・錠：1回5〜10 mg，1日15 mg
- 注射（プレペノン除く）：内服に同じ，1回5〜10 mg，皮下注

②中等度〜高度の疼痛緩和
- 注射：1回50 mg〜200 mg，持続点滴静注，持続皮下注
- 内服（2 mg/mL）：1回5〜20 mg，1日6回（臨時追加投与として使用可能）

③小児
- 注射：1回0.1 mg/kg 静脈内投与，1日6回，10〜20 μg/kg/h，持続静注（添付文書外情報）
- 坐剤：1日20 mg〜120 mg，2〜4回分割，初めての場合1回10 mg

🖊禁　忌─────────────────────────
- 重篤な呼吸抑制，気管支喘息発作中，重篤な肝障害，慢性肺疾患に続発する心不全，痙れん状態（てんかん重積症，破傷風，ストリキニーネ中毒），急性アルコール中毒，アヘンアルカロイドの過敏症，出血性大腸炎
- 細菌性下痢患者

🖊体内動態・治療域──────────────────
- 大部分はグルクロン酸抱合を受け，モルヒネグルクロニドとして尿中に排泄される。一部は未変化体として排泄される。モルヒネの確認試験は試料を塩酸で加水分解またはβ-グルクロニダーゼで酵素分解したのち，溶媒抽出を行う。
- モルヒネの消失半減期は静注後2〜3時間
- 活性代謝物であるモルヒネ-6-グルクロニドは鎮痛作用を示す。

🖊重大な副作用────────────────────
- 膵液，腸液分泌抑制，胆汁分泌抑制，尿貯留，尿量減少
- 血圧下降，血糖上昇，基礎代謝低下

本書の利用法

30回以上

29〜20回

19〜10回

9〜5回

4回以下

薬効別編

- 呼吸抑制（呼吸中枢の炭酸ガスに対する反応性の低下），大量ではチェーンストークス呼吸
- 依存性，悪心・嘔吐，便秘，口渇，傾眠

🖊処方例────────

[103-302]

68歳男性。肝細胞がんによる肝部分切除後に痛みが発現，疼痛治療開始。

現在の処方：モルヒネ塩酸塩水和物徐放錠10mg　1回2錠（1日4錠）

　　　　　　　　　　1日2回　8時，20時　7日分

　　　　　　モルヒネ塩酸塩内用液5mg　　　　　1回1包　疼痛時　5回分（全5包）

　　　　　　酸化マグネシウム錠330mg　　　　　1回2錠（1日6錠）

　　　　　　　　　　1日3回　朝昼夕食後　7日分

🖊その他────────

- 身体依存性，精神依存性，耐性ともに強い。
- 適正量を長期にわたりがん性疼痛の治療に使用しても，精神依存性は臨床上問題とならない。
- 高齢者は生理機能が低下し，呼吸抑制の感受性が高いため慎重に投与すること
- 縮瞳・便秘などは耐性が生じにくく，ほかの中枢抑制薬との鑑別に重要である。
- 急性中毒には解毒薬として麻薬拮抗薬ナロキソンを投与する。慢性中毒では麻薬拮抗薬ナロキソンにより禁断症状誘発
- 麻薬であるため廃棄する場合には事前に都道府県知事へ届出が必要。調剤されたものについては30日以内に都道府県知事へ届け出る。
- 麻薬は麻薬以外の医薬品（覚せい剤を除く）を区別し，カギをかけた堅固な設備内に貯蔵する。
- 麻薬は最後に秤量，調製を行う。
- 麻薬小売業者は，麻薬処方せんを所持する者以外には麻薬を譲り渡すことはできない。
- 麻薬処方せんには，患者氏名，年齢（または生年月日），患者の住所，麻薬施用者免許番号などの記載が必要となるが，院内処方せんの場合は，患

者住所，処方せんの有効期間，麻薬診療施設の名称，所在地は省略できる。

- イソキノリン骨格をもつ→チロシン由来
- *Papaver somniferum* L. の塩基性主成分を原料とする。
- モルヒネなどのアヘンアルカロイドは，芳香族アミノ酸-シキミ酸の複合経路により生合成される。
- フェノール性水酸基を含むので $FeCl_3$ 試液により青緑色を呈する。
- モルヒネの鎮痛・鎮咳・鎮痙作用は，コデインよりも強い。
- CYP2D6 によるコデインの代謝物である。
- コデインなどと異なり，低濃度（1%以下）でも家庭麻薬とはならない。
- 通常 10%または 1%の希釈散として用いられる。
- 原末→毒薬，10%散→劇薬
- ブプレノルフィンは，単独では鎮痛作用を示すが，モルヒネの鎮痛作用には拮抗する。
- ステロイド薬，モルヒネなどの低分子化合物は，適当なタンパク質に結合させて免疫することにより，抗体が産生される。
- 非ステロイド性抗炎症薬との併用は作用機序が異なるため，相加的な鎮痛効果を期待できる。また向精神薬を併用することもある。
- モルヒネ注射液のアンプルを直接外来患者に交付は不可→鍵付きのシリンジホルダーや，バルーンインフューザーなどに充てんした形で交付する。
- モルヒネ末は水溶性が高い。
- カプセルまたは徐放錠はかみ砕いたり粉砕して服用しないこと→急激な血中濃度上昇，重篤な副作用発現のおそれ
- スタス・オット（Stas-Otto）法で分離すると，クロロホルム-イソプロパノール（3：1）で抽出した有機層に移行する。
- ヒトにおけるグルクロン酸抱合は，3 位のフェノール性水酸基に対する抱合反応が先行する。
- モルヒネのアルコール性水酸基およびフェノール性水酸基をともにアセチル化すると，鎮痛作用と陶酔感の強いジアセチルモルヒネが得られる。
- 呼吸抑制の出現頻度は，計画的にモルヒネ塩酸塩の投与量を調節している限り低い。

- オキシコドン塩酸塩，フェンタニルクエン酸塩とともにオピオイドローテーションに用いられる。
- 除痛効果が良好で，眠気だけが問題の場合にはオピオイドローテーションを行ってみる。眠気が著しい場合にはモルヒネの投与量を半分くらいに減量することもある→投与を直ちに中止することはない。
- モルヒネ塩酸塩水和物は，錠剤，注射剤，散剤，坐剤，内服液剤，徐放カプセルに用いられている。
- 胃内容物排出速度を減少させる。

〈がん性疼痛に対するモルヒネ使用の原則〉

①麻薬性鎮痛薬以外の薬物で効果がない場合に使用（非ステロイド性抗炎症薬→弱オピオイド→強オピオイド）

②患者ごとに必要最少量を定める。

③頓用を避けて一定時間ごとに規則正しく服用（単剤，経口投与が原則）

④漫然とした使用を避ける。

⑤モルヒネに拮抗する薬物は併用しない（ペンタゾシン，ブプレノルフィン）。

※上記の基本原則に従って投与した場合には，モルヒネ依存症になる患者はまれである。

※突然の痛み増強の訴えに対しては，速効性のあるモルヒネ（散剤，水剤）をレスキュー投与する。

国試のエッセンス

1. モルヒネはWHO 3段階除痛ラダーにおける第3段階に分類される強オピオイド。同分類のフェンタニルクエン酸塩，オキシコドン塩酸塩水和物に変更可能（オピオイドスイッチング）。(103-302)
2. モルヒネの副作用による便秘には酸化マグネシウムを投与。(103-302)
3. モルヒネは，チロシン由来のアルカロイドである。(97-109)

プレドニゾロン 局

(プレドニン®, メドロール®, ソル・メドロール®)

(副腎皮質ホルモン／抗炎症薬／抗リウマチ薬)

$C_{21}H_{28}O_5$　分子量：360.44

作用機序

- ホスホリパーゼ A_2 を抑制して、細胞膜リン脂質からのアラキドン酸の産生を抑制する。
- マクロファージにおける IL-1 産生やヘルパー T 細胞における IL-2 産生など、サイトカイン産生を抑制し、免疫抑制作用をあらわす。

効能・適応／用法・用量

①ショック、副腎不全、ネフローゼ、ステロイド離脱症候群、膠原病 (SLE、関節リウマチ、多発性筋炎など)、薬物アレルギー、血液疾患 (再生不良性貧血、自己免疫性溶血性貧血、リンパ性白血病、顆粒球減少症、血小板減少性紫斑病など)、呼吸器疾患 (気管支喘息、間質性肺炎など)、神経疾患 (多発性硬化症、重症筋無力症、頭蓋内圧亢進症など)、消化器疾患 (潰瘍性大腸炎、クローン病、自己免疫性肝炎、劇症肝炎など)、甲状腺疾患 (甲状腺クリーゼ、亜急性甲状腺炎など)、悪性腫瘍末期

- 上記のように効能、適応は多彩であるが、抗炎症、免疫抑制の目的で使用されることが多い。
- 散・錠：1 回 5〜60 mg、1 日 1〜4 回に分服

②悪性リンパ腫 (抗悪性腫瘍薬との併用)

- 1 日 100 mg/m^2 まで

③川崎病の急性期

・1日2 mg/kg（最大60 mg），3回分服

④小児

・1日1〜2 mg/kg（最大60〜80 mg），1〜4回分服（添付文書外情報）

🥄 禁　忌

〈原則禁忌〉

・消化性潰瘍

・緑内障

🥄 重大な副作用

・糖尿病（血糖値の上昇），消化性潰瘍，骨粗しょう症，無菌性骨壊死，感染症の誘発，中枢性神経障害，高血圧，白内障，緑内障など→これらの副作用が出現したときは減量あるいは中止

・多毛，満月様顔貌，皮下溢血，紫斑など→必ずしも減量，中止の適用にはならない。

・浮腫，Na 蓄積，低カリウム性アルカローシス

🥄 処方例

[101-212]

63歳女性。突発性難聴。

処方1：プレドニゾロン錠5 mg　　1回2錠（1日6錠）
　　　　　1日3回　朝昼夕食後　3日分

処方2：プレドニゾロン錠5 mg　　1回2錠（1日4錠）
　　　　　1日2回　朝昼夕食後　3日分

処方3：プレドニゾロン錠5 mg　　1回2錠（1日2錠）
　　　　　1日1回　朝食後　3日分

処方4：メコバラミン錠500 μg　　1回1錠（1日3錠）
　　　　　1日3回　朝昼夕食後　9日分

処方5：テプレノンカプセル50 mg　1回1カプセル（1日3カプセル）
　　　　　1日3回　朝昼夕食後　9日分

本書の利用法

30回以上

29〜20回

19〜10回

9〜5回

4回以下

薬効別編

[101-218]

65 歳女性。B 細胞性非ホジキンリンパ腫と診断され，R-CHOP 療法施行のため来院。

処方　プレドニゾロン錠 5 mg　　　　　　　　　1 回 20 錠 (1 日 20 錠)
　　　　1 日 1 回　昼食後　5 日分
　　　イブプロフェン錠 200 mg　　　　　　　　1 回 1 錠 (1 日 1 錠)
　　　点滴開始 30 分前　1 回分
　　　d-クロルフェニラミンマレイン酸塩錠 2 mg　1 回 3 錠 (1 日 3 錠)
　　　点滴開始 30 分前　1 回分

参照：p.35 (メトトレキサート)，p.90 (シクロホスファミド水和物 [急性白血病レジメン])，p.285 (ドキソルビシン塩酸塩)，p.343 (アミノフィリン水和物)

その他

- ヒドロコルチゾンの約 4 倍の抗炎症作用を有する。
- 糖質コルチコイド作用 (抗炎症作用など)：デキサメタゾン＞プレドニゾロン＞コルチゾール
- 膠原病では，多くの場合第一選択薬である。
- ヒドロコルチゾンに比較して塩蓄積作用の副作用が少ない。
- 急速な減量や中止は，リバウンド現象 (反跳現象→症状が急激に悪化する現象) や血圧低下，関節痛やショックなどの離脱症候群を起こすことがある→徐々に減量し中止する。
- 糖質コルチコイド作用が強く，鉱質コルチコイド作用は弱い。

本書の利用法

30回以上

29〜20回

19〜10回

9〜5回

4回以下

薬効別編

国試のエッセンス

1. プレドニゾロン錠は急に中止するとショックなどの離脱症状（発熱，頭痛，食欲不振，脱力感，筋肉痛，関節痛）などが現れるため途中で服用を中止しない。(101-212, 218)

2. プレドニゾロン錠の服用は漸減。(処方1〜3参照／101-212)

3. R-CHOP療法（21日1クール，プレドニゾロンは20日間服用）(101-218)

4. 28歳女性。潰瘍性大腸炎の中等症の増悪との診断で入院した。プレドニゾロン5 mg1日8錠の処方が1か月間継続されている。留意すべき副作用は満月様顔貌と骨粗しょう症である。(99-335)

5. プレドニゾロンは，高血糖の患者の症状を悪化させる可能性がある。(97-221)

エタノール 局
（消毒用エタノール）

（消毒薬）

既出問題番号　104-43, 108, 117, 130, 335／103-27, 88, 98, 233, 240／102-22, 86／101-333／100-50, 177, 203, 337／99-89, 177, 230, 237／98-128, 152／97-106, 135, 169, 280, 345／96-89／95-81, 87

作用機序

- エタノールの殺菌力上の最適濃度は 50〜80％とされる。細菌の芽胞に対してはほとんど作用しない。
- メチシリン耐性黄色ブドウ球菌（MRSA）・結核菌の消毒にも有効
- ウイルスにも有効（HBV，HCV，アデノウイルス，ロタウイルスなどを除く）

効能・適応／用法・用量

- 手指・皮膚の消毒，手術部位の皮膚消毒，医療機器の消毒（消毒用エタノール：76.9〜81.4 vol％）
- ＊消毒用エタノールにおいては，殺菌速度は速いが，蒸発しやすいため，殺菌力に持続性はない。
- ＊金属製・非金属器具の消毒に適用できる。

禁　忌

- 創傷皮膚および粘膜

その他

- 副腎髄質からのアドレナリン遊離や胃液の分泌を促進する。
- 中枢神経系の抑制性制御機序の抑制により，見かけ上の興奮が起こる。
- エタノールはアルコール脱水素酵素に対する親和性が非常に高いため，エタノールが共存すると，メタノールの代謝を阻害し，メタノール代謝に伴うホルムアルデヒドやギ酸の産生を阻害してメタノール毒性を軽減する。
- ジゴキシンのような注射用水に溶解しない医薬品や加水分解を受けやすい医薬品は，エタノールやポリエチレングリコールに溶解して注射剤とすることがある。

- 肝細胞がんの治療法として，経皮的エタノール注入療法がある。
- ゼラチンなどの高分子溶液に，ゼラチンが溶けにくいエタノール（貧溶媒）を加え続けると，高分子の濃厚溶液（コアセルベート）と希薄溶液が相分離を起こす（コアセルベートのマイクロカプセルへの適用）。
- 約80％はアルコールデヒドロゲナーゼにより代謝されるが，残りの約20％は肝ミクロソーム NADP 依存性エタノール酸化系（MEOS）により代謝される。
- シトクロム P450（CYP）は，エタノールの酸化反応に関与している。エタノールは CYP2E1 によりアセトアルデヒドに酸化され，さらに酢酸にまで酸化される。長期の飲酒で CYP2E1 が誘導される。
- 長期摂取による精神的依存性と身体的依存性（離脱症状）。長期摂取による脂肪肝の誘発。
- エタノールは胎盤を通過する。→妊婦のエタノール摂取は胎児の奇形を引き起こすことがある。

本書の利用法

30回以上

29〜20回

19〜10回

9〜5回

4回以下

薬効別編

国試のエッセンス

1. MRSA およびその感染症に対する消毒薬には，消毒用エタノールや次亜塩素酸ナトリウムが有効である。(103-233[改])
2. HIV 感染患者の血液が付着した金属製の作業台の消毒では，消毒用エタノールを使用する。(97-280[改])
3. 74 歳男性。エチレングリコール入り保冷剤を飲み込み，嘔気，頭痛，めまいを訴えたため，救急搬送された。担当医師より解毒薬のホメピゾール（4-メチルピラゾール）がないか薬剤部に問い合わせがあったが，在庫がなかったため，代わりにエタノールを提案した。(103-240[改])
4. メタノール中毒患者に対する治療方法として，エタノール投与を行う。(97-135[改])

（ノボラピッド®, ノボリン®N 注, レベミル®）

（糖尿病治療薬）

既出問題番号	104-43, 83, 159, 181, 282, 283, 294, 295／102-84, 284, 294, 295／101-41／100-208, 209, 264, 265, 268, 290, 291／99-181, 244／98-219, 341／96-57, 175, 197／95-221

🔗作用機序

- インスリンは，標的細胞の細胞膜にあるインスリン受容体に結合してその作用を発揮する。インスリン受容体はα鎖2つ，β鎖2つからなる4量体で，インスリンがα鎖に結合するとβ鎖のチロシンキナーゼが活性化され，それにより，細胞内情報伝達が行われて細胞内の糖輸送タンパク（GLUT4）が細胞膜に移行して，細胞外（血中）からグルコースの取り込みが増加する。
- ブドウ糖の細胞内への取り込み⬆，肝臓でのグリコーゲン合成⬆，脂肪組織でのトリグリセリド（TG）合成⬆，筋肉でのアミノ酸からのタンパク質合成⬆→血糖⬇，体重⬆

🔗効能・適応／用法・用量

- インスリン療法が適応となる糖尿病（1型は必須。2型糖尿病では，重症感染症合併時，妊娠中，手術前後などはインスリン適応である）

超速効型：初期は1回2〜20単位を毎食直前に皮下注射

速効型：毎食前に2〜20単位を皮下注射

中間型：初期は1回4〜20単位を朝食前30分以内に皮下注射

持効型：初期は1日1回4〜20単位を夕食前又は就寝前に皮下注射

🔗禁 忌

- 低血糖症状を呈している患者

🔗相互作用

- β遮断薬→低血糖の回復遅延

🔗重大な副作用

- 低血糖（軽度：空腹感，脱力感→中度：冷汗，動悸，ふるえ，頭痛→重

度：痙れん，意識喪失）

本書の利用法

30回以上

29〜20回

19〜10回

9〜5回

4回以下

薬効別編

✒処方例

[102-284〜285]

65 歳男性。2 型糖尿病。

処方：レベミル注ペンフィル＊　1 本（3 mL）　1 回 6 単位（1 日 6 単位）
　　　　　1 日 1 回　就寝前

＊成分名：インスリン デテミル（遺伝子組換え）（100 単位/mL）

✒その他

- インスリンは膵 β 細胞内で作られる 1 本鎖のプレプロインスリンという前駆体として合成される。プレプロインスリンからプレペプチド（シグナルペプチド）が遊離され，プロインスリンになる。プロインスリンは細胞内で切断され，インスリンと C 鎖になる。成熟したインスリン分子は β 顆粒内に貯蔵され，分泌刺激に応じて門脈血中に放出される。インスリン産生細胞内へグルコースが取り込まれ，グルコースが代謝されて生じた ATP の濃度の上昇を介して，インスリンの分泌が促進される。
- 超速効型は速やかに単量体となり速効性を示す。
- 速効型（透明）──注射時振らなくてよい。
- 中間型・混合型（懸濁性：白濁）──注射時振って混ぜる。
- インスリンは輸液フィルターに吸着する。
- ペン型インスリン製剤は，注射前に毎回必ず空打ち（試し打ち）を行う。
- 腹部，あるいは大腿と注射部位を決めて（吸収速度が注射部位で異なるため），前回の場所から数 cm 離して注射していく。同じ場所に打ち続けると，注射部位が硬くなり，吸収速度が遅くなる。
- 密封容器を用いて冷所保存（凍結，高温，直射日光を避ける→力価↓）。インスリン製剤は，未使用の場合は冷蔵庫（凍結を避ける）で，使用開始後は注入器の故障を防ぐため室温で直射日光を避けて保管する。
- シックデイ（風邪などほかの病気にかかっているとき）などで食事ができないときでも，自己判断による勝手な中止は危険。食事不摂取でもシックデイのときは高血糖のことがあり，高血糖による糖尿病性昏睡のおそれがある（受診が望ましいが，無理なときは自己血糖測定による判断が望ましい）。

- 糖尿病ケトアシドーシスとは，インスリンの絶対的欠乏により糖の利用が低下し，**脂肪分解**の亢進が起こった結果，**ケトン体**（アセト酢酸，アセトン，3-ヒドロキシ酪酸）を生じ，血液が酸性化した状態（正常範囲は pH7.35〜7.45，7.35 未満はアシドーシス）である。治療にはインスリン投与が必須。代謝性アシドーシスが起こると，深く大きなクスマウル大呼吸となる。カリウムやリンはインスリン投与により糖の細胞内流入に伴って細胞内に移行するため，血清中の濃度は低下する。
- インスリン製剤やヒト成長ホルモン製剤などは，患者自身が自ら行う自己注射として診療報酬で認められている。
- インスリン自己注射の使用済み針を医療機関が回収する場合，感染性廃棄物となり，その廃棄容器にバイオハザードマークを表示することが推奨されている。注射針などの鋭利なものに対しては，マークは黄色とする。医療機関で廃棄する使用済みの注射針は，特別管理産業廃棄物（感染性産業廃棄物）となる。
- インスリン注射液には等張化剤として濃グリセリンが使用されている。なお，防腐剤としてフェノールやクレゾールが加えられる。

国試のエッセンス

1. 超速効型および速効型インスリン製剤は，インスリンの追加分泌を補うのに用いる。(101-244)
2. 持効型および中間型インスリン製剤は，インスリンの基礎分泌を補うのに用いる。(101-244)
3. ヒトイソフェンインスリン水性懸濁注射液は，十分に混和し，均一にしてから使用する。(101-276)
4. インスリンは，生合成された後，細胞内の顆粒に蓄えられる。(98-219)

28 タクロリムス水和物 ⑮

（プログラフ®，グラセプター®）

（免疫抑制薬）

| 既出問題番号 | 104-186, 204, 205, 343／103-62, 262, 263／102-170, 276, 277／101-47, 188, 344／100-216, 217, 271／99-171, 278, 343／98-63, 188, 208, 209／97-336／96-129, 163, 201／95-129 |

$C_{44}H_{69}NO_{12} \cdot H_2O$　分子量：822.03

作用機序

- ヘルパー T 細胞のイムノフィリン（FKBP：FK506-binding protein）に結合し，そのタクロリムス・FKBP 複合体がカルシニューリン（Ca^{2+}・カルモジュリン依存性タンパク質脱リン酸化酵素）を阻害する。その結果，T 細胞活性化因子（NF-AT）の核内移行が阻害され，サイトカイン遺伝子の転写が抑制されてインターロイキン-2（IL-2）の産生が阻害されることによって，免疫機能が抑制される。

効能・適応／用法・用量

①肝・心・腎・肺・膵・小腸移植時の拒絶反応抑制

- 内服：肝移植時は初期 1 回 0.15 mg/kg，1 日 2 回，以後減量（維持量

0.1 mg/kg/日）。心移植時は初期 1 回 0.3〜0.15 mg/kg，1 日 2 回。腎移植時は術後 2 日目から初期 1 回 0.15 mg/kg，1 日 2 回，以後減量（維持量 0.06 mg/kg/日）。肺移植時は初期 1 回 0.05〜0.15 mg/kg，1 日 2 回，以後減量。膵・小腸移植時は初期 1 回 0.15 mg/kg，1 日 2 回，以後減量

- 注射：心・肺移植は 1 回 0.05 mg/kg，腎・肝・膵・小腸移植は 1 回 0.1 mg/kg

②骨髄移植時拒絶反応抑制

- 内服：移植 1 日前から術後初期は 1 回 0.06 mg/kg，1 日 2 回，GVHD（移植片対宿主病）発症後は 1 回 0.15 mg/kg，1 日 2 回
- 注射：移植 1 日前から 1 回 0.03 mg/kg，GVHD 発症後は 1 回 0.1 mg/kg

禁 忌

- 経口・注射：妊婦，シクロスポリン，カリウム保持性利尿薬投与中

体内動態・治療域

- 10〜15ng/mL（TDM の対象。全血トラフ値として）（シクロスポリンは 100〜200ng/mL）

相互作用（⇧：本薬の作用増強，⇩：本薬の作用減弱）

〈併用禁忌〉・生ワクチン（発症の可能性）
・シクロスポリン（血中濃度⬆→副作用⬆）
・カリウム保持性利尿薬（スピロノラクトンなど）→高カリウム血症の発現

- ⇧アゾール系抗真菌薬（イトラコナゾール，クロトリマゾール，ミコナゾール），エリスロマイシン，リトナビル，Ca 拮抗薬，グレープフルーツジュース（CYP3A4 を阻害）
- 腎毒性を有する薬剤（アムホテリシン B，アミノグリコシド系抗菌薬，イブプロフェン，スルファメトキサゾール）→腎障害⬆
- ⇩セント・ジョーンズ・ワート（St. John's wort：セイヨウオトギリソウ）（CYP3A4 の酵素誘導や P-糖タンパク質の誘導が起こるため），⇩フェノバルビタール

本書の利用法

30回以上

29〜20回

19〜10回

9〜5回

4回以下

薬効別編

重大な副作用

- 腎毒性（急性腎不全，ネフローゼ症候群）
- 軟膏：皮膚刺激感（ヒリヒリ感，熱感，ほてりなど）（皮膚萎縮の副作用はない）

処方例

[102-276]

7歳女児。アトピー性皮膚炎。

処方1：ベタメタゾン吉草酸エステルクリーム0.12%　5g
　　　　　1回適量　1日2回　朝夕　身体，腕に塗布

処方2：白色ワセリン
　　　　　1回適量　1日2回　朝夕　身体，腕に塗布

処方3：タクロリムス軟膏0.03%　5g
　　　　　1回適量　1日2回　朝夕　赤みが強い部位に塗布

[101-344]

7歳女児。アトピー性皮膚炎。

処方1：タクロリムス軟膏0.03%小児用　20g
　　　　　1回適量　1日2回（朝就寝前）　顔，頸部に塗布

処方2：ベタメタゾン吉草酸エステルクリーム0.12%　20g
　　　　　1回適量　1日2回（朝就寝前）　体幹，腕に塗布

処方3：ヘパリン類似物質クリーム0.3%　100g
　　　　　1回適量　1日2回（朝就寝前）顔，頸部，体幹，腕に塗布

処方4：フェキソフェナジン塩酸塩錠30mg　1回1錠（1日2錠）
　　　　　1日2回　朝食後就寝前　14日分

その他

- 放線菌の産生するマクロライド系抗菌薬である。
- タクロリムスの作用はシクロスポリンのおよそ100倍強い（よってシクロスポリンより低用量で用いられる）。構造的にはシクロスポリンとは異なるが，多くの性質を共有している。
- タクロリムスやシクロスポリンは血液中で血球成分に分布しやすいため，血中濃度の測定には全血が用いられる。

- 投与開始時や剤形の切り換え時には血中濃度を頻繁に測定することが望ましい。
- タクロリムス注射液は，添加剤（可溶化剤）としてポリオキシエチレン硬化ヒマシ油 60 を含有しており，ポリ塩化ビニル（PVC）製の輸液セットを使用すると，輸液セットの可塑剤である DEHP（フタル酸ジ-2-エチルヘキシル，ジエチルヘキシルフタレート）が溶出することがあるため，PVC が使用されていない点滴セットを使用する。

28 メトトレキサート (MTX) 🈁

(リウマトレックス®)

(抗悪性腫瘍薬［白血病など］／抗リウマチ薬)

既出問題番号	104-81／103-70, 166, 262, 264／102-262, 263, 330／101-270, 296, 297, 342／100-45, 163, 300, 301, 331／99-40, 202, 203／98-206, 303／97-171, 221, 261／96-149, 163／95-231

🔖 作用機序

- 葉酸代謝拮抗薬。葉酸の代謝サイクルのジヒドロ葉酸還元酵素（ジヒドロ葉酸（DHF）レダクターゼ）と強く結合し（可逆的），ジヒドロ葉酸をテトラヒドロ葉酸に還元する反応が阻害される。
- テトラヒドロ葉酸はプリン，ピリミジン合成などの重要な代謝過程の補酵素として関与しているので，結果として，DNA，RNA，タンパク質の合成を阻害する。
- 細胞周期のうち，特にS期（DNA合成期）に対して作用
- リンパ球の増殖を抑制し，B細胞の関与する体液性免疫とT細胞の関与する細胞性免疫の両方を抑制する。

🔖 効能・適応／用法・用量

①白血病

- 錠・注：1回5〜10 mg，1日1〜4回に分服，1週間に3〜6日服用または静注，筋注

②小児白血病

- 錠・注：1回2.5〜5 mg（幼児は1回1.25〜2.5 mg），1週間に3〜6日服用または静注，筋注

③CMF療法（C→シクロホスファミド，M→メトトレキサート，F→フルオロウラシル）における乳がん治療

- 1回40 mg/m^{2}を1，8日目に静注

④MTX・5-FU交代療法（胃がんに対する5-FUの作用増強を目的とする）

- 1回100 mg/m^{2}を（3 mg/kg）を静注

⑤M-VAC療法（尿路上皮がん）

- 1 回 30 mg/m² を 1，15，22 日目に静注

⑥関節リウマチ

- 6 mg/週，初日から 2 日目にかけて 12 時間間隔で 3 回投与（1 回 2 mg）。残りの 5 日間は休薬する。これを 1 週間ごとに繰り返す。

🖊禁　忌

- 腎障害，骨髄抑制

🖊相互作用

- フロセミド，エタクリン酸，チアジド系利尿薬の使用を避ける（→尿が酸性となるため。🖊その他参照）。
- メトトレキサートと，プロベネシドやピペラシリンナトリウムはともに，腎尿細管細胞膜に存在する有機アニオン輸送系を介して分泌されるため，競合阻害により，メトトレキサートの分泌が低下し，体内に蓄積し，毒性が増強される。

🖊重大な副作用

- 腎障害：輸液などで十分に水分を補給（ハイドレーション）（排泄遅延により副作用があらわれる場合がある）
- 骨髄機能抑制（汎血球減少，無顆粒球症，白血球減少，血小板減少，貧血など），肝障害，ショック，アナフィラキシー様症状，間質性肺炎，肺線維症（発熱，咳，呼吸困難などの呼吸器症状），悪心・嘔吐，下痢，口内炎

  ※副作用対策：副作用重篤時，ホリナートカルシウム（ロイコボリンカルシウム）投与→ホリナートはジヒドロ葉酸還元酵素による還元を必要とせずに活性葉酸としてさまざまな型に変換され利用されるのでメトトレキサートの解毒薬となる。

🖊処方例

[102-262]

50 歳女性。発熱，咽頭痛。

（持参薬の内容）

薬袋 1：リセドロン酸 Na 錠 17.5 mg　1 回 1 錠（1 日 1 錠）

　　　　　毎週月曜日 1 日 1 回　朝起床時　2 日分（投与実日数）

薬袋 2：プレドニゾロン錠 5 mg　1 回半錠（1 日半錠）

　　　　　　1日1回　朝食後　14日分

薬袋3：メトトレキサートカプセル2mg　1回4カプセル（1日8カプセル）

　　　　　　毎週月曜日1日2回　朝夕食後　2日分（投与実日数）

薬袋4：酪酸菌錠（宮入菌として）20mg　1回1錠（1日3錠）

　　　　スクラルファート細粒90%　　　1回1g（1日3g）

　　　　　　1日3回　朝昼夕食後　14日分

[101-296]

83歳女性。関節リウマチ。

処方1：メトトレキサートカプセル2mg　1回1カプセル（1日2カプセル）

　　　　　　毎週月曜日1日2回　朝夕食後　4日分（投与実日数）

処方2：メトトレキサートカプセル2mg　1回1カプセル（1日1カプセル）

　　　　　　毎週火曜日1日1回　朝食後　4日分（投与実日数）

🔖その他

・効果の発現に1〜2か月を要する。

・尿が酸性になると本薬の結晶が尿細管に沈着し，腎障害が起こるおそれあり。尿をアルカリ化することによりメトトレキサートの溶解度が増す。

・メトトレキサートの殺腫瘍効果に対する血漿中濃度の治療域は不確定であり，大量投与時に，副作用回避の目的でTDMが行われる。TDMにはイムノアッセイが利用される。

・Aランク（取り扱ううえで注意を要するもの）の抗悪性腫瘍薬に属する。

・メトトレキサートは，関節リウマチと診断されて予後不良と思われる患者では，リスク・ベネフィットバランスに鑑みて，第一選択薬として考慮する。

26 アムロジピンベシル酸塩 ⓛ

（ノルバスク®，アムロジン®）

（降圧薬／狭心症治療薬）

🖊 作用機序

- 細胞膜の膜電位依存性 L 型 Ca^{2+} チャネルに特異的に結合し遮断→細胞内への Ca^{2+} 流入↓→冠血管，末梢血管の平滑筋弛緩→血管拡張

🖊 効能・適応／用法・用量

①高血圧症

- 成人：1 日 1 回 2.5～5 mg（効果不十分：1 日 1 回 10 mg まで増量可）
- 小児：6 歳以上は 1 日 1 回 2.5 mg，1 日 5 mg まで

②狭心症

- 成人：1 日 1 回 5 mg

🖊 相互作用（⇧：本薬の作用増強）

- ⇧ほかの降圧薬

🖊 重大な副作用

- 連用で歯肉肥厚
- ほてり，顔面紅潮，熱感，ふらつき
- 降圧作用によるめまいなど→運転などに注意

🖊 処方例

[104-314]

58 歳男性。健康診断で血圧高いことを指摘され受診。

処方：アムロジピン錠 5 mg　1 回 1 錠（1 日 1 錠）

　　　1 日 1 回　朝食後　14 日分

本書の利用法

30回以上

29〜20回

19〜10回

9〜5回

4回以下

薬効別編

[104-220]

88 歳男性。独居。高血圧症。在宅療養中。

処方：アムロジン口腔内崩壊錠 5 mg　1 回 1 錠（1 日 1 錠）
　　　　　1 日 1 回　朝食後　28 日分

参照：p.109（ランソプラゾール），p.158（クロピドグレル硫酸塩），
p.169（イコサペント酸エチル）

🔖その他
- Ca 拮抗作用の発現は緩徐で持続的。特にアムロジピンは持続時間が長いのが特徴。急に休薬すると，血圧の再上昇を起こすため危険である。
- Ca 拮抗作用の臓器選択性は血管≫心臓。そのため狭心症，高血圧に有効。不整脈には無効。
- ジヒドロピリジン系薬剤であるが，グレープフルーツジュースとの相互作用はない。
- 主な消失経路は代謝である。

国試のエッセンス

1.　直近の国家試験で降圧薬としてのアムロジピンが頻出されている。
（104-81 など）

26 テオフィリン 局

（テオドール®，テオロング®，ユニフィル®LA）

（気管支拡張薬）

既出問題番号	104-44, 212, 213, 290, 291／103-157, 270, 271, 318／102-46, 238, 239／101-173, 300, 301／100-169／99-246, 247, 274, 277／98-224／97-45, 194, 334／96-238／95-189

$C_7H_8N_4O_2$　分子量：180.16

🥄 作用機序

- cAMP の分解酵素であるホスホジエステラーゼを抑制し，細胞内 cAMP 濃度を上昇させることによって，気管支拡張作用を示すとともに，肥満細胞からの化学伝達物質の遊離を抑制する。

🥄 効能・適応／用法・用量

①気管支喘息

②喘息性（様）気管支炎

③慢性閉塞性肺疾患（COPD：慢性気管支炎，肺気腫）

- 内服：顆粒・錠・カプセル　1回 200 mg，1日2回（朝・寝る前）
- 内服（小児）：顆粒・錠・カプセル　1回 100〜200 mg，1日2回（朝・寝る前）

※投与中は臨床症状などの観察や血中濃度モニタリングを行う（慎重投与）

🥄 体内動態・治療域

- 有効血中濃度：5〜20 µg/mL→TDM の対象（通常はトラフ値だが，最高血中濃度の測定を行うこともある）
- 主に肝臓，肝薬物代謝酵素 CYP1A2 で代謝される。CYP1A2 を強く阻害するフルボキサミンなどとの併用には注意が必要である。
- 代謝にはキサンチンオキシダーゼが関与している。そのためアロプリノー

ルとの併用で，テオフィリンの血中濃度がいつまでも高く，注意が必要である。

- 小児は成人と比較して体重当たりのクリアランスが高い。
- 高齢者には，クリアランスの低下により血中濃度が上昇するため，慎重に投与しなければならない。また主として肝で代謝されるため，肝機能が低下することによりクリアランスが低下して血中濃度が上昇し，消失半減期も延長する。
- タンパク結合非依存型の代謝能依存型の薬物であり，肝硬変などの重篤な慢性肝障害時では P450 含量が低下し，肝クリアランスは低下する。

🖋相互作用（⇧：本薬の作用増強，⇩：本薬の作用減弱）────────

- ⇧マクロライド系抗菌薬，ニューキノロン系抗菌薬（エノキサシンなど），シメチジン，アロプリノール，プロプラノロール
  ※シメチジンをファモチジンに変更することで相互作用が回避できる。
- ⇩喫煙，フェノバルビタール，リファンピシン

🖋重大な副作用────────────────────────────────

- 副作用はピーク濃度（投与後の最高値）依存的に起こる場合があり，20 μg/mL 以上で副作用の発現頻度が高くなる。
- 痙れん（てんかんおよび痙れんの既往歴がある小児には慎重投与），消化器症状，意識障害，急性脳症，横紋筋融解症，赤芽球癆
- 頭痛，不眠，めまい
- 動悸，頻脈，顔面紅潮

🖋処方例────────────────────────────────────

[104-290]

71 歳男性。50 年前から喫煙習慣あり（ブリンクマン指数 1200）。長期の咳嗽，喀痰，喘鳴，歩行時の息切れから COPD と診断された。

処方 1：チオトロピウム臭化物水和物 2.5 μg レスピマット　60 吸入　1 本
　　　　1 回 2 吸入　1 日 1 回　朝　吸入

処方 2：テオフィリン徐放錠 200 mg（12〜24 時間持続）
　　　　1 回 1 錠（1 日 2 回）
　　　　　1 日 2 回　朝食後・就寝前　14 日分

参照：p.316（チオトロピウム臭化物水和物），p.339（アジスロマイシン水

和物）

🔖その他─────────────────────────────

- 作用機序が異なるため，β_2受容体刺激薬（サルブタモール，ツロブテロールなど）との併用により，かなりの効果が期待できる。
- 強心利尿作用：テオフィリン＞テオブロミン＞カフェイン
- 中枢興奮作用：カフェイン＞テオフィリン＞テオブロミン
- 溶解補助剤としてエチレンジアミンが用いられる→水溶性複合体を形成する（p.343「アミノフィリン水和物」参照）。
- プリン骨格をもつ。
- 劇薬
- 慢性気管支喘息の予防に徐放性テオフィリン製剤が用いられる→徐放性テオフィリンを毎日定期的に服用して血中濃度を保ち，発作を予防する治療法もある（RTC療法）。
- テオフィリンのシロップ剤はほかのシロップ剤と配合しない（→徐放性が失われる）。
- テオフィリンの徐放性製剤は銘柄間で徐放化機構に違いがある。そのため体内動態に大きな差がみられることがある。

本書の利用法

30回以上

29〜20回

19〜10回

9〜5回

4回以下

薬効別編

25 フロセミド 局

（ラシックス®）

（ループ利尿薬／降圧薬）

$C_{12}H_{11}ClN_2O_5S$ 分子量：330.74

作用機序

・腎尿細管全域（近位・遠位尿細管，ヘンレ係蹄）に作用するが，主にヘンレ係蹄上行脚において Na^+-K^+-$2Cl^-$共輸送系を抑制。それによって Na^+，Cl^-の再吸収が抑制される。その結果，腎間質における高浸透圧勾配が低下，または消失し，尿濃縮能が阻害され等張に近い尿が排泄される。K 排泄型のループ利尿薬である。

・循環血液量の減少を介して心臓への前負荷を軽減する。

効能・適応／用法・用量

①高血圧症（本態性，腎性，悪性）高血圧症に対する単独使用は少ない

②浮腫（心性：うっ血性心不全，腎性，悪性）

③尿路結石排出促進

・内服：1 日 1 回 40〜80 mg，朝（夜間排尿を避けるために午前中に服用）悪性高血圧には多剤併用

・注射：1 日 1 回 20 mg 筋注，静注，20〜100 mg 静注（最大 1 回 500 mg，1 日 1000 mg）（大量静注時は 4 mg/分以下）

禁忌

・低カリウム血症：Na^+，Cl^-の再吸収↓→遠位尿細管の Na^+ 濃度↑→Na^+-K^+交換系促進→Na^+取り込まれ，K^+排出→低カリウム血症
　※ジゴキシンの副作用が低カリウム血症で起こりやすくなるので注意（心

室性期外収縮，K値≦3.5 mEq/L のとき K 補給）

- 低ナトリウム血症（低カルシウム血症も起こるが禁忌ではない）

相互作用（⇧：本薬の作用増強，⇩：本薬の作用減弱）

- ジギタリス製剤との併用によりジギタリス製剤の作用⬆，副作用⬆（低カリウム血症による。心室性不整脈に注意）。アミノグリコシド系との併用で腎毒性⬆，聴力障害⬆。セファロスポリン系との併用で腎毒性⬆
- カンゾウに含まれるグリチルリチン酸は，コルチゾールをコルチゾンに変換する $^{11}\beta$-水酸化ステロイド脱水素酵素を阻害し，副作用として偽アルドステロン症を引き起こす。その結果，血中カリウム排泄促進による低カリウム血症が生じるため，フロセミドとは併用注意である。

重大な副作用

- 高尿酸血症（尿酸値⬆）
- 難聴，糖尿病悪化（血糖値⬆），光線過敏症
- 降圧によるふらつき，めまいが生じたら→車の運転，機械類の操作をしない。

処方例

[102-290]

62歳男性。心不全症状あり。アルコール性心筋症。

検査データ：左室駆出率23％，下肢浮腫（＋），Na 140mEq/L，K 3.6 mEq/L，Cl 105 mEq/L，SCr 1.0 mg/dL，血圧 123/72mmHg，心拍数 62bpm（洞調律）

処方1：エナラプリルマレイン酸塩錠10 mg　1回1錠（1日1錠）
　　　　スピロノラクトン錠25 mg　　　　1回1錠（1日1錠）
　　　　　1日1回　朝食後　14日分

処方2：カルベジロール錠2.5 mg　1回1錠（1日2錠）
　　　　　1日2回　朝夕食後　14日分

処方3：フロセミド錠40 mg　1回1錠（1日2錠）
　　　　　1日2回　朝昼食後　14日分

[101-304]

64 歳男性。BMI28.5。糖尿病で通院中，全身倦怠感あり，浮腫が認められる。検査目的で入院。

血圧：152/93 mmHg

（持参薬）

グリメピリド錠 1 mg	1回2錠（1日1回）	朝食後
ロサルタン K 錠 50 mg	1回1錠（1日1回）	朝食後
メトホルミン塩酸塩錠 250 mg	1回2錠（1日3回）	朝昼夕食後
プラバスタチン Na 錠 10 mg	1回1錠（1日1回）	夕食後

[104-252]

79 歳女性。心不全（NYHA Ⅲ度）。体動時の息切れがひどくなり精査加療のため入院。体液貯留と浮腫の増悪が認められた。

処方：フロセミド錠 40 mg 　　1回2錠（1日2錠）
　　　スピロノラクトン錠 25 mg 　1回2錠（1日2錠）
　　　トルバプタン錠 15 mg 　　1回1錠（1日1錠）
　　　ロサルタン K 錠 25 mg 　　1回2錠（1日2錠）
　　　ワルファリン K 錠 1 mg 　　1回1錠（1日1錠）
　　　　1日1回　朝食後　7日分
　　　カルベジロール錠 2.5 mg 　1回1錠（1日2錠）
　　　　1日2回　朝夕食後　7日分

本書の利用法

30回以上

29〜20回

19〜10回

9〜5回

4回以下

薬効別編

◆その他────────────────

・投与後，血漿中 K 濃度の変動に注意する。

・フロセミド注：pH8〜9.6（pH 変化点は pH6.3 以下）

　配合変化に注意（pH が低下すると，溶解度が下がり，沈殿を生じる）

・ピリドキシン注射液と混合すると溶解度の減少により白濁する。

・血漿レニン活性を上昇させることがある。

・フロセミドは利尿薬の中で作用が最も強い。

・アルブミンはフロセミドなどの酸性薬物と結合する血漿タンパクである。血漿アルブミン濃度が減少するネフローゼ症候群では，酸性薬物であるフロセミドの血漿タンパク非結合率は上昇し，組織に移行しやすくなり，フロセミドの分布容積も増加する。

国試のエッセンス

1. 浮腫および血圧コントロールのため糸球体や尿細管への副作用の少ないフロセミドを追加し，利尿により腎保護を行う必要あり。
（101-306）

2. 浮腫の増悪のためフロセミドが追加されたと思われるが，フロセミドはバソプレシン V2 受容体を遮断することで電解質の排泄を伴わない利尿効果が現れる。血清ナトリウム濃度の増大を注意する必要がある。（104-252）

メトホルミン塩酸塩 ⑥

（メトグルコ®，エクメット®）

（糖尿病治療薬）

既出問題番号	104-81, 264, 265, 266, 267／103-266, 268, 276／102-59, 196, 340／101-259, 304, 306／100-36, 218, 268／99-161／98-82／97-160, 204, 333／96-145／95-145, 221

$$H_2N-C(=NH)-NH-C(=NH)-N(CH_3)(CH_3) \cdot HCl$$

🔖 作用機序

- ビグアナイド系経口糖尿病治療薬である。
- 直接的に AMP 依存性プロテインキナーゼ（AMP キナーゼ）を活性化して，肝での乳酸からの糖新生抑制，末梢組織での糖利用促進，抵抗性改善などによって高血糖を改善する。

🔖 効能・適応／用法・用量

①2 型糖尿病（食事療法又は加えて SU 剤使用のいずれかで十分な効果が得られない場合に適応）

- 錠：初期 1 日 500 mg，2〜3 回分服，維持 1 日 750〜1500 mg（最大 1 日 2250 mg）食直前または食後に服用

②2 型糖尿病（小児）

- 錠：10 歳以上，初期は成人と同様，維持 1 日 500〜1500 mg（最大 1 日 2000 mg）食直前または食後に服用

🔖 禁 忌

- 中等度以上の腎機能障害（腎臓における本薬の排泄が減少。乳酸アシドーシスを起こしやすい）

🔖 重大な副作用

- 乳酸アシドーシス→投与中止，検査・処置
- 低血糖→特に食事を摂れないときに服用すると低血糖を起こしやすい。

・悪心・嘔吐，下痢などの胃腸症状

・肝障害，腎障害

🔖 処方例

[101-258]

62 歳女性。3 年前に糖尿病と診断され治療中。

処方 1：メトホルミン塩酸塩錠 250 mg　1 回 1 錠（1 日 3 錠）

　　　　　　1 日 3 回　朝昼夕食後　14 日分

処方 2：ピオグリタゾン錠 15 mg　　　　　　1 回 0.5 錠（1 日 0.5 錠）

　　　　アログリプチン安息香酸塩錠 25 mg　1 回 1 錠（1 日 1 錠）

　　　　　　1 日 1 回　朝食後　14 日分

処方 3：プレガバリンカプセル 75 mg　1 回 1 カプセル（1 日 2 カプセル）

　　　　　　1 日 2 回　朝夕食後　14 日分

[104-264]

58 歳男性。糖尿病。アドヒアランス不良。

検査値：体表面積未補正 eGFR14.6 mL/min，HbAlc7.7 %（NGSP 値），
ALT14 IU/L，AST22 IU/L

処方：メトホルミン塩酸塩錠 500 mg　1 回 1 錠（1 日 2 錠）

　　　　　1 日 2 回　朝夕食後　14 日分

参照：p.44（フロセミド），p.84（ボグリボース），p.100（グリメピリド），
p.186（シタグリプチンリン酸塩水和物），p.223（ナテグリニド）

🔖 その他

・ビグアナイド系糖尿病薬は，主に肝臓での乳酸からの糖新生を抑制することで血糖を低下させるため，ヨード造影剤の投与により腎機能が低下した場合に，乳酸アシドーシスを起こす危険があり，造影検査前後は服用を中止する。

1. メトホルミンは，AMP 依存性プロテインキナーゼを活性化し，肝臓での糖新生を抑制。(101-259)
2. アログリプチン安息香酸塩錠は DPP-4 阻害によりインクレチンの作用増強。(101-259)
3. eGFR が低い（正常群は＞60 mL/min）ことから腎機能低下が予想される。メトホルミンは腎機能低下時に血中濃度が増大するので，腎機能低下時は血中濃度の増大に注意が必要。(104-264)
4. 経口糖尿病用薬のうち，重度の腎障害患者に対して，メトホルミン塩酸塩は禁忌である。(98-82[改])
5. メトホルミンは，インスリン分泌を促進することなく血糖値を低下させる。(95-145)

本書の利用法

30回以上

29〜20回

19〜10回

9〜5回

4回以下

薬効別編

24 ロキソプロフェンナトリウム水和物 㽜

（ロキソニン®）

（非ステロイド性抗炎症薬［NSAIDs］）

既出問題番号	104-260, 272, 273／103-45, 160, 256, 257, 288, 320, 321, 333, 343／102-202, 288, 341／101-200, 252／100-276, 277／99-163, 208, 296／98-260／97-297

🔖 作用機序

- 経口投与されたとき，胃粘膜刺激作用の弱い未変化体のまま消化管より吸収され，その後速やかにシクロオキシゲナーゼ阻害作用（プロスタグランジン生合成抑制作用）の強い活性代謝物（*trans*-OH 体）に変換され，抗炎症作用を発揮する。

🔖 効能・適応／用法・用量

①関節リウマチ，変形性関節症，腰痛症，肩関節周囲炎などの消炎・鎮痛
②手術後，外傷後および抜歯後の消炎・鎮痛

- 錠・細粒：1 回 60 mg，1 日 3 回，1 回 60〜120 mg（頓用）

③急性上気道炎の解熱・鎮痛

- 錠・細粒：1 回 60 mg，1 日 2 回まで（最大 1 日 180 mg）

🔖 禁 忌

- 消化性潰瘍，重篤な血液の異常，重篤な肝障害，重篤な腎障害，重篤な心機能不全
- アスピリン喘息または既往歴，妊娠末期の女性

🔖 相互作用

- ワルファリン，メトトレキサート，スルホニル尿素系血糖降下剤，ニューキノロン系抗菌薬との相互作用が報告されている。併用時に注意が必要である。

🔖重大な副作用
・消化性潰瘍

🔖処方例

[101-252]

45歳女性。卵巣がん。がん性疼痛緩和。

処方：ロキソプロフェンNa錠60 mg　1回1錠（1日3錠）
　　　　1日3回　朝昼夕食後　14日分

参照：p.95（リファンピシン），p.120（クラリスロマイシン），p.144（炭酸リチウム），p.153（ベラパミル塩酸塩），p.279（ジフェンヒドラミン塩酸塩）

🔖その他
・生体内で活性型になるプロドラッグであり，鎮痛・抗炎症作用は強力であるが，他の非ステロイド性抗炎症薬（インドメタシンなど）と比べ消化管障害が比較的少ない。
・鎮痛，消炎作用をもつが，特に鎮痛作用が強力である。
・一般用医薬品も医療用と同含量で販売されている。

国試のエッセンス

1. 疼痛増強によりロキソニンに追加するならコデインリン酸塩散10％など（WHO三段階除痛ラダー）。(101-252)

22 クロルフェニラミンマレイン酸塩 局

（ポララミン®）

（ヒスタミン H_1 受容体拮抗薬／抗アレルギー薬）

既出問題番号 ▶ 104-83, 256, 257／103-89, 206, 207, 299, 329, 345／102-299, 308, 336／101-218, 324, 343／100-58, 298／99-224, 290, 314／97-38, 334

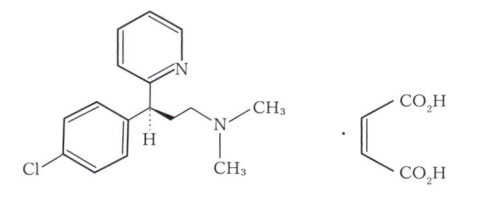

作用機序

・ヒスタミン H_1 受容体においてヒスタミンと競合的に拮抗する。ヒスタミン遊離抑制作用はない。

効能・適応／用法・用量

アレルギー性鼻炎，じん麻疹，くしゃみ，鼻汁，血管運動性浮腫

・内服：1日2〜6 mg，1日2〜4回
・注射：5〜10 mg，1日1〜2回皮下，筋注，静注

禁 忌

・緑内障，前立腺肥大症など下部尿路の閉塞性疾患，低出生体重児，新生児

重大な副作用

・眠気→運転などには注意
・抗コリン作用による口渇，眼内圧亢進

処方例

参照：p.22（プレドニゾロン）

その他

・リツキシマブなどのモノクローナル抗体製剤における infusion reaction 抑制目的で使用される。

1. *d*-クロルフェニラミンマレイン酸塩は副作用として眠気が現れることがあるので，服用後の自動車運転など，危険を伴う機械の操作に従事させないようにする。(103-89)
2. *d*-クロルフェニラミンマレイン酸塩はヒスタミン H_1 受容体遮断薬である。(103-206, 299, 329)
3. 構造式が出題されているので構造式も覚える必要がある。(103-207)
4. *d*-クロルフェニラミンマレイン酸塩はヒスタミン H_1 受容体遮断薬であるが，抗コリン作用が強いため，緑内障患者への使用は避けるべきである。(102-299)

22	# シクロスポリン 🏠

（サンディミュン®, ネオーラル®）

（免疫抑制薬）

既出問題番号	103-40, 166, 171, 278, 279／102-169, 170／101-39, 188／100-270, 271／99-70, 270, 271／98-37／97-302, 303／96-129, 201, 208／95-210, 217

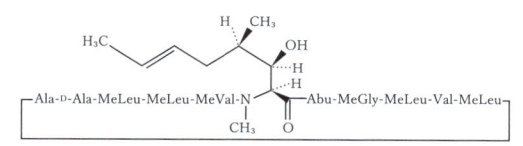

Abu=（2S）-2-アミノ酪酸
MeGly=*N*-メチルグリシン
MeLeu=*N*-メチルロイシン
MeVal=*N*-メチルバリン

🖊 作用機序

- ヘルパーT細胞においてシクロフィリンと複合体を形成し，カルシニューリン（Ca^{2+}・カルモジュリン依存性タンパク質脱リン酸化酵素）の活性化を阻害する。その結果，T細胞活性化因子（NF-AT）の核内移行が阻害され，サイトカイン遺伝子の転写が抑制されてIL-2の産生が抑制されるため，免疫機能が抑制される。

🖊 効能・適応／用法・用量

①腎・肝・肺・膵移植における拒絶反応の抑制：腎移植では，移植1日前から1日量9〜12 mg/kgを2回に分けて経口投与し，以後1日2 mg/kgずつ減量。維持量（標準）は1日量4〜6 mg/kg。

②骨髄移植時の拒絶反応および移植片対宿主病（GVHD）の抑制

③尋常性乾癬：1日量5 mg/kgを2回に分けて経口投与

④再生不良性貧血

⑤ネフローゼ症候群：頻回再発型では，1日量1.5 mg/kgを2回に分けて経口投与

🖊 禁忌

生ワクチン，タクロリムス（外用剤を除く），ピタバスタチン・ロスバスタチンを投与中の患者

55

体内動態・治療域

・肝代謝型薬物。CYP3A4 で代謝される

・P-糖タンパク質の基質となる。

・消化管からの吸収には個人差が大きく，血中濃度の個体間・個体内変動が大きいので，トラフ値を参考に投与量を調節する。

・治療血中濃度域が狭いため，TDM が望ましい。

・シクロスポリンは赤血球中にも多く分布しているため，全血中濃度を測定する（通常は血清または血漿中の薬物濃度を測定）。血球と血漿間の薬物分配平衡が室内温度や採血後の放置時間により変動

相互作用（⇧：本薬の作用増強，⇩：本薬の作用減弱）

〈併用禁忌〉・生ワクチン→シクロスポリンによる免疫抑制下で生ワクチン接種すると発症のおそれあり。

・⇧タクロリムス→シクロスポリンの血中濃度↑，相互の副作用↑

・ロスバスタチンカルシウム→シクロスポリンによって，有機アニオントランスポーター OATP1B1 が阻害されることにより，ロスバスタチンの血管から肝への取り込みが阻害され，また，胆汁への排出トランスポーターである BCRP のトランスポーター機能も阻害される。これにより，ロスバスタチンの血中濃度が上昇し，横紋筋融解症などの重篤な副作用が誘発される。

・⇧アゾール系抗真菌薬（イトラコナゾール，フルコナゾール，ミコナゾール），エリスロマイシン，リトナビル，Ca 拮抗薬，グレープフルーツジュース（CYP3A4 を阻害）

・腎毒性を有する薬剤（アムホテリシン B，アミノグリコシド系抗菌薬，イブプロフェン，スルファメトキサゾール）→腎障害↑

・⇩セント・ジョーンズ・ワート（St. John's wort：セイヨウオトギリソウ）（CYP3A4 の酵素誘導が起こるため）

重大な副作用

・腎障害，肝障害，感染症，横紋筋融解症，血圧上昇，脂質異常症

🔹処方例──────────────

[95-209]

18歳男性。ネフローゼ症候群。

処方1：プレドニゾロン5 mg

　　　　　1日11錠（4，4，3）朝昼夕食後

処方2：シクロスポリン25 mg

　　　　　1日4カプセル　朝夕食後

🔹その他──────────────

- 真菌が産生するポリペプチドである。
- 脂溶性薬剤である→食事の影響を受ける。
- ポリ塩化ビニル（PVC）製の点滴用バッグや輸液セットに吸着されて含量低下を起こしやすい。
- PVC製輸液セットなどに含まれるポリオキシエチレンヒマシ油によってPVCの可塑剤であるフタル酸ジ-2-エチルヘキシル（DEHP）が溶出する。このためPVC製輸液セットは使用できない。
- シクロスポリンの自己乳化型マイクロエマルション製剤（ネオーラル®）は吸収のバラツキが小さい。

国試のエッセンス

1. シクロスポリンは脂溶性が高いため，主にエマルションの油相に分配する。(103-279[改])
2. シクロスポリンは，カルシニューリンを阻害して，T細胞におけるIL-2の産生を抑制する。(101-188，98-37[改])
3. シクロスポリンの投与設計は，一般にトラフ濃度に基づいて行われる。(100-271)
4. 腎移植患者が真菌症を併発し，イトラコナゾールを用いる際には，シクロスポリンの投与量を減量する必要がある。(96-201[改])

既出問題 番号	104-206, 327／103-97, 286, 329, 342／102-198, 200, 274, 295, 314, 326, 327／101-87, 332／100-177, 232, 330／99-48, 185, 196, 337

🖊️**効能・適応／用法・用量**

・細胞外液欠乏，ナトリウム欠乏，クロール欠乏，注射剤の溶解希釈剤，噴霧吸入剤として気管支粘膜洗浄・喀痰排出促進に使用

🖊️**その他**

・0.9 w/v％塩化ナトリウム液であり，電解質濃度は Na^+：154 mEq/L，Cl^-：154 mEq/L である。

・塩化ナトリウムが溶解しているため，分子分散系であるコロイド系製剤と混合すると塩析が起こる可能性がある。

・0.9 w/v％塩化ナトリウム溶液は血清および涙液と等張である。

22 フェノバルビタール 局

（フェノバール®）

（抗てんかん薬／催眠鎮静薬）

| 既出問題番号 | 104-30, 189／103-27／102-167／101-47, 336／100-155／99-87, 156, 345／98-43, 156, 208, 270, 271／97-46, 132, 186／96-154, 224／95-215, 217 |

作用機序

- 神経細胞 Na^+，Ca^{2+} チャネルの抑制，$GABA_A$ 受容体に結合し神経細胞内への Cl^- の流入を促進し，神経細胞膜を過分極させる。

効能・適応／用法・用量

①不眠症，不安・緊張状態の鎮静

②てんかんの痙れん発作：強直間代性発作（全般痙れん発作，大発作），焦点発作

③精神運動発作，自律神経発作

①〜③：1 日 30〜200 mg を 1〜4 回に分割して，経口投与

- 薬用量：催眠・鎮静作用＞抗痙れん作用
- 体重当たりの投与量は，一般的に小児の方が成人より多い。

禁忌

- ボリコナゾールを投与中の患者，エリキシル剤ではジスルフィラム，シアナミドを投与中の患者

体内動態・治療域

- 消化管吸収率（80％以上）がよく，タンパク結合率は 50％である。
- 肝で不活性化され，グルクロン酸や硫酸との抱合体として尿中に排泄される。40％は未変化体のまま排泄される。
- TDM の対象薬物である（治療濃度域：10〜35 μg/mL）。
- 酵素誘導薬として知られており，グルクロン酸転移酵素のほかに P450 を幅広く誘導するので，P450 で代謝を受ける薬物の代謝を促進する。
- 小児の方が成人より代謝が速い→半減期が短くなる。
- 線形薬物動態（投与量と血中濃度が比例関係）を示す。

相互作用（⇑：本薬の作用増強）

〈併用禁忌〉・ボリコナゾールの作用を減弱させる（CYP34 誘導作用による）

　　　　　　・エリキシル剤：⇑ジスルフィラム，シアナミド

・⇑バルプロ酸ナトリウム

　※一方，代謝酵素誘導により，バルプロ酸ナトリウムの血中濃度は低下する。

・CYP2C 酵素誘導によりワルファリン，フェニトイン，トルブタミドなどの代謝を促進するため，併用によりこれらの薬物の消失半減期は短縮し，効果を減弱させる。

重大な副作用

・治療域でも眠気，集中力低下，倦怠感などが続くことがある（フェニトインよりもあらわれやすい）。過量により小脳失調や意識障害を起こす。

その他

・身体依存，精神依存，耐性とも強い。

・催奇形性あり。

・プリミドンは肝臓で代謝を受け，フェノバルビタールとフェニルエチルマロンアミドに分解されるので，フェノバルビタールとの併用は注意する。

・新生児核黄疸（代謝酵素の誘導によりグルクロン酸抱合能を高めるため）に投与されることがある。

・通常散剤は 10％散を使用

・フェノバルビタールナトリウム注射液は，水溶性溶媒の添加により主薬が析出するため，静脈内注射および他剤と混合しない。

・肝臓を標的とする発がんプロモーターである。

・過剰摂取による中毒症状があらわれた場合には，まず，呼吸管理を行い，消化管に薬物が残留している場合には，消化管吸収を阻害する目的で，胃洗浄や活性炭の反復経口投与を行う。炭酸水素ナトリウムの点滴静注により，尿がアルカリ化され，排泄が促進（再吸収抑制）される。

21 イトラコナゾール ⓟ

（イトリゾール®）

（抗真菌薬）

既出問題番号	104-48, 230／103-86, 171, 258／100-305／99-169, 200, 201, 334／98-43, 210, 238, 239／97-85, 292, 293／96-201, 219／95-217, 218

及び鏡像異性体

及び鏡像異性体

作用機序

- トリアゾール系抗真菌薬である。真菌のシトクロム P450（CYP3A4）に特異的に作用し，真菌の細胞膜の主要構成脂質であるエルゴステロールの生合成を阻害する。

効能・適応／用法・用量

①内臓真菌症（深在性真菌症）

②表在性皮膚真菌症（口腔カンジダ症など）：通常1回 100～200mg を1日1回，食直後に経口投与（食直後投与によってイトラコナゾールの生物学的利用率が向上）

③好中球減少が予測される血液悪性腫瘍患者における深在性真菌症の予防

④爪白癬：パルス療法として，イトラコナゾールカプセルによって，1回 200 mg を1日2回食直後に1週間経口投与し，その後3週間休薬する。これを1サイクルとし，3サイクル繰り返す。

61

◢禁 忌━━━

・シンバスタチン，トリアゾラム，スボレキサントを投与中の患者

◢相互作用（⇩：本薬の作用減弱）

※真菌だけではなくヒトの CYP3A4 を強力に阻害するため，多くの薬物と
相互作用をもつ。また，P-糖タンパクに対して阻害作用を有する。

〈併用禁忌〉・シンバスタチンの血中濃度が上昇し，急激な腎機能悪化を伴う
横紋筋融解症があらわれやすくなる（CYP3A4 の阻害作用に
よる）。

・トリアゾラムの作用⬆（CYP3A4 の阻害作用による血中濃度
の増大のため）→要減量

・ジヒドロピリジン系 Ca 拮抗薬（ニフェジピンなど）の作用⬆

・シクロスポリン，ジゴキシンの作用⬆

・⇩リファンピシン，フェニトイン→左記薬物の肝薬物代謝酵素誘導によ
る。

・⇩ H_2 受容体遮断薬（ニザチジンなど）は胃酸分泌量を低下させる（pH
が上昇する）→本薬の消化管での溶解性が低下し，吸収が低下する。

◢重大な副作用━━━━━━━━━━━━━━━━━━━━━━━━━━━━━━━━━━━━━━━

・肝障害，胆汁うっ滞，黄疸など→定期的な肝機能検査

◢処方例━━━

[99－200～201（改）]

3 歳男児。急性白血病で化学療法施行中における感染症治療。

処方：ノルフロキサシン小児用錠 50mg　1 回 30 mg（1 日 90 mg）粉砕

　　　1 日 3 回　朝昼夕食後　7 日分

　　　イトラコナゾール内用液 1%　1 回 2 mL（1 日 2 mL）

　　　1 日 1 回　空腹時　7 日分

　　　アセトアミノフェンシロップ 2%　1 回 7.5 mL（1 日 15 mL）

　　　1 日 2 回　朝夕食後　2 日分

💊その他

- イトラコナゾールは脂溶性が高いが，水にはほとんど溶けないため，カプセル剤は食後に，溶解補助剤（ヒドロキシプロピル-β-シクロデキストリン（CD）など）で可溶化してある内用液は空腹時に服用する。
- イトラコナゾール内服液：ヒドロキシプロピル-β-CD に起因する胃腸障害（下痢，軟便など）および腎機能障害の発現に注意する。
- イトラコナゾール注射剤：ヒドロキシプロピル-β-CD が蓄積することによる腎機能の悪化などを招くおそれがあるため，クレアチニンクリアランスが 30 mL/分未満の患者には投与できない。
- イトラコナゾールの CYP 阻害作用は，CYP 分子の活性中心に存在するヘム鉄への配位結合による。

国試のエッセンス

1. イトラコナゾール注射液は，添加剤としてヒドロキシプロピル-β-シクロデキストリンを含むため，腎機能低下患者（クレアチニンクリアランスが 30 mL/分未満）には投与できない。(100-305[改])
2. イトラコナゾール内用液は空腹時の服用が推奨される。(99-200)
3. イトラコナゾール錠は，ニザチジン錠と併用すると，薬物相互作用により，吸収が低下する。(99-334[改])

<table>
<tr><td>**21**</td><td># トリアゾラム</td></tr>
</table>

トリアゾラム
(ハルシオン®)
(ベンゾジアゼピン系睡眠薬)

| 既出問題番号 | 104-167／103-189, 310／101-170, 336／100-155, 167, 241／99-61, 171, 332／98-238, 250, 327／97-171, 234, 293, 312, 313／95-88, 217 |

$C_{17}H_{12}Cl_2N_4$　分子量：343.21

作用機序
- GABA_A 受容体機能促進による神経活動の抑制
- ベンゾジアゼピン誘導体であり，超短時間作用型である。

効能・適応／用法・用量
①不眠症（就眠困難型不眠）
- 不眠症：1 回 0.25 mg（高度な不眠症は 0.5 mg），就寝前
- 高齢者：1 回 0.125〜0.25 mg まで
②麻酔前投与：1 回 0.25 mg（必要に応じて 0.5 mg），手術前夜の就寝前

禁　忌
- 急性閉塞隅角緑内障（→眼圧上昇），重症筋無力症の患者
- イトラコナゾール，フルコナゾール，ミコナゾール，HIV プロテアーゼ阻害薬（インジナビル，リトナビルなど），エファビレンツ投与中の患者

体内動態・治療域
- CYP3A4 で代謝される。
- 半減期：2.9 時間（ベンゾジアゼピン系の中で最も半減期が短い）

🔖 **相互作用**（⇧：本薬の作用増強，⇩：本薬の作用減弱）──────────

〈併用禁忌〉・⇧上記🔖禁　忌の薬剤

- ⇧シメチジン，エリスロマイシン，アルコール，中枢神経抑制薬など
- ⇩リファンピシン→酵素誘導を引き起こし，血中濃度低下（薬物動態学的相互作用）

🔖 **重大な副作用**──────────

- 薬物依存，離脱症状，精神症状（夢遊症状など）
- 一過性前向性健忘症，もうろう状態→その他（警告）を参照

🔖 **処方例**──────────

[98－238～239（一部抜粋）]

50歳男性。不眠症。

処方2：トリアゾラム錠 0.125 mg　1回1錠（1日1錠）

　　　　　　1日1回　就寝前　14日分

🔖 **その他**──────────

〈警告〉・服用後に，もうろう状態があらわれることがある。また入眠までの，あるいは中途覚醒時の出来事を記憶していないこと（一過性前向性健忘）があるので注意すること

- 第3種向精神薬→譲受，譲渡，廃棄などの記録義務はないが，譲受けについて記載し，定期的に在庫確認を行うことが望ましい。
- 保険上の投与日数は30日分を限度とする。

国試のエッセンス

1. トリアゾラムは，細胞内への Cl^- 流入を促進することで，神経の興奮を抑制する。(100-155)
2. 70歳の男性にトリアゾラム錠が 0.5 mg（1回量）処方されていたので，疑義照会をした。(99-332)
3. トリアゾラムとエリスロマイシンの併用は，トリアゾラムの肝代謝が阻害される。(97-171[改])

フルオロウラシル ⑮
(5-FU)
(抗悪性腫瘍薬)

$C_4H_3FN_2O_2$　分子量：130.08

🔵 **作用機序**

・フルオロウラシルより活性代謝物である **5-フルオロデオキシウリジンーリン酸** (5-FdUMP) 生成。これが**チミジル酸合成酵素**を阻害し，結果として **S 期**（DNA 合成期）特異的に **DNA 合成** が阻害される。

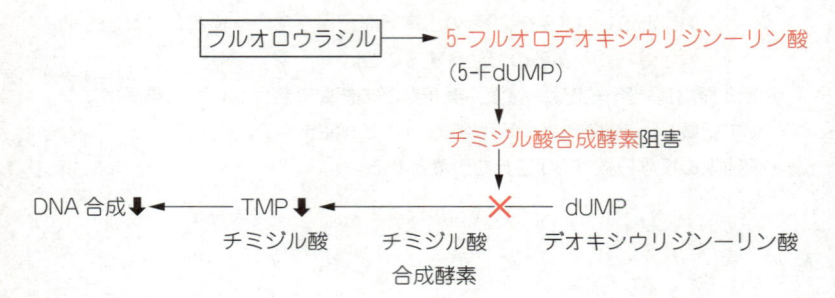

・フルオロウラシルは 5-フルオロウリジンーリン酸 (5-FUMP) となり，さらにリン酸化を受け，5-フルオロウリジン三リン酸 (5-FUTP) となり，これが RNA に取り込まれる。この結果，異常な RNA ができ，タンパク質や核酸の合成が阻害される。

🔵 **効能・適応／用法・用量**

・消化器がん（胃がん，結腸がん，直腸がん）
・乳がん，子宮頸がん

- 頭頸部がん

禁　忌
- テガフール・ギメラシル・オテラシルカリウム配合剤投与中および投与中止後 7 日以内の患者

相互作用（⇧：本薬の作用増強）
- ⇧ソリブジン（抗ウイルス薬）：併用で死亡例あり。

  ※現在ソリブジンは発売されていないが，作用機序的に重要であるので以下で説明する。フルオロウラシルの代謝をソリブジンの主代謝物（ブロモビニルウラシル）が抑制，結果としてフルオロウラシルが蓄積し血中濃度が上昇し，骨髄抑制が起こる。

- フェニトイン：血中濃度⬆（フェニトイン中毒に注意）

重大な副作用
- 激しい下痢（脱水症状），重篤な骨髄抑制，肝機能障害，悪心・嘔吐，重篤な口内炎

処方例

[102-331（改）]

53 歳男性。頭頸部がん（扁平上皮がん）。

薬剤名・用量および用法	Day1	Day2〜5
シスプラチン 70 mg/m^2，60 分かけて点滴静注	○	
フルオロウラシル 700 mg/m^2，24 時間かけて点滴静注	○	○

その他
- ピリミジン骨格を有する。
- FOLFIRI 療法（フルオロウラシル，ホリナートカルシウム，イリノテカン塩酸塩水和物を併用）は直腸がんに用いられる。FOLFIRI 療法では，フルオロウラシルは急速点滴静注（約 5 分以内で注入）後，約 46 時間持続点滴静注する。ホリナートカルシウムはフルオロウラシルの効果を増強させる作用があり，フルオロウラシルの静注前に投与する。イリノテカン塩酸塩水和物は DNA トポイソメラーゼⅠ阻害型の抗悪性腫瘍薬で FOLFIRI 療法の中心的薬剤であり，フルオロウラシルの静注前に点滴静注する。

- レボホリナート・フルオロウラシル併用療法は，レボホリナートが生体内で活性後，フルオロウラシルの抗がん作用を増強する療法である。結腸・直腸がんおよび胃がんに適用される。
- レボホリナート・フルオロウラシル併用療法の投与量規制因子には下痢がある。
- CAF 療法（シクロホスファミド，ドキソルビシン（アドリアマイシン），フルオロウラシルを併用）は，進行期の乳がんに用いられる。また，CMF 療法（シクロホスファミド，メトトレキサート，フルオロウラシルを併用）も，乳がんに用いられる。
- FP 療法（フルオロウラシル・シスプラチンを併用）の投与量規制因子は，腎障害，嘔吐，骨髄抑制，下痢などである。
- ドキシフルリジンはフルオロウラシルのプロドラッグで，がん細胞内でチミジンホスホリラーゼによりフルオロウラシルになるため組織選択性が改善されている。
  - ＊テガフールはフルオロウラシルのプロドラッグである。経口投与後，テガフールからフルオロウラシルに変換され抗腫瘍効果を示す。作用は持続性となる。

〈テガフール・ギメラシル・オテラシルカリウム配合剤（商品名：ティーエスワン®）〉
  - ＊ギメラシルは肝に多く分布するフルオロウラシルの代謝酵素を選択的に拮抗阻害することにより，テガフールより派生するフルオロウラシル濃度を上昇させる。
  - ＊腫瘍内でフルオロウラシルのリン酸化代謝物である 5-フルオロヌクレオチドが高濃度持続し，抗腫瘍効果が増強する。
  - ＊オテラシルカリウムはフルオロウラシルからフルオロヌクレオチドへの生成を選択的に抑制することにより，フルオロウラシルの強い抗腫瘍効果を損なうことなく消化器毒性が軽減される。
  - ＊休薬が必要→本薬は 28 日間投与し，その後，骨髄抑制などの副作用防止のため，14 日間休薬を要する。血液検査，肝・腎機能検査の異常が認められず，消化器症状が発現せず安全性に問題がない場合は休薬期間を短縮できるが，その場合でも少なくとも 7 日間休薬する。

＊**併用禁忌**：ほかのフッ化ピリミジン系抗悪性腫瘍薬，フッ化ピリミジン系抗真菌薬（フルシトシン）。本薬投与中止後，少なくとも 7 日間はこれらの薬剤を投与しない（ギメラシルによる血中フルオロウラシル濃度の著しい上昇を回避するため）。

本書の利用法

30回以上

29〜20回

19〜10回

9〜5回

4回以下

薬効別編

国試のエッセンス

1. テガフール・ギメラシル・オテラシルカリウム配合剤は，フルオロウラシルのプロドラッグであるテガフールに，フルオロウラシルの代謝阻害剤のギメラシルを配合し，フルオロウラシルの血中濃度を上昇させるようにした薬剤である。(95-219[改])
2. テガフールは，体内でフルオロウラシルに変換されて，チミジル酸合成を阻害する。(95-149)

20 アドレナリン（エピネフリン）⑮

（ボスミン®，エピペン®）

（アドレナリン受容体刺激薬）

$$C_9H_{13}NO_3 \quad 分子量：183.20$$

作用機序

- α_1，α_2，β_1，β_2受容体に対して直接強い刺激作用をもつ。血圧上昇作用（α_1受容体刺激作用，β_1受容体刺激作用）＞血圧下降作用（β_2受容体刺激作用）を併せもつ。
- β受容体（G_sタンパク共役型）を活性化することにより，アデニル酸シクラーゼを活性化し，cAMPを増大させることにより，グリコーゲン分解などの作用をあらわす。
- α_1受容体に作用して眼房水供給を抑制し，β_2受容体に作用して眼房水流出を促進し，眼圧を低下させる。

効能・適応／用法・用量

- 気管支痙れんの寛解，アナフィラキシーショック，急性低血圧またはショック時の補助療法，局所麻酔時の作用延長（血管収縮作用による），手術時の出血：0.2〜1 mgを皮下注ないし筋注

禁忌

- ブチロフェノン系薬剤，フェノチアジン系などの抗精神病薬，α遮断薬投与中
- イソプレナリンなどのカテコールアミン製剤，アドレナリン作動薬投与中（ただし，蘇生などの緊急時はこの限りではない）
- 狭隅角や前房が浅いなどの眼圧上昇の素因のある患者

〈アドレナリン添加の局所麻酔薬〉

- 血管収縮薬の過敏症の既往歴，高血圧，動脈硬化，心不全，甲状腺機能亢進，糖尿病，血管痙れんの既往歴のある患者

🔴 体内動態・治療域

- モノアミンオキシダーゼ（MAO）やカテコール-O-メチルトランスフェラーゼ（COMT）により代謝，不活性化され，大部分がメタネフリンとそのグルクロン酸抱合体および硫酸抱合体，3-メトキシ-4-ヒドロキシマンデル酸などの代謝物として尿中に排泄される。

🔴 相互作用（⇧：本薬の作用増強，⇩：本薬の作用減弱）

〈併用禁忌〉・⇩抗精神病薬，α 遮断薬（昇圧作用を逆転する）

・⇧カテコールアミン製剤（不整脈，心停止）

- ⇧ MAO 阻害薬，三環系抗うつ薬（血圧の異常上昇）

🔴 重大な副作用

- 肺水腫，呼吸困難，心停止
- 循環器症状（心悸亢進，不整脈，血圧異常上昇など），精神神経症状（頭痛，めまいなど）

🔴 その他

- 副腎髄質クロム親和性細胞に局在するフェニルエタノールアミン N-メチルトランスフェラーゼにより，ノルアドレナリンから合成される。
- フェノール性水酸基を有し，塩化鉄（Ⅲ）と反応してキレートを形成し，赤色を呈する。
- 血液脳関門を通過しない。
- 遮光して保存する。
- ジピベフリンは，アドレナリンのプロドラッグ（点眼薬）であり，角膜透過性が良好で，低濃度で治療効果をあらわし，副作用を軽減する。
- 蜂毒，食物および薬物などに起因するアナフィラキシー反応に対するアドレナリン自己注射液（エピペン®）がある。

〈エピペン®使用方法〉

- アナフィラキシーの初期症状が現れたら，ショック症状が発現する前に投与する。
- エピペン®の上下先端のどちらにも親指をかけないように握る。
- 臀部からの注射を避け，大腿部の前外側から注射する。注射部位に垂直になるように，強く押し付ける。
- 緊急時には衣服の上からでも注射できる。
- 使用後は，症状が改善しても必ず医療機関で診察を受ける。
- 有効期限が切れる前に，医療機関を受診して新しい製品の処方を受ける。

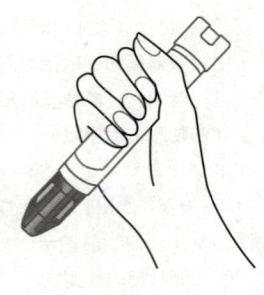

20 イリノテカン塩酸塩水和物

（カンプト®，トポテシン®）

（抗悪性腫瘍薬）

| 既出問題番号 | 104-55, 188／103-169／102-187, 264, 265, 267／99-40, 192, 222, 291, 300, 324／98-49, 302, 303／97-40, 286／96-11, 204 |

$\cdot HCl \cdot 3H_2O$

作用機序

・細胞周期の S 期に作用する DNA トポイソメラーゼ I 阻害薬（DNA2 本鎖の一方だけを切断）。結果として DNA 合成を阻害し抗悪性腫瘍作用を発揮する。

効能・適応／用法・用量

・消化器がん（胃がん，結腸・直腸がん），乳がん，子宮頸がん，卵巣がん，肺がん（小細胞肺がん，非小細胞肺がん）

禁　忌

骨髄機能抑制，下痢（水様便），腸管麻痺・腸閉塞のある患者

体内動態

・体内のカルボキシルエステラーゼにより加水分解を受け，活性代謝物（SN-38）となって作用を発現する。

重大な副作用

・骨髄機能抑制，高度な下痢

73

[102−264〜267（改）]

58 歳男性。手術不能の直腸がん。

（レジメン）

	1 日目	2 日目	3 日目
ベバシズマブ 5 mg/kg （90 分で点滴静注）	↓		
イリノテカン塩酸塩水和物 150 mg/m^2 （120 分で点滴静注）	↓		
レボホリナートカルシウム 200 mg/m^2 （120 分で点滴静注）	↓		
フルオロウラシル 400 mg/m^2 （5 分で静注）	↓		
フルオロウラシル 2,400 mg/m^2 （46 時間で持続静注）	→	→	→ （持続静注終了）

2 週間を 1 クールとする

- キジュ（*Camptotheca acuminata*）に含まれるキノリンアルカロイド camptothecin（カンプトテシン）の構造を基に開発された。

- 小細胞肺がんに対する化学療法の一つとして，シスプラチンとイリノテカンの併用療法（PI 療法）が推奨される。

- 大腸がんで，FOLFIRI 療法（フルオロウラシル，レボホリナートカルシウム，イリノテカン）が行われる。イリノテカンはフルオロウラシルの静注前に点滴静注する。

- 下痢のときは電解質異常に注意する。

- イリノテカンによる遅延性下痢が発現した患者に対し，半夏瀉心湯を用いることがある。

- UGT1A1 は，肝代謝酵素である UDP-グルクロン酸転移酵素（UGT）の分子種の一つで，イリノテカン塩酸塩水和物の代謝に関わる代謝酵素である。UGT1A1 には遺伝子多型（異常型）が存在し，2 つの多型，

UGT1A1*6 と *UGT1A1*28* が存在する。この遺伝子多型をホモ接合体タイプ（異常型×異常型）やヘテロ接合体タイプ（異常型×正常型）としてもつ患者では，代謝が遅延することにより，イリノテカンの重篤な副作用発現の可能性が高くなる。

本書の利用法

30回以上

29〜20回

19〜10回

9〜5回

4回以下

薬効別編

国試のエッセンス

1. 手術不能の直腸がん患者（体質性黄疸と診断されたが，特に治療は行っていない）におけるイリノテカンの副作用を予測するために，UGT1A1 の遺伝子診断が推奨される。(102-266)
2. がん化学療法チームにおいて，イリノテカンによる遅延性下痢が発現した患者に対し，半夏瀉心湯の使用を提案した。(99-324)
3. イリノテカンは，DNA トポイソメラーゼ I を阻害して抗悪性腫瘍作用を示す。(97-40)

20 コデインリン酸塩水和物 ⓛ

(鎮咳薬／麻薬性鎮痛薬／止瀉薬)

〈関連薬：ジヒドロコデインリン酸塩ⓛ〉

既出問題番号　104-222, 256, 257, 310／103-145, 194／102-299／101-252, 253, 324, 343／100-161, 202／99-314／98-308, 337／97-35, 312, 341／96-164

$\cdot H_3PO_4 \cdot \frac{1}{2}H_2O$

$C_{18}H_{21}NO_3 \cdot H_3PO_4 \cdot \frac{1}{2}H_2O$　分子量：406.37

🔖作用機序

・延髄の咳中枢を直接抑制することにより，鎮咳作用を示す。

・コデインのμオピオイド受容体に対する親和性は低く，コデインの一部がO-脱メチル化されたモルヒネにより鎮痛効果をもたらす。

🔖効能・適応／用法・用量

①鎮咳，鎮静

②疼痛時における鎮痛

③激しい下痢症状の改善

1日20 mg　1日3回経口投与

🔖禁　忌

・重篤な呼吸抑制，気管支喘息発作中，重篤な肝障害，慢性肺疾患に続発する心不全，痙れん状態（てんかん重積症，破傷風，ストリキニーネ中毒），急性アルコール中毒，アヘンアルカロイドの過敏症，出血性大腸炎（細菌性下痢）のある患者

・12歳未満の小児（呼吸抑制の感受性が高いため）→コデイン類（コデインリン酸塩，ジヒドロコデインリン酸塩）含有する一般用医薬品も該当する。

体内動態・治療域

- 肝代謝型薬物。コデインの大部分はグルクロン酸抱合を受け，コデイングルクロニドとして尿中に排泄されるが，一部は CYP2D6 により *O*-脱メチル化されモルヒネとなり，グルクロン酸抱合を受け尿中に排泄される。

相互作用（⇧：本薬の作用増強）

- ⇧アルコール：相加的抑制作用により，呼吸抑制，低血圧および顕著な鎮静又は昏睡が起こることがある。

重大な副作用

- 依存性，呼吸抑制，気管支痙れん，咽頭浮腫
- 便秘，悪心・嘔吐

その他

- ケシ科植物から得られるアルカロイドである。
- ベンジルイソキノリン骨格をもつ。
- フェノール性水酸基をもたない→FeCl₃ 試液には反応しない。
- 鎮痛，鎮咳，呼吸抑制作用および依存性：モルヒネ＞コデイン（ジヒドロコデイン）＞デキストロメトルファン（鎮痛作用なし）
- がん性疼痛の治療において，コデインやモルヒネと拮抗する薬物（ペンタゾシンやブプレノルフィン）とは併用しない。
- 劇薬，麻薬に指定されている（1％以下の散剤は家庭麻薬であり，麻薬及び向精神薬取締法の対象から除外される）。
  ※通常 10％散として用いられる。
- ジヒドロコデインリン酸塩は，総合感冒薬などの一般用医薬品の含有されている。便秘を起こしやすいこと，眠気が起こることなどに注意する。

国試のエッセンス

1. 1％のコデインリン酸塩水和物散を，麻薬保管庫に保管しなかったことは，法律に基づいた適切な医薬品の管理および取扱いである。(98-337[改])
2. コデインリン酸塩水和物（内服）を長期連用した場合，副作用に薬物依存がある。(97-341[改])
3. モルヒネは，コデインの CYP2D6 による代謝物である。(96-164[改])

ジアゼパム ⓛ

（セルシン®，ホリゾン®）

（抗不安薬／抗てんかん薬）

$C_{16}H_{13}ClN_2O$　分子量：284.74

作用機序

- GABA$_A$ 受容体中に存在するベンゾジアゼピン受容体に結合し，GABA$_A$ 受容体の機能促進による神経活動の抑制
- 大脳皮質のベンゾジアゼピン受容体に作用し，脊髄反射を抑制することにより，過度の筋緊張を寛解する。ストリキニーネ痙れん，メトラゾール痙れん，電気ショック痙れんに対して抗痙れん作用を示す。条件回避反応抑制作用はもたない。

効能・適応／用法・用量

①神経症，うつ病，心身症，
- 成人：1回2〜5 mg，1日2〜4回，外来患者には原則1日15 mg以内
- 小児：3歳以下1〜5 mg，4〜12歳2〜10 mg，1〜3回分服

②脳脊髄疾患に伴う痙れん・疼痛の筋緊張軽減
- 1回2〜10 mg，1日3〜4回

③麻酔前投薬
- 1回5〜10 mg，就寝前又は術前
- 注射（①〜③）：初回10 mg，できるだけ緩徐に筋・静注，以後3〜4時間ごと。症状などにより増減

④てんかん（小児）

- 小児（坐剤）：1 回 0.4〜0.5 mg/kg，1 日 1〜2 回（最大 1 日 1 mg/kg），直腸内に挿入

禁　忌
- 急性閉塞隅角緑内障（抗コリン作用→眼圧上昇），重症筋無力症，リトナビル（HIV プロテアーゼ阻害薬）投与中
- 注射：ショック，昏睡，バイタルサインの悪い急性アルコール中毒の患者

体内動態・治療域
- タンパク結合率：96.8〜98.6％
- CYP3A4 で代謝されるため，これらの阻害薬で作用増強。逆にこれらの酵素誘導薬で作用減弱

相互作用（⇧：本薬の作用増強，⇩：本薬の作用減弱）
〈併用禁忌〉・⇧ HIV プロテアーゼ阻害薬（リトナビル）
- ⇧シメチジン，オメプラゾール（CYP3A4 による代謝を阻害）
- ⇧ミコナゾール，エリスロマイシンなど
- ⇩リファンピシン，フェノバルビタール，フェニトインなど
- アルコールにより相互に作用増強（中枢神経抑制）

重大な副作用
- 依存性，眠気（→自動車の運転を避けるように指導すること），ふらつき，脱力

処方例
参照：p.2（アセトアミノフェン）

その他
- 血漿アルブミン分子上のサイト II（ジアゼパムサイト）に結合する。
- 中力価型（標準 1 日最低用量 6〜10 mg）および長時間作用型（24 時間以上）である。
- 安全性は高いが，長期連用により身体依存・精神依存・耐性が起こることがある。
- タンパク結合率が高いので乳汁中への移行性は低いが，遊離型のジアゼパムは母乳中に移行しやすく，新生児に嗜眠，体重減少，黄疸などを増強する可能性がある→授乳回避
- 高齢者では感受性が増大していることが多く，少量から慎重に投与

- REM 睡眠抑制作用が弱く自然睡眠に近い。
- 向精神薬は，盗難防止のため，必要な注意をしている場合を除き，鍵をかけた場所に保管する。
- ジアゼパムは難水溶性であり，注射剤を他剤水溶液と混合，希釈すると主薬が析出する。
- 解毒薬としてベンゾジアゼピン拮抗薬（フルマゼニル）
- 覚せい剤中毒時の不安解消のために用いられることがある。
- フッ素を導入すると，高力価で安全性が高い抗不安薬フルジアゼパムが得られる。

$C_{16}H_{12}ClFN_2O$　分子量：302.73　フルジアゼパム

- 覚せい剤中毒時の不安感などの解消のために用いられることがある。

20 フェニトイン ⑤

（アレビアチン®，ヒダントール®）

（抗てんかん薬）

| 既出問題番号 | 104-274, 275／103-32, 81, 104／102-157, 198, 199／101-302, 303／100-169／99-87, 272, 273, 289／97-31, 45, 186, 272／95-183 |

🔖作用機序

- 大脳皮質運動領にはたらき，Na^+，Ca^{2+}チャネルの遮断により異常興奮の発作や広がりを抑制する。

🔖効能・適応／用法・用量

①てんかんの痙れん発作〔強直間代発作（全般痙れん発作，大発作），焦点発作〕

②自律神経発作

③精神運動発作（複雑部分発作）

1日200〜300 mgを毎食後3回に分けて経口投与

🔖禁　忌

- ヒダントイン系化合物に過敏症の患者

🔖体内動態・治療域

- 消化管吸収はよく，通常使用量でほぼ全量が吸収される。
- タンパク結合率は90%以上と高い。
- タンパク結合率が高いため，肝硬変などで血漿アルブミン濃度の低下により遊離形薬物の量が増大し，組織に移行しやすくするため分布容積が増大する。
- 肝代謝型であり，主代謝酵素はCYP2C9である。代謝能依存性（肝抽出率小）の薬物であり，全身クリアランスはCL tot＝CL h≒f p・CL intとあらわすことができる。

- 代謝速度に飽和が生じる（投与量と血中濃度は比例しないことあり）→臨床に使われている薬用量の範囲でも非線形性（ミカエリス・メンテン式）を示す→投与量の増量によって全身クリアランスが相対的に小さくなる。定常状態到達時間が遅れる。消失速度定数が減少する。そのため，投与量の設定が難しい→TDMの対象薬物である。
- フェニトイン代謝能は，生後，急激に上昇する。
- 治療濃度域は10〜20 μg/mL（非結合形濃度：1〜2 μg/mL）。20 μg/mL以上で眼球振とう（眼振），構音障害，運動失調，眼筋麻痺など。
- 血清分離剤に吸着するため，TDMのときに血清分離剤を併用すると血中濃度が低くなる。

🔖**相互作用**（⇧：本薬の作用増強，⇩：本薬の作用減弱）────────
- ⇧エトスクシミド，チクロピジン，フルコナゾール，フルオロウラシル系抗がん剤など
- ⇩テオフィリン，リファンピシンなど

🔖**重大な副作用**────────────────────────────
- 皮膚粘膜眼症候群（Stevens-Johnson 症候群），中毒性表皮壊死症（Lyell 症候群）→直ちに中止し，処置すること
- 催奇形性あり（慎重投与）
- 歯肉肥厚，運動失調

🔖**処方例**──────────────────────────────
[99−272〜273（改）]
23歳女性。体重45 kg。てんかん患者。
処方：フェニトイン錠100 mg　1回1錠（1日3錠）
　　　　1日3回　朝昼夕食後　14日分

🍴**その他**────────────────────────────

- 難溶性薬物のため，食事，特に脂質性食物を摂取したあとに投与すると可溶化されやすい。
- フェニトインナトリウム注射剤は強アルカリ性のため血管外漏出で組織が壊死を起こす→静注のみとする（皮下注，筋注は**禁忌**）。また，pH の低下により結晶析出するため，原則として単剤で投与する。
- 欠神発作（小発作）には無効。むしろ悪化させる。

国試のエッセンス

1. フェニトインは，強直間代発作に有効であるが，副作用として歯肉増殖がある。(97-186[改], 95-183)

<table>
<tr><td>20</td><td colspan="2"># ボグリボース ⓕ</td></tr>
</table>

20 ボグリボース ⓕ

（ベイスン®）

（糖尿病治療薬）

既出問題番号　104-226, 227, 256, 257／103-68, 216, 314／102-59, 340／100-218／99-59／98-82, 252, 253／97-63, 301／96-145／95-119, 145, 229

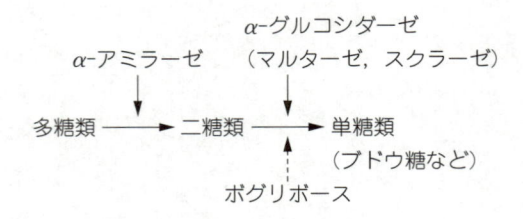

作用機序

α-アミラーゼ　　　α-グルコシダーゼ（マルターゼ，スクラーゼ）

多糖類 ⟶ 二糖類 ⟶ 単糖類（ブドウ糖など）

ボグリボース

- 腸管において二糖類を単糖類に分解する α-グルコシダーゼ（二糖類分解酵素）を阻害――糖質の消化・吸収⬇→食後の過血糖⬇

効能・適応／用法・用量

①糖尿病の食後過血糖の改善

- 錠・OD錠：成人は1回0.2 mg，1日3回毎食直後（効果不十分：1回0.3 mgまで増量可）。

相互作用（⇧：本薬の作用増強，⇩：本薬の作用減弱）

- SU薬，スルホンアミド系，ビグアナイド系，インスリン製剤，インスリン抵抗性改善薬，ナテグリニドの作用増強（これらの血糖降下作用にボグリボースの糖質吸収遅延作用が加わる）
- ラクツロース，ラクチトール水和物→消化器系副作用増強

〈血糖に及ぼす影響〉

- 血糖値▼：βブロッカー，サリチル酸系薬，MAO 阻害薬と糖尿病治療薬の併用で，血糖降下作用増強
- 血糖値▲：アドレナリン，副腎皮質ステロイド，甲状腺ホルモン。これらの薬剤に血糖上昇作用あり。

🔖 重大な副作用

- 低血糖症状 ——低血糖時は単糖類の**ブドウ糖**を補給する（ショ糖などの二糖類では消化・吸収が遅れてしまうため）。
- **肝機能障害** ——代謝物が原因
- 消化管障害（放屁，腹部膨満，腸閉塞様症状）（ボグリボースによって増加した二糖類が腸内細菌で分解されガスが生じる）

🔖 処方例

[102-340]

60 歳男性。糖尿病治療中。糖尿病の病態が悪化。

（現在服用中の薬剤）

ボグリボース錠 0.3 mg　1 回 1 錠（1 日 3 錠）
　　1 日 3 回　朝昼夕食直前　28 日分
メトホルミン塩酸塩錠 250 mg MT　1 回 1 錠（1 日 2 錠）
　　1 日 2 回　朝夕食直前　28 日分

[104-256]

76 歳男性。軽度の認知症，糖尿病，高血圧，うつ病のため以下を常用。

処方：カンデサルタン口腔内崩壊錠 4 mg　　　　1 回 1 錠（1 日 1 錠）
　　　シタグリプチンリン酸塩水和物錠 50 mg　1 回 1 錠（1 日 1 錠）
　　　　1 日 1 回　朝食後　30 日分
　　　イミプラミン塩酸塩錠 25 mg　　　　　　1 回 3 錠（1 日 6 錠）
　　　　1 日 2 回　朝夕食後　30 日分
　　　ボグリボース錠 0.2 mg　　　　　　　　　1 回 1 錠（1 日 3 錠）
　　　　1 日 3 回　朝昼夕食直前　30 日分
　　　リバスチグミン経皮吸収型製剤 18 mg　　1 回 1 枚（1 日 1 枚）
　　　　上腕部に貼布　30 日分

本書の利用法　30 回以上

29～20 回

19～10 回

9～5 回

4 回以下

薬効別編

[104-226]

58歳男性。健康診断で要再診判定となり受診。耐糖能異常。

処方：ボグリボース口腔内崩壊錠0.2 mg　1回1錠（1日3錠）

　　　　　1日3回　朝昼夕食直前　14日分

♪その他

- α-グルコシダーゼ阻害薬により消化吸収を遅らせることはできるが，最終的に糖質はすべて吸収される。

国試のエッセンス

1. 血糖コントロール不良で追加する薬剤として，イプラグリフロジンL-プロリンなど。(102-340)
2. ボグリボースの服用で，おならが増えたり下痢をしたりすることがある。また，低血糖症状が起きたときはブドウ糖の摂取を指導。(104-226)
3. ボグリボースの副作用として，腹部膨満，放屁が増加することを説明する。(98-253)
4. ボグリボースは，αグルコシダーゼを阻害し，食後高血糖を改善する。(95-145)

20 レボドパ

（ネオドパストン®，マドパー®，メネシット®，スタレボ®）

（パーキンソン病治療薬）

既出問題番号	104-222, 223, 250, 251／103-98, 209, 310／102-182, 270／101-246／100-250, 251／99-190, 269／98-290, 291／97-210, 211／96-181, 183

$C_9H_{11}NO_4$　分子量：197.19

⚟作用機序

・黒質・線条体のドパミン作動性神経内でレボドパがドパミンに代謝され，不足したドパミンを補充する。パーキンソン病では，線条体のドパミン含有量が著しく減少している。このドパミンの補充を目的として用いられる→あくまで対症療法である。

⚟効能・適応／用法・用量

①パーキンソン病，パーキンソン症候群（無動，筋強剛に対する効果が高い。振戦に対しても有効）

・内服：初回1日200〜600 mg（ドパストンは1日250〜750 mg），1〜3回食後分服，以後2〜3日毎1日200〜400 mg漸増し，2〜4週後に維持量1日2000〜3600 mg（ドパストンは1日1500〜3500 mg）

・注射：1日25〜50 mg，1〜2回分割，静注，点滴静注

⚟禁　忌

・閉塞隅角緑内障（→眼圧上昇），非選択的MAO阻害薬投与中（→血圧上昇など）

⚟体内動態・治療域

・レボドパは血液脳関門のアミノ酸輸送担体の働きで能動的に脳実質組織へ移行（血液脳関門の透過速度は速い）。脳内移行後脱炭酸され，ドパミンとなり作用する。血中でドパミンに変換されると脳へ移行できない。ドパミンの血中濃度が上昇し，末梢副作用の原因となる。

🖊相互作用（⇧：本薬の作用増強，⇩：本薬の作用減弱）────────

〈併用禁忌〉・非選択的 MAO 阻害薬→血圧上昇

- ⇩ビタミン B₆（ビタミン B₆ は芳香族 L-アミノ酸脱炭酸酵素の補酵素。末梢におけるレボドパからドパミンへの代謝が促進される），レセルピン製剤，抗精神病薬（ハロペリドールなど），ピリドキシン，パパベリン，イソニアジド，鉄剤

- ⇧全身麻酔薬（ハロタンなど），ほかのパーキンソン病治療薬

- 降圧薬の作用増強

- レボドパの悪心・嘔吐の副作用に対して，フェノチアジン系薬剤を制吐薬として使用すると，パーキンソン症状悪化（D₂ 受容体遮断薬であるため）

- ⇧カルビドパ，ベンセラジド（芳香族 L-アミノ酸脱炭酸酵素阻害薬）──レボドパは脳に入る前にかなりの量（約 99％）が芳香族 L-アミノ酸脱炭酸酵素によってドパミンに変化し，血液脳関門を通過できない。カルビドパやベンセラジドを併用することにより（レボドパとの合剤がある），末梢でのドパミンへの代謝を抑制し，レボドパの血中濃度を上昇させることにより脳への移行を高める。また，そのためレボドパの量を節約できることにより，投与初期の悪心・嘔吐などの末梢での副作用を少なくすることができる。

🖊重大な副作用────────

- 悪性症候群（急な減量や中止により，高熱，筋強剛）→再投与後漸減，体冷却，水分補給，ダントロレン使用など

- 錯乱，幻覚，抑うつ→減量か休薬

- 胃潰瘍，十二指腸潰瘍，溶血性貧血→直ちに中止

- 消化器症状（悪心・嘔吐），精神神経症状（不随意運動，多弁，見当識障害），循環器症状（血圧低下または上昇，不整脈）

🖊処方例────────

[104-222]

78 歳男性。パーキンソン病。

処方：レボドパ錠 200 mg　1 回 4 錠（1 日 12 錠）

　　　　1 日 3 回　朝昼夕食後　30 日分

参照：p.141（セレギリン塩酸塩）

🖊 その他

・長期投与により以下のような症状があらわれる。

　＊wearing off 現象：薬効の変動による症状の日内変動（効果持続時間が短縮）

　　＊on and off 現象：薬効のある時間とない時間が何回も繰り返されること（ドパミン受容体の感受性低下）

・天然物質としては，マメ科植物の中などに比較的広く存在する。

・レボドパはフェニルアラニン系のα-アミノ酸で，ニンヒドリン試液との反応で紫色を呈する。

・4-アミノアンチピリンとの反応では，カテコール部分が反応し，インドフェノール系の色素が生成する。この色素は 510 nm に極大吸収波長をもつので赤色を呈する。

・内服患者において，ケトン体検査が偽陽性になる場合がある。

・チロシンからチロシンヒドロキシラーゼによって合成される。

国試のエッセンス

1. レボドパの一部は血液脳関門を通過し，脳内で脱炭酸されドパミンに代謝され活性化する。(104-223, 103-209)
2. 構造式が出題されているので構造式も覚える必要がある。
(103-98, 209)
3. レボドパはα-アミノ酸であるためニンヒドリン試薬で検出可能。
(103-98)

（エンドキサン®）

（抗悪性腫瘍薬／抗リウマチ薬）

既出問題番号	104-186, 236／103-90, 214, 286, 329／102-260, 300／101-218／100-204, 205／99-210, 211, 212, 234／98-49／96-129／95-149, 150

$\cdot H_2O$

🖊**作用機序**

- アルキル化作用を有する抗腫瘍薬である。シクロホスファミドは，肝臓のCYP2B6 で代謝されて 4-ヒドロキシシクロホスファミドとなり，DNA・RNA・タンパク質をアルキル化して DNA の複製を阻害，腫瘍細胞の増殖を抑制する。

🖊**効能・適応／用法・用量**

①多発性骨髄腫，悪性リンパ腫，乳がん，急性白血病，肺がん

- 内服：1 日 100～200 mg

②造血幹細胞移植の前治療

- 注射：急性白血病，慢性骨髄性白血病，骨髄異形成症候群　1 日 1 回 60 mg/kg，連日 4 日投与など

③ネフローゼ症候群

- 内服（成人）：1 日 50～100 mg を 8～12 週間，小児：1 日 2～3 mg/kg を 8～12 週間，1 日 100 mg まで

🖊**重大な副作用**

- 汎血球減少，貧血，白血球減少，血小板減少，出血性膀胱炎

🖊処方例

[102-260]

38歳男性。急性リンパ性白血病。

処方1：注射用シクロホスファミド水和物 1,200 mg/m² （無水物換算）

　　　　　3時間で点滴静注　Day1

処方2：注射用ダウノルビシン塩酸塩 60 mg/m²

　　　　　1時間で点滴静注　Day1〜3

処方3：注射用ビンクリスチン硫酸塩 1.3 mg/m²

　　　　　静注　Day1, 8, 15, 22

処方4：注射用アスパラギナーゼ 3,000 U/m²

　　　　　3時間で点滴静注　Day9, 11, 13, 16, 18, 20

処方5：プレドニゾロン錠 60 mg/m²

　　　　　分2　経口　Day1〜21

参照：p.285（ドキソルビシン塩酸塩）

🖊その他

- 日本薬剤師会による注射用抗悪性腫瘍薬の分類のうち，シクロホスファミドは A ランク（取り扱ううえで注意を要するもの）に分類されている。

- 核酸のうちグアニンの NH_2 基をアルキル化する。

- 細胞周期の S 期（DNA 合成期）に作用する。

- 免疫抑制作用においては，B リンパ球に対する抑制作用が強い。

- CAF 療法とは，シクロホスファミド，ドキソルビシン（アドリアマイシン），フルオロウラシルの3剤組合せによる，進行期の乳がんに用いられる化学療法である。また，シクロホスファミド，メトトレキサート，フルオロウラシルの3剤を併用した CMF 療法も，乳がんに対する化学療法である。

- 出血性膀胱炎の副作用に対して，解毒薬メスナが用いられる。メスナは，シクロホスファミドの尿中代謝物アクロレインの二重結合に付加することで，それを不活性化する。

- 医療従事者の医薬品による被曝の問題として，抗がん薬調整時における薬剤の飛散および揮発があり，ナイトロジェンマスタード系に属するシクロホスファミド水和物は，融点（分解点）は45℃であり，常温でも揮発し

やすいため，閉鎖系の調整器具を使用しなければならない。

19 ファモチジン ⓒ

（ガスター®）

（消化性潰瘍治療薬／ヒスタミン H_2 受容体拮抗薬）

既出問題番号	104-44, 308, 320, 321／102-195／101-67, 228, 332／100-105, 286, 287／99-246／98-260, 327, 343／97-36, 321／95-137, 218

$C_8H_{15}N_7O_2S_3$　分子量：337.45

作用機序

- 胃粘膜壁細胞のヒスタミン H_2 受容体に特異的に拮抗して，強力かつ持続的に胃酸分泌を抑制する。胃液量の減少に伴い，ペプシン分泌も抑制する。攻撃因子抑制薬である。

効能・適応／用法・用量

①胃潰瘍，十二指腸潰瘍，逆流性食道炎

- 内服：1回 20 mg，1日2回，朝夕食後または就寝前，または1日1回 40 mg，就寝前

②急性胃炎，慢性胃炎（消化性潰瘍治療薬の多くは胃炎治療薬である）

- 内服：1回 10 mg，1日2回，朝夕食後または就寝前，または1日1回 20 mg，就寝前

③上部消化管出血

- 注射：1回 20 mg，1日2回，筋注，静注，点滴静注

④麻酔前投与

- 注射：1回 20 mg，麻酔導入1時間前に筋注

体内動態・治療域

- 主に腎臓から未変化体で排泄される→腎機能低下患者に投与すると，血漿中未変化体濃度が上昇し，尿中排泄が減少する。

重大な副作用

- 汎血球減少（全身倦怠感，出血傾向など），無顆粒球症（咽頭痛，発熱，

93

紫斑など）

◆処方例

[104-320]

30 歳代男性旅行者。胸やけ，みぞおち痛み。

（お薬手帳の記録）

ファモチジン錠 20 mg　1 回 1 錠（1 日 2 錠）

　1 日 2 回　朝夕食後　7 日分

参照：p.141（セレギリン塩酸塩），p.291（パクリタキセル）

◆その他

- 安全域が広く，抗男性ホルモン作用および薬物代謝酵素阻害作用はもたない。
- CYP3A4 を介した代謝は受けない。
- 腎障害のある患者では投与量を減じるか，投与間隔をあけて投与する。
- 肝障害がある場合にはその症状を悪化させることが報告されている。
- シメチジンと異なりイミダゾール環をもたない（シトクロム P450 （CYP）を阻害しない）→テオフィリンやワルファリンなど，シメチジンとの併用で血中濃度が上昇する薬剤を服用中の患者には，ファモチジンを選択する。
- 一般用医薬品であるガスター 10® は，小児（15 歳未満）および高齢者 （80 歳以上）に対し服用しないこととなっている。また，3 日間服用しても症状に改善がみられない場合は，医師または薬剤師に相談することになっている。第一類医薬品であるため薬剤師が書面を用いて情報提供をする義務がある。

> **国試のエッセンス**
>
> 1. 一般用医薬品であるガスター 10®（ファモチジン 10 mg 含有）を求めて消費者が来局した。薬剤師は，3 日間服用しても症状が改善しない場合には，再度，相談に来るよう説明した。(97-321)
> 2. ファモチジンをクレアチニンクリアランスが 30mL/min 以下の患者に用いる場合には，1 回 20mg，2〜3 日に 1 回，または 1 回 10mg，1 日 1 回用用する。(95-218)

19 リファンピシン 局

（リファジン®）

（抗結核薬／抗ハンセン病薬）

既出問題番号	104-167, 202, 203, 328／103-41, 161, 273／102-288, 289／101-170, 274／99-164, 167, 231／97-164／96-148, 154, 185, 216

🖋作用機序

- 細菌の DNA 依存性 RNA ポリメラーゼ（DNA を鋳型として mRNA を合成）のβ-サブユニットと結合して，RNA ポリメラーゼ活性を阻害することにより，RNA の合成開始反応を阻害。RNA 合成は阻害され，結果として抗菌作用を示す。

🖋効能・適応／用法・用量

①肺結核，その他の結核症

②MAC 症を含む非結核性抗酸菌症

- 錠：1日1回450 mg，毎日朝食前空腹時投与

③ハンセン病

- 1回600 mg を1か月に1〜2回または1日1回450 mg を毎日朝食前空腹時投与

🖋相互作用

- 抗結核薬（イソニアジドなど）との併用により，重篤な肝障害があらわれることがある。
- クマリン系抗凝血薬（ワルファリン），Ca 拮抗薬（ベラパミル，ニフェジピンなど），ジギタリス，トリアゾラム，テオフィリン，抗てんかん薬（フェニトイン，カルバマゼピンなど）の作用減弱→本薬の肝薬物代謝酵素（CYP3A4 等）誘導作用により，これらの薬剤の代謝が促進し，作用が減弱することがある。
- 薬物代謝酵素を誘導して薬物相互作用の原因となることがある（薬物動態学的相互作用）。多くの薬物のクリアランスを上昇させる。

🖋重大な副作用

- 肝障害（劇症肝炎など），偽膜性大腸炎，溶血性貧血

[102-288]

38 歳女性。肺結核と腰痛。最近，新聞が読みにくくなったなどの視力障害
が現れた。

処方1：リファンピシンカプセル 150 mg　1回3カプセル（1日3カプセ
　　　　ル）

　　　　　　1日1回　朝食前　14日分

処方2：イソニアジド錠 100 mg　　　　　1回3錠（1日3錠）
　　　　ピラジナミド原末　　　　　　　　1回1.5 g（1日1.5 g）
　　　　エタンブトール塩酸塩錠 250 mg　1回3錠（1日3錠）
　　　　　　1日1回　朝食後　14日分

処方3：ロキソプロフェン Na 錠 60 mg　1回1錠
　　　　腰痛時　5回分（5錠）

[104-202]

73 歳女性。高血圧の既往症あり。オルメサルタン口腔内崩壊錠を服用。咳
が止まらず近医を受診。肺非結核性抗酸菌症と診断。

処方1：リファンピシンカプセル 150 mg　1回3カプセル（1日3カプセ
　　　　ル）

　　　　　　1日1回　朝食前　28日分

処方2：エタンブトール塩酸塩錠 250 mg　1回2錠（1日2錠）
　　　　　　1日1回　朝食後　28日分

処方3：クラリスロマイシン錠 200 mg　1回2錠（1日4錠）
　　　　　　1日2回　朝夕食後　28日分

🩸その他

- 体液（便・尿・唾液・汗・涙液・痰・血清）が橙赤色に着色することがあ
  る（本薬および代謝産物の色）→患者に服薬指導。着色しても心配はない
  が，ソフトコンタクトレンズを着色することがあるので注意
- 肝細胞内の核内レセプターに結合して CYP3A4 を誘導する。

〈肺結核症の治療〉

　　①初回療法は必ずリファンピシンとイソニアジドが用いられる。

②化学療法は 9〜12 か月間続ける。

③初感染者の約 70%は自覚症状を認めない。

④多剤併用療法の目的は耐性菌発生の予防にある。

本書の利用法

30回以上

29〜20回

19〜10回

9〜5回

4回以下

薬効別編

国試のエッセンス

1. リファンピシンは，エタンブトール塩酸塩との併用によりエタンブトール塩酸塩の副作用である視力障害を増強するおそれがある。
(102-288)

2. リファンピシンを服用すると尿や便が赤くなる。コンタクトレンズを使用しているとコンタクトレンズにも色が付くので注意。
(104-202)

3. イソニアジドはリファンピシンとの併用により重篤な肝障害を起こすことがある。(96-185)

（ニューロタン®，プレミネント®）

（降圧薬）

既出問題番号	104-252, 253, 260, 261, 262, 263, 268, 269／102-196, 304／101-304, 306／100-264／99-260, 261, 291／98-33／96-200, 238

🖊作用機序

- アンジオテンシンⅡ（AT₁）受容体遮断薬である。
- 血管平滑筋および副腎皮質のアンジオテンシンⅡ（AT₁）受容体において，アンジオテンシンⅡと拮抗。結果として，アンジオテンシンⅡの作用である血管収縮，副腎皮質からのアルドステロン分泌が抑制され，降圧作用を示す。主代謝物（カルボン酸体）も，アンジオテンシンⅡ受容体を遮断する。
- 腎の輸出細動脈を拡張させて糸球体内圧を低下させる。

🖊効能・適応／用法・用量

①高血圧症

- 1日1回25〜50 mg，1日100 mgまで増量可

②高血圧およびタンパク尿を伴う2型糖尿病における糖尿病性腎症（血清クレアチニン値からクレアチニン・クリアランスを推定し，腎機能を評価する）

- 1日1回50 mg，1日100 mgまで増量可，過度の血圧低下のおそれがある場合は25 mgから投与開始

🖊禁　忌

- 妊婦
- 重篤な肝障害

🖊相互作用

- K保持性利尿薬（スピロノラクトン，トリアムテレン，カンレノ酸カリウム注）との併用により，高カリウム血症

🔖重大な副作用

- 高カリウム血症
- 低血糖

🔖処方例

p.100（グリメピリド），p.158（クロピドグレル硫酸塩），p.169（イコサペント酸エチル），p.186（シタグリプチンリン酸塩水和物）

🔖その他

- アンジオテンシン変換酵素（ACE）阻害薬にみられる空咳の副作用はない。

本書の利用法

30回以上

29〜20回

19〜10回

9〜5回

4回以下

薬効別編

18 グリメピリド 局

(アマリール®)

(糖尿病治療薬)

既出問題番号　104-242, 243, 266／103-216, 218, 219, 276, 277, 314／101-304, 306／100-218／99-59／98-82／97-63, 333／96-145／95-221

🖊作用機序

- 第三世代スルホニル尿素（SU）薬であり，2型糖尿病の治療に用いられる。膵臓ランゲルハンス島β細胞のSU受容体を刺激してATP感受性 K^+ チャネルを遮断する。その結果，β細胞の細胞膜の脱分極が生じ，インスリン分泌が促進する。

🖊効能・適応／用法・用量

①2型糖尿病（食事療法，運動療法のみで十分な効果が得られない場合のみ）

- 内服：1日0.5〜1 mgから開始し，1日1〜2回朝，夕食前又は食後，維持1日1〜4 mg（最大1日6 mg）

🖊禁　忌

- 重篤な肝または腎機能障害のある患者（低血糖を起こすおそれ）

本書の利用法

30回以上

29〜20回

19〜10回

9〜5回

4回以下

薬効別編

🔖処方例

[101-304]

64歳男性。BMI 28.5。糖尿病で治療中。全身倦怠感を訴え，浮腫も認められた。検査目的で入院。

（持参薬）

グリメピリド錠 1 mg	1回2錠（1日1回）朝食後
ロサルタンK錠 50 mg	1回1錠（1日1回）朝食後
メトホルミン塩酸塩錠 250 mg	1回2錠（1日3回）朝昼夕食後
プラバスタチン Na 錠 10 mg	1回1錠（1日1回）夕食後

（検査データ）※必要項目のみ抜粋

血圧 152/93 mmHg，HbA1c 7.1%

🔖その他

・インスリン感受性改善作用がある。

国試のエッセンス

1. グリメピリドは，重度の腎障害患者に対して禁忌である。(98-82)

18 シスプラチン 局
（ランダ®）

（抗悪性腫瘍薬）

既出問題番号: 104-167, 274, 275／103-90／102-6, 187, 331／101-256／100-330／99-264, 265／98-49, 274, 275／97-286／96-3, 204, 217

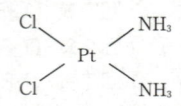

$Cl_2H_6N_2Pt$　分子量：300.05

🔖作用機序

- 白金化合物。細胞内で構造中の塩素がはずれて活性分子種が生成される。これが核酸塩基に共有結合し，2本鎖 DNA の間に白金による架橋が形成されるため DNA 合成（S 期）や腫瘍細胞の分裂（M 期）が阻害される。

🔖効能・適応／用法・用量

- 消化器がん（食道がん，胃がん），泌尿生殖器がん（精巣腫瘍，膀胱がん，腎盂・尿管腫瘍，前立腺がん，卵巣がん），非小細胞肺がん，小細胞肺がん，骨肉腫

🔖禁　忌

- 重篤な腎障害

🔖相互作用（⇧：本薬の作用増強）

- ⇧アミノグリコシド系抗菌薬，バンコマイシン，フロセミド→腎障害，聴器障害が増強

🔖重大な副作用

- 急性腎不全，骨髄抑制，聴力障害（高音域の聴力低下，難聴，耳鳴）
- 悪心・嘔吐，食欲不振

🔖処方例

[100-330（改）]

非小細胞肺がん患者。

処方 1：ドセタキセル注　　　100 mg

5%ブドウ糖注射液　250 mL
　　60分間で点滴静注

処方2：生理食塩液　500 mL
　　90分間で点滴静注

処方3：シスプラチン注　125 mg
　　生理食塩液　500 mL
　　120分間で点滴静注

✐その他

- シスプラチン注射液は塩素イオン（Cl⁻）濃度が低い輸液を用いると活性が低下してしまう。必ず生理食塩液に溶解して使用する。

- 腎障害の軽減に大量の輸液投与

- 急性悪心・嘔吐の副作用には、アプレピタント（化学受容器引金帯（CTZ）などに存在するサブスタンスP受容体であるタキキニンNK₁受容体を遮断）、セロトニン（5-HT₃）受容体拮抗薬、デキサメタゾン（ステロイド薬）を併用

※5-HT₃拮抗薬（化学受容器引金帯（CTZ）と胃の求心性迷走神経終末に存在するセロトニン5-HT₃受容体を遮断し、セロトニン遊離などに起因する悪心・嘔吐を抑制）：アザセトロン、オンダンセトロン、グラニセトロン、トロピセトロン、ラモセトロン

- 遅発性悪心・嘔吐の副作用には、アプレピタント、デキサメタゾンを併用

- 予測性の悪心・嘔吐の副作用には、ベンゾジアゼピン系抗不安薬（GABAA受容体のベンゾジアゼピン結合部位に結合してGABA作動性神経活動を促進）のロラゼパムやアルプラゾラムを使用

- 骨髄抑制などの副作用を回避するために、頻回に臨床検査を行う。

国試のエッセンス

1. 小細胞肺がん治療には、シスプラチンとエトポシドの併用療法が適応となる。(96-204)

2. シスプラチンによる腎毒性軽減のために、大量の輸液投与を行う。(98-275)

3. シスプラチン注 25 mg（5 mL）を生理食塩液 1,000 mL に混合して投与する。(96-217)

フェンタニルクエン酸塩 ^局

（アブストラル®，イーフェン®バッカル，フェントス®テープ，
デュロテップ®MT パッチ）

（麻薬性鎮痛薬）

作用機序

・合成麻薬。オピオイドμ受容体を介してアゴニストとして作用し，非常に
強い鎮痛作用をあらわす。

効能・適応／用法・用量

①ドロペリドールとの併用による神経遮断性麻酔（鎮痛）→完全な意識消失
は起こさないが，手術可能な鎮静・鎮痛状態を誘導する。

②全身麻酔，全身麻酔における鎮痛，局所麻酔の鎮痛補助

③激しい疼痛を伴う各種がんにおける鎮痛：貼付剤（胸部，腹部，上腕部，
大腿部などに貼付し，1 日（約 24 時間）毎に又は 3 日毎に，貼り替えて
使用）

④強オピオイド鎮痛剤を定時投与中のがん患者における突出痛の鎮痛：舌下
錠（1 回の突出痛に対して，100 μg を開始用量として舌下投与），バッ
カル錠（1 回の突出痛に対して，50 又は 100 μg を開始用量とし，上顎
臼歯の歯茎と頬の間で溶解させる。）

⑤中等度から高度の慢性疼痛における鎮痛：貼付剤（③と同様）

体内動態・治療域

- 肝代謝型薬物（主として肝代謝酵素 CYP3A4 で代謝される）

重大な副作用

- 依存性，呼吸抑制，傾眠・眠気，悪心・嘔吐など（剤形によらない）

処方例

[98-282〜283]

65 歳男性。体重 53 kg。疼痛緩和治療を受けているがん患者。モルヒネの副作用としての便秘がひどくなり，処方変更がなされた。

従来処方：モルヒネ硫酸塩水和物徐放錠 30 mg　1 回 1 錠（1 日 2 錠）
　　　　　　1 日 2 回　朝夕食後　3 日分

変更処方：フェントステープ 2 mg（注）　1 回 1 枚（1 日 1 枚）
　　　　　　1 日 1 回　就寝前　3 日分（全 3 枚）

（注：フェンタニルクエン酸塩 2 mg を含む経皮吸収型製剤）

その他

- 鎮痛効果はモルヒネよりも速効性で強力だが，作用持続時間は短い。
- モルヒネ塩酸塩，オキシコドン塩酸塩とともにオピオイドローテーションに用いられる。
- 貼付剤は，疼痛緩和療法において，ほかのオピオイド鎮痛剤からの切り替えでなければ使用できない。
- 貼付剤への切り替えの際は，レスキュードーズを考慮する必要がある。
- 貼付剤の使用時には，NSAIDs などの鎮痛補助剤の併用は可能である。
- 貼付剤による鎮痛効果は，貼付部位周辺に限定されない。
- 貼付剤では，貼付部位の温度が上昇するとフェンタニルの吸収量が増大することがある。
- 貼付剤はハサミなどで切らない。
- 貼付剤使用時における副作用発現時には，貼付剤をはがすことで投与を中断できる。
- 高温とならない所に保管する。

本書の利用法

30 回以上

29〜20 回

19〜10 回

9〜5 回

4 回以下

薬効別編

18 プラバスタチンナトリウム 局

（メバロチン®）

（脂質異常症治療薬）

既出問題番号	104-90, 309／103-167, 250／102-169／101-170, 304, 306／100-105, 220／99-44／97-208, 209, 232, 233／96-220／95-158, 159

🔖作用機序

・肝臓におけるコレステロール合成過程の律速酵素である HMG-CoA 還元酵素（HMG-CoA からメバロン酸になる反応を触媒する酵素）を阻害し，コレステロールの合成を低下させる。

🔖効能・適応／用法・用量

①脂質異常症，家族性脂質異常症

・錠・細粒：成人　1 日 10 mg，1 回または 2 回分服　重症 1 日 20 mg まで。小児：3 歳　1 日 3 mg，12 歳　1 日 7 mg，1〜2 回（添付文書外情報）

🔖禁　忌

・妊婦

🔖相互作用

〈原則併用禁忌〉

・フィブラート系薬剤→腎機能悪化を伴う横紋筋融解症が発症しやすくなる。

🔖重大な副作用

・横紋筋融解症（尿が赤褐色になる）：クレアチンキナーゼ（CK）値の上昇

107

とともに血中および尿中のミオグロビン値が上昇

・横紋筋融解症に伴う筋肉痛，脱力感，赤褐色尿

・肝障害

🖊処方例

参照：p.100（グリメピリド）

🖊その他

- ～スタチンとつくもの（スタチン系薬剤）はHMG-CoA還元酵素阻害薬である（例：シンバスタチン，フルバスタチン，アトルバスタチン）。
- コレステロール合成阻害薬なので，TGよりコレステロール低下作用が強い。そのほか血清LDL値を低下させたり，血清HDL値を上昇させる作用もある。
- ナトリウム塩なので水溶性で，エーテルには溶けにくい。
- プラバスタチンは，ABCトランスポーターであるMRP2（多剤耐性関連タンパク質）を介して胆汁排泄される。胆汁とともに小腸上部に分泌され，経口投与された薬物と同様に小腸で再び吸収され，全身循環へ到達する（腸肝循環）。
- コレスチラミンも脂質異常症治療薬であるが，腸肝循環を阻害することで効果を上げる。併用した場合，コレスチラミンは陰イオン交換樹脂で，酸性薬物のプラバスタチンを吸着し，プラバスタチンの消化管吸収を低下させるため，投与間隔をあけることが必要である。

国試のエッセンス

1. プラバスタチンは，腸肝循環を受けやすい薬物である。(99-44)
2. 薬局窓口で患者から服用忘れが多いとの申し出があり，プラバスタチンナトリウム錠10 mg夕食後服用に対して朝食後に服用するように指導した場合，医師への疑義照会が必要である。(96-220[改])
3. コレスチラミンは酸性薬物を吸着するため，プラバスタチンの消化管吸収はコレスチラミンの併用により低下する。(95-149)
4. プラバスタチンは，胆管側膜に存在するMRP2（Multidrug resistance-associated protein 2）により胆汁中に排泄される。(95-158)

18 ランソプラゾール ㊊

(タケプロン®)

(消化性潰瘍治療薬／プロトンポンプ阻害薬)

既出問題番号	104-248, 249, 287, 308／103-212, 254／102-204／101-67, 329／100-220, 221, 288, 289／99-184, 248, 249／97-65, 221

🔖 **作用機序**

・胃粘膜壁細胞にあるプロトンポンプ（H^+, K^+-ATPase）の SH 基と不可逆的に結合し，酵素活性の働きを阻害して胃酸の分泌を抑制する。

🔖 **効能・適応／用法・用量**

①胃潰瘍，十二指腸潰瘍，逆流性食道炎

・内服：1日1回30 mg（胃潰瘍，吻合部潰瘍，維持療法除く逆流性食道炎8週間まで，十二指腸潰瘍6週間まで）。再発，再燃を繰り返す逆流性食道炎の維持療法は1日1回15〜30 mgまで

②ヘリコバクター・ピロリの除菌補助→アモキシシリン，クラリスロマイシンとともにヘリコバクター・ピロリの除菌に用いられる（3剤併用療法）

・アモキシシリン（AMPC）とクラリスロマイシン（CAM）との併用で1回30 mg，1日2回7日間

[101-329]

72 歳男性。血清カリウム高値。

処方1：ランソプラゾール口腔内崩壊錠 30 mg　1回1錠（1日1錠）

　　　　スピロノラクトン錠 50 mg　　　　　1回1錠（1日1錠）

　　　　アムロジン錠 5 mg　　　　　　　　1回1錠（1日1錠）

　　　　　1日1回　朝食後　14日分

処方2：ピタバスタチン Ca 錠 1 mg　1回1錠（1日1錠）

　　　　　1日1回　夕食後　14日分

処方3：メトプロロール酒石酸塩錠 20 mg　1回1錠（1日3錠）

　　　　　1日3回　朝昼夕食後　14日分

参照：p.5（アスピリン）

国試のエッセンス

1.　血清カリウム値が基準値の上限を超えている場合は K 保持性利尿薬であるスピロノラクトン錠の中止を検討する必要あり。(101-329)

17 アトルバスタチンカルシウム水和物 ⓒ
（リピトール®，カデュエット®）
（脂質異常症治療薬）

| 既出問題番号 | 104-81, 248, 249, 260, 261, 262, 263, 341／103-68, 314／102-318／101-162／99-182, 327／97-252, 253／95-146 |

🔖作用機序

・肝臓におけるコレステロール合成過程の律速酵素であるヒドロキシメチルグルタリル CoA（HMG-CoA）還元酵素（HMG-CoA からメバロン酸になる反応を触媒する酵素）を阻害し，肝臓のコレステロールの合成を低下させる HMG-CoA 還元酵素阻害薬である。結果として，血清中の低密度リポタンパク質（LDL）を低下させるスタチン系脂質異常症治療薬である。

🔖効能・適応／用法・用量

①高コレステロール血症

・1 日 1 回 10 mg，1 日 20 mg まで

②家族性高コレステロール血症

・1 日 1 回 10 mg，1 日 20 mg まで

🔖重大な副作用

・横紋筋融解症：全身倦怠感，筋肉痛，ミオグロビン尿（褐色尿）。クレアチンキナーゼ（CK 値）が上昇

🔖処方例

参照：p.158（クロピドグレル硫酸塩），p.450（シルニジピン）

17 エフェドリン塩酸塩 ⓛ

（メチエフ®）

（気管支拡張薬）

| 既出問題番号 | 104-222, 256, 257／103-152, 206, 345／102-336／101-343／99-132／98-153／97-101, 152, 314／96-122, 224／95-37, 114 |

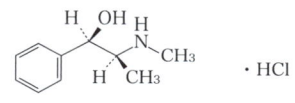

C₁₀H₁₅NO・HCl 分子量：201.69

作用機序

- α，β₁，β₂受容体興奮作用および交感神経終末からノルアドレナリン遊離作用をもつ（混合型交感神経興奮薬）。血圧上昇作用はその遊離したノルアドレナリンによる作用であり，また気管支拡張作用はβ₂受容体興奮作用による。

効能・適応／用法・用量

①気管支喘息，喘息性気管支炎，慢性気管支炎，感冒，肺結核，上気道炎に伴う咳嗽：1回 12.5〜25 mg，1日1〜3回経口投与

②鼻粘膜の充血・腫脹

- 脊椎麻酔時の血圧降下（注射剤のみ）

禁忌

- カテコールアミン（アドレナリン，イソプロテレノール，ドパミンなど）を投与中の患者

体内動態・治療域

- 腎排泄型薬物
- モノアミンオキシダーゼ（MAO），カテコール-O-メチルトランスフェラーゼ（COMT）で分解（不活性化）されない。そのため作用時間は長い。

相互作用

<併用禁忌>カテコールアミン（アドレナリン，イソプレナリン，ドパミン

113

など）との併用により交感神経刺激作用が増強され，不整脈，場合によっては心停止を起こすおそれがある。

🔖重大な副作用
- 重篤な血清 K 値の低下
- 循環器（心悸亢進，血圧上昇）→中枢興奮作用による。
- 消化器（悪心・嘔吐，食欲不振）
- 精神神経（頭痛，振戦，不眠，めまいなど）
- 散瞳（α_1 受容体を刺激して散大筋を収縮させるため）

🔖その他
- 長井長義がマオウからアルカロイド成分エフェドリンを単離，結晶化した。
- 気管支の β_2 受容体に対する直接作用はタキフィラキシーを生じないが，遊離したノルアドレナリンによる昇圧作用においてはタキフィラキシーを生じる。
- アドレナリンとの違い：経口投与可能で，作用が持続的である。また中枢神経作用が強く，末梢作用が弱い。
- エフェドリン，*dl*-メチルエフェドリンは中枢神経興奮作用をもち，大量投与で精神を高揚させ，血流を増加させるために競技会時におけるドーピング禁止薬物である。
- 覚せい剤原料であり，覚せい剤取締法の対象になる（10％以下のものは除く）が，調剤には支障がないようになっている。
- 通常 10％散剤として使用する。

国試のエッセンス

1. エフェドリンは，アドレナリン β 受容体刺激作用および交感神経節後線維終末からのノルアドレナリン遊離促進作用を示す。(97-152)
2. エフェドリンは，節後線維終末からのノルアドレナリン遊離を促進するとともに，アドレナリン β_2 受容体を直接刺激し，気管支平滑筋を弛緩させる。(96-122)
3. マオウは，種々の漢方処方に配合されているが，エフェドリンなどのアルカロイドが含有されており，キサンチン系製剤などとの併用で不眠，発汗過多，動悸，神経興奮などが現れやすくなる。(95-37)

17 エリスロマイシン ㊝

(エリスロシン®)

(マクロライド系抗菌薬)

既出問題番号 104-167, 293/103-41, 300/102-169/101-170, 327/99-47, 55, 253/98-43/97-164, 171, 198, 199, 285/96-148

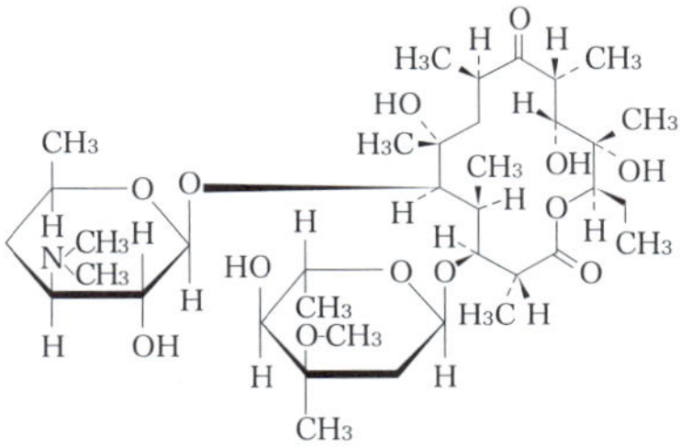

$C_{37}H_{67}NO_{13}$　分子量：733.93

作用機序

・マクロライド系抗菌薬である。細菌リボソーム 50S サブユニットに結合し，ペプチジル tRNA の転移を阻害することにより，タンパク質合成を阻害する。

効能・適応／用法・用量

①マイコプラズマ，クラミジア，レジオネラ，カンピロバクターに有効（これらは β-ラクタム系が無効）→マイコプラズマ肺炎，レジオネラ肺炎の第一選択薬

②グラム陽性菌

・内服：成人：1 日 800～1200 mg 分服，小児：1 日 25～50 mg/kg，4～6 回分服（成人量を上限）

・注射：1 日 600～1500 mg，2～3 回分割，1 回 2 時間以上かけ点滴静注

禁　忌

・テルフェナジン，シサプリド，ピモジド投与中

体内動態・治療域

・肝代謝型である→腎機能障害時にも減量不要。BUN（血中尿素窒素）：8

～20 mg/dL ── 腎機能低下時，高値となる。

- エリスロマイシンはシトクロム P450（CYP3A4）の代謝活性を阻害→併用により CYP3A4 の基質となる薬物（トリアゾラム，シクロスポリンなど）の代謝が低下し，その薬物の血中濃度が上昇する。

相互作用

〈併用禁忌〉・テルフェナジン，シサプリド，ピモジド→これらの薬剤の血中濃度が上昇し QT 延長，心室性不整脈

- テオフィリン，ワルファリン，シメチジン，カルバマゼピンの作用増強

処方例

[101-327]

患者背景なし。

処方：エリスロマイシンエチルコハク酸エステルシロップ用 20%
　　　　　1 回 300 mg（1 日 1,200 mg）【原薬量】
　　　　　1 日 4 回 6 時間毎　5 日分

その他

- エリスロマイシンをエリスロマイシンステアリン酸塩，エリスロマイシンエチルコハク酸エステルなどのプロドラッグにすることで難溶化し，胃内における安定性を向上させ，胃酸による分解を防ぐ。
- エリスロマイシンステアリン酸塩は，ピタバスタチンカルシウムと併用注意である。エリスロマイシンステアリン酸塩がピタバスタチンの肝臓への取り込みを阻害し，急激な腎機能悪化を伴う横紋筋融解症があらわれるおそれがある。
- エリスロマイシンラクトビオン酸塩は，エリスロマイシンとラクトビオン酸から得られる半合成マクロライド系抗菌薬であり，安定で水溶性であるため，エリスロマイシン製剤の経口投与が困難な場合などに注射剤として使用される。投与後，血中で酸が解離し，エリスロマイシンとして作用する。
- エリスロマイシンラクトビオン酸塩は，高濃度では生理食塩水に溶けにくく塩析が起こるため，まず注射用水で溶解させてから，生理食塩水などの補液で希釈して点滴静注溶液とする。
- リボソーム 50S サブユニットの一部がアルキル化されるとマクロライド

系抗菌薬はリボソームと結合できなくなる→耐性菌の発現機序

- 同じマクロライド系のクラリスロマイシンはヘリコバクター・ピロリの除菌に用いられる。

本書の利用法

30回以上

29〜20回

19〜10回

9〜5回

4回以下

薬効別編

国試のエッセンス

1. 秤量/重量誤差が2%以下であることを考慮して調剤する（計算問題で出題された処方）。(101-327)
2. エリスロマイシンは，シトクロム P450（CYP3A4）を阻害するため，その基質であるトリアゾラムの肝代謝が阻害される。
   (97-171[改])
3. エリスロマイシンは，細菌のリボソーム 50S サブユニットに結合し，タンパク質合成を阻害する。(96-148)

17 オメプラゾール ㊙

(オメプラール®, オメプラゾン®)

(消化性潰瘍治療薬／プロトンポンプ阻害薬)

既出問題番号　104-48, 308／103-171, 194, 212, 213／101-202／100-206, 207／99-302／98-210／97-46, 218, 299／95-137, 156, 159

及び鏡像異性体

🔎 作用機序

- 酸性条件下で活性型となり，胃壁細胞にあるプロトンポンプ（H^+, K^+-ATPase）の SH 基と結合して酵素活性を持続的に阻害することにより，胃酸の分泌を抑制する。攻撃因子抑制薬である。

🔎 効能・適応／用法・用量

① 胃潰瘍，十二指腸潰瘍，逆流性食道炎
- 内服：1 日 1 回 20 mg（胃潰瘍，吻合部潰瘍，維持療法除く逆流性食道炎 8 週間まで，十二指腸潰瘍 6 週間まで）
② ヘリコバクター・ピロリの除菌補助→アモキシシリン，クラリスロマイシンとともにヘリコバクター・ピロリの除菌に用いられる。
- アモキシシリン（AMPC）とクラリスロマイシン（CAM）との併用で 1 回 20 mg，1 日 2 回 7 日間

🔎 体内動態・治療域

- CYP2C19 で代謝されるため，この酵素が活性低下した場合には代謝排泄が遅延され，血中濃度が上昇し，副作用の発現頻度は増加する。
- 代謝の個体差には，CYP2C19 の遺伝的多型が関係する。
- CYP2C19 の PM 頻度は，白人では 3〜4％と低いのに対し，日本人では約 20％と多い。

重大な副作用

・血管浮腫，気管支痙れん，無顆粒球症など

処方例

[103-212]

85歳女性。再発・再燃を繰り返す逆流性食道炎の治療中。

処方：オメプラゾール錠10 mg　1回1錠（1日1錠）

　　　　1日1回　夕食後　14日分

参照：p.269（アモキシシリン水和物）

その他

・H₂ 受容体拮抗薬よりも強力な酸分泌抑制力を有し，効果に優れると考えられている。

・胃酸分泌抑制作用により，胃内 pH が上昇する。

・腸溶錠である→かんだり砕いたりしないで飲み下すよう指導

・プロトンポンプ阻害薬は，胃がんの自覚症状を一時的に改善するため治療が遅れる可能性がある。

国試のエッセンス

　1. オメプラゾール錠は腸溶性フィルムコーティング剤であるため半錠や粉砕はできない。(103-212)

17 クラリスロマイシン 局

(クラリス®, クラリシッド®)

(マクロライド系抗菌薬／消化性潰瘍治療薬)

既出問題番号　104-202, 203, 230, 309／103-256, 257, 318／101-67, 202, 274／100-220, 258, 332／99-248, 249／98-63／96-193

🔑作用機序

・細菌 70S リボソームの 50S サブユニットと結合し，タンパク質合成を阻害する。

🔑効能・適応／用法・用量

① 皮膚感染症，グラム陽性菌，グラム陰性球菌，スピロヘータ，マイコプラズマ，レジオネラ，クラミジア，百日咳菌に有効（大部分のグラム陰性桿菌，緑膿菌に無効）→ マイコプラズマ肺炎，レジオネラ肺炎の第一選択薬

・成人：1回 200 mg，1日2回，クラミジア感染症，原則 14 日間。小児：10〜15 mg/kg，2〜3回分服（レジオネラ肺炎には 1日 15 mg/kg，2〜3回分服，1日 400 mg まで）

② 胃潰瘍，十二指腸潰瘍におけるヘリコバクター・ピロリの感染

*1回分としてクラリスロマイシン 200 mg（力価）・アモキシシリン 750 mg（力価）・ランソプラゾール 30 mg。以上3剤を同時に 1日2回，7日間経口投与。なおクラリスロマイシンは，必要に応じて適宜増量することができる。ただし 1回 400 mg（力価），1日2回が上限

*1回分としてクラリスロマイシン 400 mg（力価）・アモキシシリン 750 mg（力価）・オメプラゾール 20 mg。以上3剤を同時に 1日2回，7日間経口投与

※ ヘリコバクター・ピロリの除菌には，クラリスロマイシン，アモキシシリン，プロトンポンプ阻害薬（ランソプラゾールなど）の3剤併用が有効である。

🖊重大な副作用

- 薬剤性 QT 延長：心疾患や低カリウム血症の患者に投与すると，心室性不整脈（心室頻拍，心室細動）を起こすおそれがある（慎重投与）。

🖊処方例

[103-256（一部抜粋）]

50 歳女性。頻尿，排尿痛があり泌尿器科を受診。尿道炎と診断され処方 1 が出された。同日，歯科にて抜歯し，処方 2 が出された。

処方 1：クラリスロマイシン錠 200 mg　1 回 1 錠（1 日 2 錠）
　　　　　1 日 2 回　朝夕食後　5 日分

処方 2：ロキソプロフェン Na 水和物錠 60 mg　1 回 1 錠
　　　　　疼痛時　15 回分

参照：p.95（リファンピシン），p.269（アモキシシリン水和物）

🖊その他

- 酸に対して安定→胃酸によって分解されにくい。
- マクロライド系で唯一，性（行為）感染症（STD）のクラミジア感染症に適応が認められている。
- 本薬は主として肝代謝酵素 CYP3A4 で代謝される。
- 耐性発現機序：50S サブユニットの一部がアルキル化→マクロライド系薬剤は 50S リボソームと結合できなくなる。

本書の利用法

30回以上

29〜20回

19〜10回

9〜5回

4回以下

薬効別編

国試のエッセンス

1. ヘリコバクター・ピロリ菌には，クラリスロマイシン耐性のものがある。(96-193)

（アダラート®L，アダラート®CR）

（降圧薬／狭心症治療薬）

作用機序

- ジヒドロピリジン系 Ca^{2+} チャネル遮断薬。血管平滑筋細胞の電位依存性 L 型 Ca^{2+} チャネル遮断→細胞内への Ca^{2+} 流入阻害→血管平滑筋弛緩→降圧作用，抗狭心症作用（血管拡張，冠血管れん縮↓，後負荷↓）

効能・適応／用法・用量

①本態性高血圧症，腎実質性高血圧症

- 錠：1 回 20 mg，1 日 2 回

②狭心症，冠れん縮性狭心症（異型狭心症）

- 錠：1 回 10〜20 mg，1 日 2 回

禁　忌

- 心原性ショック
- 急性心筋梗塞
- 妊婦または妊娠している可能性のある者

相互作用（⇧：本薬の作用増強，⇩：本薬の作用減弱）

- ⇧ほかの血管拡張薬（ただし，重症の血管れん縮性狭心症に硝酸イソソルビドと併用することあり），シメチジン（シメチジンがニフェジピンの代謝阻害）

- ⇧トリアゾール系抗真菌薬（イトラコナゾール，フルコナゾール）（CYP3A4 活性を阻害）
- ⇧ HIV プロテアーゼ阻害薬（リトナビル，サキナビル）
- ⇧アルコール（血管拡張作用），グレープフルーツジュース（グレープフルーツの成分が小腸の CYP3A4 活性を阻害することにより，ジヒドロピリジン系 Ca 拮抗薬の代謝を阻害。Ca 拮抗薬の血中濃度⇧）
- ⇩リファンピシン（リファンピシンによる酵素誘導のため）

重大な副作用
- 頭痛，顔面紅潮（血管拡張のため）
- 起立性低血圧，ふらつき，めまい→車の運転，機械類の操作，高所作業に注意
- 反射性頻拍（血圧低下による代償性反応→頻脈性不整脈に使われない理由の一つ）→β遮断薬との併用で抑制
- 連用で歯肉肥厚
- 浮腫（下肢など）

処方例
[102-204（一部抜粋）]
75 歳男性。体重 70 kg。脳梗塞により右半身麻痺。血圧の上昇あり。
処方 2：ニフェジピン腸溶細粒 2%　0.5 g　1 回 1 包（1 日 2 包）
　　　　1 日 2 回　朝夕食後　14 日分

[101-198]
77 歳女性。
処方：ニフェジピン徐放錠（24 時間持続）20 mg　1 回 1 錠（1 日 1 錠）
　　　1 日 1 回　朝食後　14 日分　粉砕

その他
- Ca 拮抗薬の心抑制作用：ベラパミル＞ジルチアゼム＞ニフェジピン
- 主な消失経路は代謝である。CYP3A4 により代謝を受ける。
- 勝手に服薬を中止してはいけない→リバウンド→症状悪化
- 徐放錠は，投与回数の減少を可能にするとともに，安定した血中濃度維持による薬効発現の安定，という長所がある。よって，錠剤を粉砕してはな

らない。
- ポリビニルピロリドンで固体分散体とすると，薬物の崩壊溶解時間が短くなり，吸収性は高まる。

17 バルプロ酸ナトリウム 局

（デパケン®，バレリン®，セレニカ R®）

（抗てんかん薬）

作用機序

- GABA 分解酵素である GABA トランスアミナーゼを阻害することにより，抑制性シナプスにおける GABA 量を増加させ，抗てんかん作用を発現する。

効能・適応／用法・用量

①各種てんかん，躁病および双極性障害（躁状態とうつ状態の両方を示す病態）の躁状態の治療

- 1 日 400〜1200 mg，2〜3 回分服

禁忌

- 重篤な肝障害，カルバペネム系抗菌薬（パニペネム・ベタミプロン，メロペネム，イミペネム・シラスタチン），尿素サイクル異常症
- 妊婦

相互作用（⇧：本薬の作用増強，⇩：本薬の作用減弱）

〈併用禁忌〉・⇩カルバペネム系抗菌薬（痙れん誘発の危険があるため）

- ⇧サリチル酸系薬剤（アスピリンなど）
- ⇩フェノバルビタール（代謝酵素誘導による）

重大な副作用

- 劇症肝炎などの重篤な肝障害，高アンモニア血症を伴う意識障害，溶血性貧血など
- 催奇形性を有する。

🔖処方例────────────────────────────

[104-298]

23歳女性。20歳前後から強い頭痛と随伴症状。処方1と2が出ている。

処方3が追加。

処方1：スマトリプタン錠50 mg　1回1錠

　　　　　発作時　10回分（10錠）

処方2：メトクロプラミド錠5 mg　1回1錠

　　　　　吐き気が強いとき　10回分（10錠）

処方3：バルプロ酸Na徐放錠200 mg　1回1錠（1日2錠）

　　　　　1日2回　朝夕食後　28日分

参照：p.244（セフジニル），p.384（ラモトリギン）

🔖その他────────────────────────────

・シロップ剤はpH6.8以下でバルプロ酸が遊離し，油状物質を析出することにより，ほかのシロップ剤と配合変化を起こすため，通常は単独で調剤する。

・徐放化製剤は服用後，一定時間消化管内に滞留させる必要がある。重篤な下痢のある患者では血中濃度が上がらない可能性があり，TDMを行う。

・全身クリアランスは主に肝固有クリアランス，血漿中非結合率の影響を受ける。

┌─────────────────────────────
│ 国試のエッセンス
└─────────────────────────────

1. バルプロ酸とラモトリギンの併用方法についての出題。(103-339)
2. バルプロ酸はGABAトランスアミナーゼを阻害し抗てんかん作用を示す。(102-30)

17 バンコマイシン塩酸塩 (VCM) 局
(塩酸バンコマイシン点滴静注用，塩酸バンコマイシン散)
(グリコペプチド系抗菌薬)

既出問題番号	104-48, 230／103-43, 232, 274, 275／102-200／101-41／100-272／99-88, 179, 343／98-165／97-164, 270, 271／96-217

作用機序

- グリコペプチド系抗菌薬。ペプチジル-D-アラニル-D-アラニン（細胞膜に存在する細胞壁合成前駆体）の末端部位に高い親和性で結合し，ペプチドグリカン合成を抑制する結果，細胞壁合成を阻害して抗菌作用を発揮する。

効能・適応／用法・用量

①メチシリン耐性黄色ブドウ球菌（MRSA）感染症（点滴静注）：1回0.5 g（力価）6時間ごと又は1回1 g（力価）12時間ごとに，60分以上かけて点滴静注する。

*急速なワンショット静注又は短時間での点滴静注を行うと，ヒスタミン遊離により，red neck（red man）症候群（顔，頸部，躯幹の紅斑性充血，そう痒など），血圧低下などが発現することがある→必ず60分以上かけて点滴静注する。

*腎障害のある患者，高齢者には，クレアチニンクリアランスなどから，投与量・投与間隔を調節する。

②MRSA による感染性腸炎・クロストリジウム・ディフィシル（*Clostridium difficile*）による偽膜性大腸炎（内服）：用時溶解し，1回0.125〜0.5 g（力価）を1日4回経口投与する。

③骨髄移植時の消化管内殺菌（内服）

体内動態・治療域

- 腎排泄型薬物
- TDM を行うことが望ましい。
- トラフ値（次回投与前の最低血中濃度）は10 μg/mL を超えないことが望ましい（目標トラフ値は，10〜20 μg/mL：抗菌薬 TDM ガイドライン2016）。
- 点滴終了1〜2時間後の血中濃度が60〜80 μg/mL 以上，トラフ濃度が30 μg/mL 以上が継続すると，聴覚障害，腎障害などの副作用が発現する可能性がある。
- PK/PD パラメータ（治療効果の指標）：AUC/MIC≧400

相互作用

- **腎毒性**を有する薬剤（アムホテリシン B，シクロスポリン，白金含有抗悪性腫瘍薬：シスプラチンなど）→腎障害の発現
- **聴器毒性**を有する薬剤（アミノグリコシド系抗菌薬）：聴覚障害の発現

重大な副作用

- 急性腎障害
- 第8脳神経障害（聴覚障害）

🔖 その他 ―――――――――――――――――――――――――――

- **グラム陽性菌**に対して優れた抗菌力を示す（MRSA も *C. difficile* もグラム陽性菌である）。
- バンコマイシン塩酸塩点滴静注用は難溶解性のため，1 バイアル 0.5 g（力価）につき注射用水 10 mL を加えて溶解後，5％ブドウ糖液または生理食塩液 100 mL に混合し投与する。
- 腸管からは吸収されない→内服で腸管内細菌感染には有効（局所作用）。経口投与の場合は TDM の対象とならない。
- MRSA 感染症に対するバンコマイシンの繁用により生じた「バンコマイシン耐性腸球菌（VRE）」が問題になっている。

国試のエッセンス

1. 注射用バンコマイシン塩酸塩は，60 分以上かけて点滴静注することで，顔や頸部の発赤を予防できる。(99-88[改])
2. バンコマイシン塩酸塩散は，局所作用を目的とした製剤である。(99-179[改])
3. バンコマイシンは，ペプチドグリカン末端に結合し，細胞壁の合成を阻害する。(98-165)

17 ブドウ糖 局

(大塚糖液)

(糖質輸液製剤)

既出問題番号	104-99, 206, 226, 339／102-295, 326／101-204, 332／100-197, 329, 330／99-48／98-226／96-217, 227／95-197, 226

🔖効能・適応／用法・用量

- 内服：経口的栄養補給，およびブドウ糖負荷試験
- 注射：脱水症，特に水欠乏時の水補給，循環虚脱，低血糖時の糖質補給，高カリウム血症，注射剤の溶解希釈剤，薬物・毒物中毒，心疾患（GIK 療法），肝疾患，そのほか非経口的に水・エネルギー補給を必要とする場合

🔖その他

- ブドウ糖 1 g：4.0 kcal（Atwater 係数）
- 5%ブドウ糖液は等張→希釈せず用いる。
- 注射剤の等張化剤として使用される。
- フェニトインナトリウム注射液は強アルカリ性であるため，5%ブドウ糖注射液との配合により，pH が低下し結晶が析出する。
- 輸液として用いる場合には，保存剤は添加しない。
- 低血糖の処置：①意識があればブドウ糖あるいはブドウ糖を含む飲み物を飲むこと，であるが，②意識がないときは，ブドウ糖を歯ぐきと唇の間に擦り込んだり，病院に搬送する。
- アミノ酸輸液との混合により，メイラード反応が起こり着色する場合がある→ブドウ糖溶液とアミノ酸溶液を二室に分け，手で押して開通させる製剤が多く使用されている。

国試のエッセンス

1. 低血糖時において経口摂取が可能な場合は，ブドウ糖又はブドウ糖を含む飲み物を摂取させる。(95-197[改])

17 プロプラノロール塩酸塩 ⓑ

（インデラル®）

（降圧薬／狭心症治療薬／抗不整脈薬）

$C_{16}H_{21}NO_2 \cdot HCl$　分子量：295.8

及び鏡像異性体

作用機序

- β_1, β_2 受容体遮断作用：とくに，心臓の β_1 受容体の遮断により，心拍数の減少および心収縮力の低下がみられ，心拍出量が減少する。
- 内因性交感神経刺激作用（ISA）なし。

効能・適応／用法・用量

① 本態性高血圧症（軽症〜中等症）：1 日 30〜60 mg より投与をはじめ，効果不十分な場合は 120 mg まで漸増し，1 日 3 回に分割経口投与。

② 労作性狭心症，期外収縮（上室性，心室性），発作性頻拍（上室性，心室性），頻拍性心房細動，洞性頻脈：1 日 30 mg より投与をはじめ，効果が不十分な場合は 60 mg，90 mg と漸増し，1 日 3 回に分割経口投与。

禁　忌

① 気管支喘息，気管支痙れん：アドレナリン β_2 受容体遮断で気管支平滑筋収縮→悪化

② 高度徐脈：β_1 遮断で刺激伝導系抑制→悪化

③ 房室ブロック（Ⅱ・Ⅲ度），洞房ブロック，洞不全症候群→悪化

④ うっ血性心不全：心収縮力↓→悪化

⑤ 異型狭心症：悪化

体内動態・治療域

- 肝代謝型（肝血流速度依存型）
  └─肝初回通過効果大→経口投与のバイオアベイラビリティ（生体利用

131

率：経口投与された薬物が循環血中に入った割合）は低い。

※高齢者：肝固有クリアランス⬇，肝血流量⬇→$t_{1/2}$⬆→血中濃度-時間曲線下面積（AUC）⬆

🔖相互作用（⇩：本薬の作用減弱）──────────

・インスリン，血糖降下薬（SU 薬，ナテグリニドなど）による血糖降下作用の増強

・⇩ NSAIDs，飲酒，リファンピシン

🔖重大な副作用──────────

・うっ血性心不全，徐脈

・起立性低血圧（めまい，ふらつき），脱力感，疲労感，筋肉痛，頭痛

・低血糖の前駆症状（頻脈など）をマスク

🔖その他──────────

・塩基性薬物である。

※炎症性疾患，心筋梗塞，外傷などで増加するα_1-酸性糖タンパク質（α_1-acid glycoprotein）は塩基性薬物と結合しやすい→タンパク質結合率⬆→非結合型薬物濃度⬇

・急な服薬中止は危険→症状が悪化した場合，医師の指示のもと徐々に減量

・末梢循環障害（レイノー症候群，間欠性跛行症）：β_2遮断でα_1優位→末梢血管収縮→悪化

国試のエッセンス

1. 心拍出量が減少したうっ血性心不全の患者では，健常人に比べ，プロプラノロールの全身クリアランスが低下する。(102-168)
2. プロプラノロールは，気管支喘息患者において，アドレナリンβ_2受容体遮断作用により，気管支狭窄を起こすことがある。(98-27)

17 リドカイン ⓛ
（キシロカイン®）
（局所麻酔薬／抗不整脈薬）

既出問題番号　104-31／103-155／102-31, 46, 154, 282／101-47, 265, 266, 267／100-309／98-29, 182／97-45, 154／96-157／95-133

作用機序

- 非イオン型で細胞膜を通過。通過した非イオン型分子は神経細胞質内でイオン型になり，細胞内から電位依存性 Na^+ チャネルを遮断する。Na^+ が流入せず脱分極が生じないため，活動電位も発生しない。結果として興奮伝導は阻止される。
- 抗不整脈薬の Vaughan-Williams の分類では Ⅰb 群（活動電位持続時間短縮型）（Na^+ チャネル遮断薬）に属し，静脈内投与で使用される。

効能・適応／用法・用量

①局所麻酔
- 硬膜外：1 回 25〜200 mg，表面：適量塗布又は噴霧液 80〜200 mg，眼科：1〜5 滴（4% 20 mL）

②期外収縮（心室性，上室性），発作性頻脈（心室性，上室性）

③急性心筋梗塞時および手術に伴う心室性不整脈の予防
- 注射：1 回 50〜100 mg（1〜2 mg/kg）を 1〜2 分間で緩徐に静注（効果不十分：5 分後に同量投与）。1 時間以内の最大投与量は 300 mg

禁　忌

- 重篤な刺激伝導障害（完全房室ブロックなど），アミド型局所麻酔薬過敏症

133

	薬　物	エステラーゼによる分解
アミド型 局所麻酔薬	リドカイン, メピバカイン	× （CYP3A4 で肝で代謝, 作用時間長い）
エステル型 局所麻酔薬	プロカイン	○ （作用時間短い）

- 初回通過効果で 70％分解→経口無効
- リドカインはほとんどが肝で代謝される薬物（肝代謝型薬物）であり，肝抽出率が高い→よってリドカインの全身クリアランスは肝機能の影響を受ける。心機能の低下も肝血流を低下させるので全身クリアランスの低下をきたす。
- リドカインなどの局所麻酔薬の多くは塩基性薬物であり，適用された部位（細胞外）の pH が低いと分子形分率が低くなる（イオン型の割合が多くなる）。そのため，酸性部位では細胞膜を通過しにくくなり，局所麻酔作用が減弱する。

🔖重大な副作用
- 降圧によるショック

🔖処方例
[102-282]
病棟で患者から穿刺痛の訴えがあり処方を追加。
処方：リドカインテープ 18 mg/枚　1 回 1 枚　10 回分（全 10 枚）

🔖その他
- 局所麻酔薬だが，抗不整脈作用も示す。
- 注射，点滴用，眼科用，歯科用スプレー，軟膏と，剤形が多いのが特徴
- 注射薬には「静注用」の 2％と「点滴用」の 10％製剤がある。この 2 つの製剤を間違える医療事故が多発している。10％製剤は点滴静注でしか使用されないので，「静注」指示が出たときには照会・確認して事故防止に努める。なお，日本病院薬剤師会では，リスクマネジメントの点から

10%製剤の病棟・外来への常備を廃止するよう指示している。
- 局所麻酔薬としての使用時にはアドレナリンを併用する（アドレナリンの血管収縮作用により，リドカインの作用時間延長）。

本書の利用法

30回以上

29〜20回

19〜10回

9〜5回

4回以下

薬効別編

国試のエッセンス

1. リドカインテープは穿刺痛の疼痛緩和に使用。静脈留置針穿刺予定部位に貼付する。(102-282)
2. リドカインの局所麻酔作用発現に関わる作用点は，電位依存性Na^+チャネルである。(98-29)
3. 肝障害によって肝血流量が低下した場合は，リドカインの血中濃度は上昇する。(96-157)
4. リドカインは，Na^+チャネルを遮断し，心室細動の発生を抑制する。(95-133)

既出問題番号	103-68, 276, 288／102-254, 290, 324／101-272／100-182／99-287／98-157, 238／97-248, 249／96-135, 231／95-132

🖊作用機序

- アンジオテンシン変換酵素（キニナーゼⅡ）を阻害（ACE 阻害薬）し，アンジオテンシンⅠからアンジオテンシンⅡ（生理的昇圧物質）への変換を抑制。結果として降圧作用を示し，キニナーゼⅡによるブラジキニンの分解も阻害する。また，血管拡張（末梢血管抵抗の減少）とアルドステロン分泌抑制（利尿）作用も示され，心負担の減少，心肥大抑制をもたらし，慢性心不全を改善させる。

🖊効能・適応／用法・用量

① 本態性高血圧症，腎実質性高血圧症，腎血管性高血圧症，悪性高血圧症
- 錠：1 日 1 回 5〜10 mg
② 慢性心不全（軽症〜中等症）——ジギタリス製剤，利尿薬などと併用。慢性心不全に対しては，5〜10 mg を 1 日 1 回投与。初回は 1 日 2.5 mg から。

🖊禁忌

- 血管浮腫の既往歴，妊婦および妊娠を希望する者
- セルロースデキストラン硫酸エステルを用いた吸着器によるアフェレーシス施行中の患者（→血中キニン系代謝亢進によるショック）
- アクリロニトリルメタリルスルホン酸 Na の膜（AN69）を用いた血液透析施行中の患者（→血中キニン系代謝亢進によるアナフィラキシー様症

状）

相互作用
・K 保持性利尿薬（スピロノラクトン，トリアムテレンなど）→高カリウム
血症

重大な副作用
・血管浮腫（呼吸困難を伴う顔面，舌，咽頭の腫脹）→症状があらわれた場
合直ちに中止，アドレナリン投与，気道確保
・高カリウム血症
・乾性咳（空咳）──ブラジキニンの分解が抑制されるため

処方例
[103-288]
68 歳男性。高血圧症および便秘。水分補給をせずに夏祭りの作業をしてお
り救急搬送。急性腎不全の診断。

処方 1：エナラプリルマレイン酸塩錠 10 mg　1 回 1 錠（1 日 1 錠）
　　　　　トリクロルメチアジド錠 2 mg　　　1 回 1 錠（1 日 1 錠）
　　　　　1 日 1 回　朝食後　30 日分
処方 2：酸化マグネシウム錠 330 mg　1 回 2 錠（1 日 6 錠）
　　　　　1 日 3 回　朝昼夕食後　14 日分
参照：p.44（フロセミド），p.158（クロピドグレル硫酸塩），p.313（ダビ
ガトランエテキシラートメタンスルホン酸塩）

その他
・ACE 阻害薬の中でも慢性心不全に適応があるのは，エナラプリルとリシ
ノプリル（心筋リモデリングを阻害する効果をもつことによる）
・糖代謝，脂質代謝，尿酸代謝に影響なし。
・臓器（心臓・腎・脳）保護作用あり。

16 スピロノラクトン 局

（アルダクトン®A）

（K保持性利尿薬／降圧薬）

既出問題番号 104-192, 198, 252, 253／103-35／102-290, 332／101-185, 329／100-32／99-184, 218／98-208, 260, 268／95-134

作用機序

・アルドステロン受容体（遠位尿細管終部〜一部集合管）で，アルドステロンと競合的に拮抗→Na^+-K^+交換系↓→水再吸収↓＋K^+排泄↓→利尿作用↑＋血中カリウム濃度↑

効能・適応／用法・用量

①高血圧症（本態性，腎性など）

②浮腫（心性：うっ血性心不全，腎性，肝性，特発性，がん性など），胃炎，胃潰瘍，十二指腸潰瘍における制酸作用と症状の改善

・1日50〜100 mg，1〜2回（朝食後または朝・昼食後）

相互作用（⇧：本薬の作用増強）

〈併用禁忌〉・タクロリムス→高カリウム血症の発現

・⇧K製剤，ACE阻害薬，アンジオテンシンII受容体拮抗薬

重大な副作用

・高カリウム血症，女性化乳房（男性）

処方例

参照：p.44（フロセミド），p.109（ランソプラゾール）

その他

・アルドステロン値〈高：スピロノラクトン使用／低：トリアムテレン使用

・利尿作用は弱い。

・ほかの利尿薬の電解質の補正（低カリウム血症）に用いられる。

・K保持性利尿薬である。投与後，血漿中K濃度の変動に注意する。

・夜間排尿を避けるため，午前中の投与が望ましい。

本書の利用法

30回以上

29→20回

19～10回

9→5回

4回以下

薬効別編

16 セレギリン塩酸塩

（エフピー®OD）

（パーキンソン病治療薬）

既出問題番号	103-165, 208, 209, 310, 311／102-320／101-228, 229／100-250, 251／98-30, 337／97-156, 210／96-112／95-235

🖋作用機序

- MAO$_B$（B型モノアミン酸化酵素）選択的阻害効果があり，線条体のドパミン神経のシナプス間隙でのドパミン濃度を上昇させ，ドパミン神経を賦活させる→レボドパの効果を増強させる。

🖋効能・適応／用法・用量

①パーキンソン病（過去のレボドパ含有製剤治療において，十分な効果が得られていないもの：Hoehn & Yahr 重症度ステージⅠ～Ⅳ）に対するレボドパ含有製剤との併用療法

- 1日1回2.5 mg，朝食後から開始，2週毎に1日2.5 mgずつ増量（標準維持量7.5 mg）

②パーキンソン病（単独療法：ステージⅠ～Ⅲ）

- 1日1回2.5 mg，朝食後から開始，2週毎に1日2.5 mgずつ増量，1日10 mg（最大10 mg）

🖋禁　忌

- 選択的セロトニン再取り込み阻害薬（SSRI：フルボキサミンなど）またはセロトニン・ノルアドレナリン再取り込み阻害薬（SNRI：ミルナシプラン）投与中→脳内モノアミン濃度が上昇→セロトニン症候群が出現することがある。

[103-208]

78 歳女性。高血圧症とパーキンソン病で処方 1 を服用。パーキンソン病のコントロールが困難になり処方 2 を追加。

処方 1：ニルバジピン錠 2 mg　1 回 1 錠（1 日 2 錠）
　　　　　1 日 2 回　朝夕食後　14 日分
　　　　レボドパ 250 mg・カルビドパ配合錠　1 回 1 錠（1 日 3 錠）
　　　　　1 日 3 回　朝昼夕食後　14 日分
処方 2：セレギリン塩酸塩錠 2.5 mg　1 回 1 錠（1 日 1 錠）
　　　　　1 日 1 回　朝食後　14 日分

[101-228]

56 歳女性。パーキンソン病および慢性胃炎で治療中のため処方 1 を継続服用。振戦が改善されないため処方 2 を追加。

処方 1：レボドパ 250 mg・カルビドパ配合錠　1 回 1 錠（1 日 3 錠）
　　　　　1 日 3 回　朝昼夕食後　14 日分
　　　　ファモチジン錠 20 mg　　　　　　　　　1 回 1 錠（1 日 2 錠）
　　　　　1 日 2 回　朝夕食後　14 日分
処方 2：セレギリン塩酸塩口腔内崩壊錠 2.5 mg　1 回 1 錠（1 日 1 錠）
　　　　　1 日 1 回　朝食後　14 日分

〈警告〉・本剤と三環系抗うつ薬（アミトリプチリンなど）との併用はしないこと。また，本剤の投与を中止してから三環系抗うつ薬の投与を開始するには少なくとも 14 日間の間隔を置くこと

・本剤は用量の増加とともに MAO_B の選択的阻害効果が低下し，非選択的 MAO 阻害による危険性があり，またさらなる効果が認められないため，1 日 10 mg を超える用量を投与しないこと

・覚せい剤原料である→処方せんにより交付を受けた患者，またはその看護にあたる者は所持が認められているが，第三者への譲渡は覚せい剤取締法により禁止されている。

本書の利用法

30回以上

29〜20回

19〜10回

9〜5回

4回以下

薬効別編

国試のエッセンス

1. セレギリン塩酸塩はウェアリング・オフの改善のため追加。ウェアリング・オフとは，レボドパの作用持続時間が短縮し，服用後数時間でレボドパの作用が消失すること。(103-208)
2. セレギリン塩酸塩は MAO 阻害剤であるため，チラミン分解阻害チラミンが増大する。(101-228)
3. セレギリン塩酸塩（N, α-ジメチル-N-2-プロピニルフェネチルアミン塩酸塩）を含有する医薬品は，覚せい剤原料に該当する。(96-112)

16 炭酸リチウム 局

(リーマス®)

（躁病・躁状態治療薬）

既出問題番号　104-272, 273／103-43, 195, 339／102-84, 296, 297／99-44, 343, 345／98-42, 200, 201／97-156／96-200

作用機序

- まだ完全に解明されていないが，イノシトール-1-リン酸分解酵素を特異的に阻害することにより，ホスファチジルイノシトールの代謝回転が抑制されるため抗躁作用を発現させると考えられている。
- 条件回避反応抑制作用，自発運動抑制作用あり。

効能・適応／用法・用量

①躁病，双極性障害（躁状態とうつ状態の両方を示す病態）の躁状態

- 開始量：1 日 400〜600 mg，分 2〜3。以後 3〜7 日毎に 1 日 1200 mg まで漸増
- 維持量：1 日 200〜800 mg，分 1〜3

禁　忌

- てんかんなどの脳波異常，重篤な心疾患，リチウムの体内貯留を起こしやすい状態（腎障害，衰弱または脱水状態，発熱・発汗または下痢を伴う疾患，食塩制限患者），妊婦（胎盤透過性が高く，催奇形性の報告がある）

体内動態・治療域

- 0.3〜1.2 mEq/L
- 治療域と中毒域が近接しており，定期的に血中濃度を測定する→TDM の対象物質（血清を試料として用いる）
- 中毒症状は血中濃度 1.6〜2.0 mEq/L 以上で起こり，初期には胃腸症状，神経筋症状，循環系症状，腎症などがあらわれる。
- タンパク結合率：0〜5%
- 消化管吸収率はほぼ 100%
- 主な消失経路は腎排泄であり，全身クリアランスは加齢により減少する。また腎排泄型の薬物は妊娠により，循環血流量が増加し，腎血流量が上昇するため非妊娠時に比べ排泄は速やかになる。

- 利尿薬（ループ系，チアジド系）の Na 排泄促進により，腎においてリチウムの再吸収が促進され，血中濃度が上昇する。

◢相互作用（⇧：本薬の作用増強）

- ⇧トリクロルメチアジド，フロセミド
- カルバマゼピン→錯乱，粗大振戦，失見当識などが出現という報告

◢処方例

[104-272]

36 歳男性。10 年前に双極性障害。腰痛により処方 2 を追加。

処方 1：炭酸リチウム錠 200 mg　1 回 3 錠（1 日 3 錠）
　　　　　　　　1 日 1 回　就寝前　28 日分

処方 2：ロキソプロフェン Na 錠 60 mg　1 回 1 錠（1 日 3 錠）
　　　　　　　　1 日 3 回　朝昼夕食後　14 日分

参照：p.384（ラモトリギン）

◢その他

- 躁うつ病（双極性気分障害）の第一選択薬
- リチウム過量投与時の解毒薬としてアミノフィリンを用いる。
- リチウム中毒では，補液や利尿薬（マンニトール，アミノフィリンなど）などで血中リチウムの排泄促進と電解質平衡の回復を図ると同時に，感染予防，心・呼吸機能を維持する。利尿薬に反応しない場合や腎障害が認められる場合には，血液透析を行う。
- 薬剤性尿崩症の原因となることがある。

国試のエッセンス

1. 炭酸リチウムの過量投与時，排泄を促進するため補液，利尿薬の投与を行う。(99-345)
2. 妊娠時における禁忌薬として，炭酸リチウムがある。(96-200)

本書の利用法

30 回以上

29〜20 回

19〜10 回

9〜5 回

4 回以下

薬効別編

ニトログリセリン 局

(ニトロダーム®TTS®, ニトロペン®, バソレーター®, ミリスロール®)

(狭心症治療薬)

既出問題番号　104-154, 192／103-151／101-152／100-238, 239／98-158／97-33, 166, 248, 295, 336／96-134, 187／95-165, 206

$$\begin{array}{l} CH_2 - ONO_2 \\ \quad | \\ CH \ - ONO_2 \\ \quad | \\ CH_2 - ONO_2 \end{array}$$

🔑 作用機序

- NO 供与体として働くことにより，血管平滑筋細胞内のグアニル酸シクラーゼを活性化。GTP からサイクリック GMP（cGMP）の産生が増加し，G キナーゼが活性化。K^+ チャネルはリン酸化され，K^+ チャネルが開口し，K^+ は細胞外へ流出。細胞膜は過分極を起こし，Ca^{2+} チャネルの開口が妨げられる。細胞内への Ca^{2+} の流入が抑制され，血管平滑筋は弛緩する。
- 冠血管拡張→心臓への O_2 供給拡大
- 動脈拡張→後負荷の軽減
- 静脈拡張→静脈から心臓への還流量減少→心臓の仕事量減少→心臓の O_2 消費量↓（前負荷の軽減）
- 低用量では静脈拡張作用，高用量では静脈および動脈拡張作用

🔑 効能・適応／用法・用量

①狭心症発作の寛解（舌下錠，舌下スプレー剤）

〈発作時〉・舌下錠：舌下に 1 回 1 錠（0.3 mg）～2 錠。数分（3 分程度）で改善がみられないときは 1～2 錠追加

　　　　　※注意：1 回の発作に 3 錠使用しても無効か，発作が 15 分以上続く場合，直ちに主治医に連絡または受診（急性心筋梗塞へ移行することのある不安定狭心症や急性心筋梗塞の可能性あり）

　　　　・舌下スプレー剤：舌下に 1 回噴霧（0.3 mg）。数分（3 分）で改

善がみられないときは噴霧追加。それでも改善がみられないときは，主治医へ直ちに連絡または受診

②狭心症予防（テープ，軟膏）

〈予　防〉・テープ：1日1回（27 mg/枚），1日2回（5 mg/枚）
　　　　・TTS：1日1回（25 mg/枚）
　　　　※注意：かぶれなどを起こすことがあるので，毎回貼付部位を変える。血液を介して必要部位に運ばれるため，胸部，腰部，上腕部のいずれかに貼付してもよい。

③手術時の低血圧維持（注射液を点滴静注）：血管拡張作用による降圧。冠血管も拡張。血圧をモニターしながら点滴速度を調節

🔖 禁　忌

- 重篤な低血圧または心原性ショック，閉塞隅角緑内障（網膜血管拡張→眼圧上昇），硝酸・亜硝酸エステル系薬剤に過敏症の既往歴，ホスホジエステラーゼ5阻害作用を有する薬（シルデナフィル・バルデナフィル）投与中，脳出血・頭部外傷，高度な貧血の患者

🔖 体内動態・治療域

- 吸収後，肝で速やかに分解される。肝初回通過効果が大きいため，内服無効。非経口投与製剤が使用されている。
  ※舌下→心臓→全身

🔖 相互作用（⇧：本薬の作用増強）

〈併用禁忌〉・⇧シルデナフィル・バルデナフィル→シルデナフィル・バルデナフィルは cGMP の分解を抑制。併用により降圧作用が増強し，過度の血圧低下をきたすことがある。
- ⇧ Ca 拮抗薬，ACE 阻害薬，β遮断薬→降圧作用および血管拡張作用を有する薬物と併用すると，血圧低下作用が増強される。

🔖 重大な副作用

- 血圧低下（脳貧血，めまい，反射性頻脈-動悸）
- 頭痛（脳血管拡張作用のため）
  →上記症状発現時は自動車の運転などの危険を伴う機械の操作は避ける。

処方例

[100-238（改）]

41歳男性。冠攣縮性狭心症。

処方：ニフェジピン徐放錠20 mg（24時間持続）　1回1錠（1日1錠）
　　　　　　1日1回就寝前　14日分
　　　　速効性ニトログリセリンエアゾール剤　0.3 mg　1本
　　　　　　胸痛発作時　1回1噴霧

その他

- 耐薬性を生じ，作用が減弱することがある（NO生成に関与するSH基枯渇のため）。
- 速効性ニトログリセリンエアゾール剤は，噴霧孔を上にして垂直に立てて持ち，噴霧孔をできるだけ口に近づけて噴霧する。
- 使用中，使用後の起立性低血圧に注意
- 心筋梗塞の胸痛に，ニトログリセリンは無効。モルヒネなどの麻薬（オピオイド鎮痛薬）が用いられる。
- ニトログリセリン貼付剤は，エチレン・酢酸ビニル共重合体（エチレンビニルアセテートポリマー）の高分子膜を用いた製剤である――長時間，薬物を一定速度で放出する。
- ニトログリセリン注射液は，ポリ塩化ビニル（PVC）の材質の輸液セットに吸着→含量低下のため注意（専用輸液セット（ガラス製）またはポリプロピレン（PP）の輸液容器を用いる）

国試のエッセンス

1. ニトログリセリンは，静脈還流量を減少させ，心臓に対する前負荷を軽減する。(98-158)
2. ニトログリセリンは，NOを遊離して可溶性グアニル酸シクラーゼを活性化し，血管を拡張させる。(96-134)
3. 安静狭心症発作には，ニトログリセリン舌下錠が有効である。(96-187)

16 ピオグリタゾン塩酸塩 ⓛ

（アクトス®）

（糖尿病治療薬）

既出問題番号　104-266／102-59, 340／101-259／100-36, 208, 234／99-59, 161／98-82／97-63, 160, 301／96-145, 219／95-145

・HCl

🖊作用機序

- ペルオキシソーム増殖剤応答性受容体 γ（PPARγ）を活性化し，脂肪細胞から分泌されるタンパク質であるアディポネクチンの産生を促進する。アディポネクチンは，アディポネクチン受容体を介して AMP 依存性プロテインキナーゼ（AMP キナーゼ）を活性化し，糖・脂質代謝を改善して，インスリン抵抗性を改善する。

🖊効能・適応／用法・用量

①2 型糖尿病（食事療法，運動療法のみ又は加えて SU 剤，αGI・BG 類で効果不十分な場合）

- 内服：1 日 15〜30 mg，朝食前もしくは朝食後，最大 1 日 45 mg まで

②2 型糖尿病（食事療法，運動療法に加えてインスリン投与で効果不十分な場合）

- 内服：1 日 15 mg，朝食前もしくは朝食後，最大 1 日 30 mg まで

🖊禁　忌

- 心不全，1 型糖尿病（輸液，インスリンの適応），肝障害，腎障害

🖊重大な副作用

- 水分貯留による心不全（緊急安全性情報，2000（平成 12）年）
- 循環血漿量の増加による体重増加・浮腫（臓器糖利用により，水分移動で全身浮腫），横紋筋融解症，肝障害
- 低血糖

・膀胱がん発生リスク（医薬品・医療機器等安全性情報 283 号，2011（平成 23）年）

処方例

参照：p.48（メトホルミン塩酸塩）

国試のエッセンス

1. ピオグリタゾンは，アディポネクチンの産生を高め，インスリン抵抗性を改善する。(99-161)
2. ピオグリタゾン塩酸塩は，糖尿病患者で心不全を併発した場合に禁忌となる。(97-63)

16 フルチカゾンプロピオン酸エステル
（アドエア）

（副腎皮質ホルモン／吸入ステロイド）

既出問題番号	104-69, 276, 277／102-278, 279／101-254, 255, 341／99-290／98-284, 285／97-250, 251／96-238, 239／95-130

🔖作用機序

・吸入用ステロイド薬であり，サイトカインの産生抑制作用や好酸球の浸潤抑制作用により気道の炎症を抑制し，喘息抑制作用，抗炎症作用，抗アレルギー作用を有する。また，鼻腔内への適用により，炎症性サイトカインの産生・遊離を抑制するとともに，起炎物質の生合成を抑制し，抗鼻炎効果を示す。

🔖効能・適応／用法・用量

①気管支喘息

・吸入（成人）：1回100 μg，1日2回吸入，1日800 μgまで。吸入（小児）：1回50 μg，1日2回吸入，1日200 μgまで

②アレルギー性鼻炎，血管運動性鼻炎

・噴霧：1回各鼻腔に1噴霧，成人50 μg，小児25 μg，1日2回，最大1日8噴霧

🔖処方例

[102-278]

33歳女性。鼻づまりの症状が続き耳鼻科を受診。花粉症と診断。

処方1：プランルカストカプセル112.5 mg　1回2カプセル（1日4カプセル）
　　　　　1日2回　朝夕食後　14日分

処方2：エバスチン錠10 mg　1回1錠（1日1錠）
　　　　　1日1回　朝食後　14日分

処方3：フルチカゾンプロピオン酸エステル点鼻液50 μg 56噴霧用　1本
　　　　　1回各鼻腔に1噴霧　1日2回　朝夕　噴霧

処方4：トラマゾリン塩酸塩点鼻液0.118%　10 mL
　　　　鼻閉時　1回各鼻腔に1噴霧　1日4回まで

[104-276]
70歳女性。気管支喘息のため吸入療法。
処方1：アドエア250ディスカス60吸入　1個
　　　　　1回1吸入　1日2回　朝就寝前　吸入
処方2：アドエア125エアゾール120吸入　1個
　　　　　1回2吸入　1日2回　朝就寝前　吸入
参照：p.451（スプラタストトシル酸塩）

🖋 その他

- 吸入で用いる副腎皮質ステロイドのため，カンジダなどの口腔内感染予防と嗄声の予防のため，吸入後はすぐにうがいをするように指導する必要がある。
- 全身性副作用が少ない。
- 喘息症状が発現しないように維持する目的（コントローラーとして）で継続的に使用されるため，症状のないときでも毎日規則正しく使用するよう患者を指導する。
- 長時間作用性β_2刺激剤（LABA）と同時使用することで，気管支喘息，慢性閉塞性肺疾患に使用する（吸入）。

国試のエッセンス

1. デバイスの種類と使用方法に注意。(104-276)
2. フルチカゾンプロピオン酸エステルは，鼻腔内噴霧でアレルギー性鼻炎に用いられ，全身性の副作用をほとんど引き起こさない。
(95-130)

本書の利用法
30回以上
29〜20回
19〜10回
9〜5回
4回以下
薬効別編

16 ベラパミル塩酸塩 ⑤

(ワソラン®)

(抗不整脈薬／狭心症治療薬)

| 既出問題番号 | 104-31, 48／103-151, 276, 277／102-31／101-57, 137, 200／100-334／99-32／97-157, 335／96-133, 218／95-200 |

及び鏡像異性体

🖋作用機序

- 非ジヒドロピリジン系 Ca 拮抗薬であり，電位依存性 L 型 Ca^{2+} チャネルを遮断することにより，細胞内への Ca^{2+} の流入を抑制。その結果，血管拡張を引き起こしたり，抗不整脈作用を示したりする。
- 血管に比べて心選択性が高い。
- 洞房結節や房室結節は，Ca^{2+} で活動電位が発生（Ca^{2+} スパイク）するペースメーカー細胞である。ベラパミルは，Ca^{2+} チャネルを遮断してこれらのペースメーカー細胞の興奮性を下げ，有効不応期を延長させるため，房室伝導を抑制し，心房などの上室性頻脈性不整脈に有効である。

🖋効能・適応／用法・用量

① 狭心症，心筋梗塞（急性期除く）

② 頻脈性不整脈

- 内服：成人は 1 回 40〜80 mg，1 日 3 回，小児は 1 回 1〜2 mg/kg，1 日 3 回，1 日 240 mg を超えない
- 注射：成人は 1 回 5 mg，5 分以上かけて徐々に静注，小児は 1 回 0.1〜0.2 mg/kg，5 分以上かけて徐々に静注（最大 1 回 5 mg）

🖋禁忌

- 内服：重篤なうっ血性心不全，Ⅱ度以上の房室ブロック，洞房ブロック，

妊婦
- 注射：重篤な低血圧あるいは心原性ショック，高度の徐脈，洞房ブロック，房室ブロック（Ⅱ・Ⅲ度），重篤なうっ血性心不全，急性心筋梗塞，重篤な心筋症，β遮断薬投与中

🔖体内動態・治療域
- P-糖タンパク質の基質である（ジゴキシンも P-糖タンパク質の基質であるため相互作用あり）。

🔖相互作用（⇧：本薬の作用増強）
〈併用禁忌〉・注射：⇧静注用 β 遮断薬使用者へのベラパミルの静注→心機能抑制作用が強くあらわれ，徐脈，心停止を引き起こすおそれあり。

- 内服・注射：⇧β 遮断薬（心機能の低下や徐脈があらわれる），ジゴキシン（高度の徐脈や房室ブロック，またジギタリスの血中濃度上昇による中毒症状出現）
  ※β 遮断薬の点眼薬にも注意→重篤な不整脈を生じることがある。

🔖重大な副作用
- 内服：心不全，洞停止，房室ブロック，徐脈，意識消失
- 悪心・嘔吐，AST・ALT の上昇

🔖処方例
[103-276]
69 歳男性。高血圧と糖尿病のためエナラプリルマレイン酸塩，メトホルミン塩酸塩およびグリメピリドを服用。動悸を感じるようになり受診。心房細動と診断。
処方 1：ベラパミル塩酸塩錠 40 mg　1 回 1 錠（1 日 3 錠）
　　　　　1 日 3 回　朝昼夕食後　7 日分
処方 2：ダビガトランエテキシラートメタンスルホン酸塩カプセル 75 mg
　　　　　1 回 2 カプセル（1 日 4 カプセル）
　　　　　1 日 2 回　朝夕食後　7 日分

[101-200]

60 歳女性。めまい，ふらつき，冷汗，軽度の意識障害を訴え入院。
（持参薬）

薬袋1：ジベンゾリンコハク酸塩錠 100 mg　1回1錠（1日3錠）
　　　　ベラパミル塩酸塩錠 40 mg　　　　　1回1錠（1日3錠）
　　　　1日3回　朝昼夕食後

薬袋2：ワルファリンK錠 1 mg　1回2錠（1日2錠）
　　　　1日1回　朝食後

薬袋3：ロキソプロフェン Na 錠 60 mg　1回1錠（1日3錠）
　　　　テプレノンカプセル 50 mg　　　1回1カプセル（1日3カプセル）
　　　　1日3回　朝昼夕食後

✎その他

- Ca 拮抗薬の心抑制作用：ベラパミル＞ジルチアゼム＞ニフェジピン（頻脈性不整脈の第一選択薬）
- 心房細動を伴う WPW 症候群のある患者は，ベラパミル塩酸塩の房室伝導抑制作用により，心房興奮が副伝導路を通りやすくなり，心室細動を生じることがあるため，慎重投与となっている。

国試のエッセンス

1. ベラパミルは，心臓に対する選択性が高く，頻脈性不整脈に用いられる Ca^{2+} チャネル遮断薬である。(99-32)
2. ベラパミルは，L型 Ca^{2+} チャネルを遮断し，房室結節細胞の有効不応期を延長する。(96-133)
3. ベラパミル塩酸塩は，洞房ブロックに禁忌である。(95-200)

（クラビット®）

（ニューキノロン系抗菌薬）

既出問題番号	104-230, 326, 328／103-86, 211, 288／102-341／101-262, 263, 274, 282／99-253, 331／97-83, 164／95-217

$\cdot \frac{1}{2} H_2O$

🔖作用機序

・細菌の DNA ジャイレースに作用し，DNA の複製を阻害する。幅広い抗菌スペクトルを示す。

🔖効能・適応／用法・用量

①外傷，熱傷および手術創などの二次感染，肺炎など

②皮膚感染症

・1 日 1 回 500 mg

③腸チフス，パラチフス

・1 日 1 回 500 mg，14 日間

④肺結核およびその他の結核症

・1 日 1 回 500 mg（原則他の結核薬と併用）

⑤腹膜炎

・注射（①，③，⑤）：1 回 500 mg を 60 分かけて静注，③は 14 日間

🔖体内動態・治療域

・腎排泄である→腎障害時には投与量の減量を要す。

🔖相互作用（⇩：本薬の作用減弱）

・⇩アルミニウムまたはマグネシウム含有の制酸薬，鉄剤：併用するとキレートを形成し，吸収が低下する→併用する場合はレボフロキサシン投与

1〜2時間後に服用

🔖処方例──────────────

参照：p.279（ジフェンヒドラミン塩酸塩），p.308（カルテオロール塩酸塩）

本書の利用法

30回以上

29〜20回

19〜10回

9〜5回

4回以下

薬効別編

国試のエッセンス

1. フマル酸第一鉄は，レボフロキサシンと同時に服用すると消化管内でキレートを形成するため，レボフロキサシンの吸収を阻害する。
(95-217)

15 クロピドグレル硫酸塩 🈁

(プラビックス®, コンプラビン® (配))

(抗血小板薬)

既出問題番号　104-260, 261, 262, 263, 309／103-169／102-254, 255, 304, 305／101-216／99-182／98-254, 255／97-294

🔖作用機序

- クロピドグレル本体は薬理作用を示さず，肝臓において数段階の酸化的代謝を受けて生成した活性代謝物が抗血小板活性を示す。クロピドグレルの活性代謝物は，血小板 ADP 受容性サブタイプ $P2Y_{12}$ に不可逆的に結合して阻害し，血小板のアデニル酸シクラーゼ活性を増強し，cAMP 産生が亢進し，血小板凝集が抑制される。その代謝過程に CYP2C19 が関与しているが，CYP2C19 は遺伝子多型が報告されており，クロピドグレルの代謝が影響を受けることが考えられる。

🔖効能・適応／用法・用量

①虚血性脳血管障害（心原性脳塞栓症をのぞく）後の再発抑制
- 1 日 1 回 50〜75 mg，出血傾向，1 日 1 回 50 mg から

②PCI が適用される急性冠症候群，安定狭心症，陳旧性心筋梗塞
- 開始：1 日 1 回 300 mg，維持：1 日 1 回 75 mg

③末梢動脈疾患における血栓・塞栓形成の抑制
- 1 日 1 回 75 mg

🔖相互作用（⇧：本薬の作用増強）

- ⇧抗凝血薬，抗血小板薬，血栓溶解薬→出血傾向が増強される可能性がある。

🔖重大な副作用

- 血栓性血小板減少性紫斑病（TTP），無顆粒球症，重篤な肝機能障害などの重大な副作用が発現することがある。投与開始後 2 か月間は 2 週間に 1 回程度の血液検査を考慮する。

🔴処方例

[102-254]

68歳女性。脳梗塞で1か月入院後退院。

処方：クロピドグレル錠75 mg 　　　　　1回1錠（1日1錠）

　　　エナラプリルマレイン酸塩錠5 mg　1回1錠（1日1錠）

　　　ラベプラゾールNa錠10 mg　　　　 1回1錠（1日1錠）

　　　フェノフィブラート錠80 mg　　　　1回2錠（1日2錠）

　　　　1日1回　朝食後　28日分

[102-304]

48歳男性。心筋梗塞の診断を受けて経皮的冠動脈インターベンション（PCI）を施行，ステント留置。

処方：ロサルタンK錠25 mg 　　　　　　　　1回1錠（1日1錠）

　　　ビソプロロールフマル酸塩錠0.625 mg　1回1錠（1日1錠）

　　　アスピリン腸溶錠100 mg　　　　　　　 1回1錠（1日1錠）

　　　クロピドグレル錠75 mg　　　　　　　　1回1錠（1日1錠）

　　　ロスバスタチンカルシウム錠5 mg　　　1回1錠（1日1錠）

　　　　1日1回　朝食後　7日分

[104-260]

58歳男性。高血圧症と脂質異常症の既往歴あり。頸動脈狭窄症を発症しステント留置。狭窄の状態を精査するための入院。

（入院時の持参薬の処方）

クロピドグレル錠75 mg　　　　　　　1回1錠（1日1錠）

アスピリン腸溶錠100 mg　　　　　　 1回1錠（1日1錠）

アムロジピン口腔内崩壊錠5 mg　　　1回1錠（1日1錠）

ロサルタンK錠50 mg　　　　　　　　1回1錠（1日1錠）

アトルバスタチン錠10 mg　　　　　　1回1錠（1日1錠）

　　1日1回　朝食後　28日分

🔴 その他 ───

- 本剤による血小板凝集抑制が問題となるような手術の場合には，14日以上前に投与を中止することが望ましい。
- 経皮的冠動脈形成術（PCI）が適用される虚血性心疾患の場合，アスピリン（81〜100 mg/日）を併用する。
- 経皮的冠動脈形成術（PCI）が適用される虚血性心疾患の場合，通常，成人には，投与開始日にクロピドグレルとして 300 mg を 1 日 1 回経口投与（ローディングドーズ loading dose）し，その後，維持量として 1 日 1 回 75 mg を経口投与する。
- クロピドグレルの用量調節には血小板機能検査を用いる。

国試のエッセンス

1. クロピドグレルは活性代謝物が血小板 ADP 受容体を遮断。血小板凝集を抑制。(102-254)

15 酸化マグネシウム 局

（重カマ，マグミット®）

（瀉下薬／制酸薬）

既出問題番号　104-248, 249, 328／103-200, 288, 302／102-310, 318／101-187／100-210, 211／99-266, 267／98-276, 277

🖊 作用機序

・胃酸を中和して攻撃因子を抑え，胃壁を保護するなどの局所性の制酸作用をあらわす。また中和により生じた塩化マグネシウムは，腸に移行して胃液のアルカリで炭酸水素マグネシウムとなり，腸内浸透圧を高めてぜん動運動を促進し，緩下作用をあらわす。

🖊 効能・適応／用法・用量

①胃炎，胃潰瘍，十二指腸潰瘍における制酸作用と症状の改善

・1日0.5〜1 g，数回分服

②便秘症

・1日2 g，3回分服，または就寝前1回

③尿路シュウ酸カルシウム結石の発生予防

・1日0.2〜0.6 g，多量の水と服用

🖊 体内動態・治療域

・ニューキノロン系抗菌薬（レボフロキサシンなど），テトラサイクリン系抗菌薬，エチドロン酸二ナトリウムなどは金属カチオンにより，キレートを形成してこれらの吸収が低下する→同時に服用しない。

🖊 処方例

[103-200]

70歳男性。2型糖尿病。

処方：シタグリプチンリン酸塩水和物錠50 mg　1回1錠（1日1錠）

　　　　　1日1回　朝食後　30日分

　　　酸化マグネシウム　1回1 g（1日3 g）

　　　　　1日3回　朝昼夕食後　30日分

検査値：Scr 1.4 mg/dL，空腹時血糖値96 mg/dL，HbA1c 5.8%，血清マ

グネシウム値 6.5 mg/dL

参照：p.17（モルヒネ塩酸塩水和物），p.136（エナラプリルマレイン酸塩），p.355（オランザピン），p.450（シルニジピン）

🔖その他

- 酸化マグネシウムとフェノバリンは配合により変色を生じる。また，大黄と酸化マグネシウムの組合せでは，褐赤色に色調変化が起こる。ともに薬効には変化がないため調剤可能だが，交付時にはその旨患者に説明する。

国試のエッセンス

1. 血清マグネシウム値高値（正常値 1.7 〜 2.6 mg/dL）のため，悪心・嘔吐などの症状が現れることがある。(103-200)

15 ベンズブロマロン 局

(ユリノーム®)

(高尿酸血症治療薬／尿酸排泄促進薬)

作用機序

・尿細管での尿酸の再吸収を抑制する。結果として尿酸排泄を促進する。

効能・適応／用法・用量

①痛風

・1日1回：25〜50 mg，維持量1回50 mg，1日1〜3回

②高尿酸血症を伴う高血圧症における高尿酸血症の改善（尿酸排泄低下型が適応）

・1回50 mg，1日1〜3回

禁　忌

・肝障害，腎結石，高度の腎機能障害

重大な副作用

・重篤な肝障害，黄疸

[102-246]

53歳男性。尿酸値が高く，3週間前より処方1で治療中。2週間後，尿酸値が改善されず処方2，処方3を追加。

処方1：フェブキソスタット錠10 mg　1回1錠（1日1錠）
　　　　　1日1回　夕食後　14日分

処方2：ベンズブロマロン錠25 mg　1回1錠（1日1錠）
　　　　　1日1回　夕食後　14日分

処方3：クエン酸カリウム・クエン酸ナトリウム配合錠　1回2錠（1日6錠）
　　　　　1日3回　朝昼夕食後　14日分

🖊その他

〈警告〉・劇症肝炎などの重篤な肝障害，黄疸──投与開始6か月までの発現が多い。定期的に肝機能検査

・患者には副作用として肝障害がある旨を伝えるとともに，食欲不振，悪心・嘔吐，眼球黄染に注意する。それらの症状があらわれた場合，服用中止し受診

・ほかの尿酸排泄促進薬に，プロベネシド，スルフィンピラゾンがある。しかし相違点として，ベンズブロマロンはほかの薬剤の腎での排泄に影響を及ぼさないことがあげられる。

・痛風発作中は使用しない→悪化のおそれ

国試のエッセンス

1. 尿酸降下薬を使用している場合に生じた痛風発作には，尿酸降下薬の使用を中止せず，同量を継続し，痛風関節炎の治療に準じてNSAIDs パルス療法を併用する。(102-246)
2. 痛風治療について，ベンズブロマロン投与開始後少なくとも6か月間は必ず定期的に肝機能検査を行う必要がある。(97-212)

14 アトロピン硫酸塩水和物 ⓛ
（ムスカリン受容体遮断薬／散瞳薬）

既出問題番号	104-83, 246／103-15／100-241／99-135／98-28, 41, 162, 237, 270／97-28, 235／95-133, 235

$(C_{17}H_{23}NO_3)_2 \cdot H_2SO_4 \cdot H_2O$　分子量：694.83

🔖作用機序

- アセチルコリン，ムスカリン様薬物（ベタネコールなど）に対して競合的拮抗作用をあらわす→消化管運動抑制，腺分泌抑制（唾液，汗，胃酸，気道分泌），平滑筋弛緩（気管支，尿管・膀胱，子宮など）
- 毛様体筋を弛緩し，瞳孔括約筋も弛緩させる→散瞳，遠視，眼圧上昇
- ムスカリン性アセチルコリン M_2 受容体の遮断作用により，副交感神経系の機能を低下させ，心拍数を増加させる。

🔖効能・適応／用法・用量

①胃・十二指腸潰瘍における分泌および運動亢進，胃腸の痙れん性疼痛，痙れん性便秘，徐脈および房室伝導障害（完全房室ブロックなど），有機リン系殺虫剤の中毒，カルバメート系殺虫剤の中毒，副交感神経興奮薬の中毒，麻酔前投与：1日1.5 mgを3回に分けて経口投与。又は，1回0.5 mgを皮下又は筋肉内に注射。

②非薬物性パーキンソニズム：最初1日0.5〜1.0 mgを3回に分けて経口投与し，以後漸増。

🔖禁　忌

- 緑内障，前立腺肥大による排尿障害，麻痺性イレウスのある患者

🔖重大な副作用

- 口渇，排尿困難，便秘など

その他

- 基原生薬はベラドンナコン（ナス科）
- ナス科のハシリドコロに含まれる。
- *l*-ヒヨスチアミンのラセミ体である。
- トロパンアルカロイドに属する（→トロパン骨格をもつ）。
- アトロピンは第3級塩基であるが，生体内でプロトン付加し，第4級塩基となる。
- アトロピン存在下でアセチルコリンを適用した場合には，収縮反応の用量-反応曲線は高用量側に平行移動
- アトロピン存在下で大量のアセチルコリンを投与すると血圧は上昇する。この血圧上昇反応はニコチン N_N 受容体遮断薬（ヘキサメトニウムなど）によって抑制される。
- 胃内容物排出速度を減少させる。
- アトロピン硫酸塩水和物末は，毒薬であるため，保管する場所には鍵を施さなければならない。

国試のエッセンス

1. アトロピンは，Oddi 括約筋のれん縮を抑制する目的で，急性膵炎の疼痛の治療時にモルヒネと併用される。(98-162)
2. アトロピンの薬理作用には，唾液分泌抑制がある。(97-28[改])
3. アトロピンはムスカリン性アセチルコリン M_2 受容体を遮断し，徐脈性不整脈を改善する。(95-133)
4. アトロピン硫酸塩水和物末は，鍵をかけた場所に保管しなければならない。(95-235)

14 アミオダロン塩酸塩 ㊜

(アンカロン®)

(抗不整脈薬)

既出問題番号	103-43, 155／102-320／101-57, 69／100-31, 182, 232, 233／99-70／98-328／97-312／96-133, 218

$\cdot$ HCl

🖊作用機序

- Vaughan-Williams 分類の第Ⅲ群に属する抗不整脈薬。K^+ チャネル遮断→細胞外への K^+ 流出抑制→活動電位持続時間延長＋不応期延長（QT 延長）→不整脈に有効

🖊効能・適応／用法・用量

- 心室性頻拍，心室細動，肥大型心筋症に伴う心房細動

＜錠剤＞導入期：1 日 400 mg を 1〜2 回に分けて 1〜2 週間経口投与

維持期：1 日 200 mg を 1〜2 回に分けて経口投与

🖊禁　忌

- 重篤な洞不全症候群，2 度以上の房室ブロックのある患者
- ヨウ素に対する過敏症の既往歴のある患者
- バルデナフィル塩酸塩水和物，シルデナフィルクエン酸塩を投与中の患者（QT 延長を起こすおそれがある）

🖊体内動態・治療域

- 肝排泄型である。主として CYP3A4 で代謝される。
- 消失半減期は 19〜53 日と極めて長い。

🖊重大な副作用

- 間質性肺炎，肺線維症，肝障害，甲状腺機能低下症，角膜色素沈着

167

[98-328]

68歳男性。不整脈の既往あり。

処方：アミオダロン塩酸塩錠 100 mg　1回1錠（1日2錠）

　　　　1日2回　朝夕食後　14日分

🔖その他

- 生命に危険のある再発性不整脈でほかの抗不整脈薬が無効，または使用できない場合に用いる。
- 錠剤は毒薬に指定されている（注射剤は劇薬）。
- アミオダロン注射液は，沈殿を生じるので，生理食塩液と配合しない。
- アミオダロン注射液を点滴静注する場合は，容量型の持続注入ポンプを使用する（本剤溶液の表面特性の変化により，液滴サイズが縮小することがあるため）。
- アミオダロン注射液投与開始後は，心電図の連続監視下で患者の状態を把握する（特に，血圧低下，徐脈などに注意）。
- ポリ塩化ビニル（PVC）製の輸液セットなどの使用を避ける（PVC製の輸液セットなどに吸着する。また，可塑剤として DEHP［di-（2-ethylhexyl）phthalate］を含む場合，DEHP が溶出する）。

国試のエッセンス

1.　アミオダロン塩酸塩注射液を希釈する場合は，5%ブドウ糖液を用いる。（100-232）
2.　アミオダロンは，K^+チャネルを遮断し，QT延長を引き起こす。（96-133[改]）
3.　アミオダロン塩酸塩錠とタダラフィル錠は，併用可能である。（98-328）

14 イコサペント酸エチル (EPA) 局

（エパデール，エパラ®，エパロース®）

〈抗血小板薬／脂質異常症治療薬〉

既出問題番号 ▶ 104-268, 269／103-246, 258, 312／102-160／100-37, 220, 221／99-270, 320, 333／97-161／96-216

🖊作用機序

- 生体内に取り込まれ，細胞膜のEPA含有率を高めることにより作用を発揮する。血小板ではアラキドン酸代謝を競合的に阻害することにより，トロンボキサンA_2（TXA_2）産生↓→粘着・凝集抑制作用発揮。血管壁では伸展保持作用
- コレステロールおよびTGの腸管吸収や肝臓での生合成を抑制する。また，肝臓でのコレステロールから胆汁酸への異化を促進させる。

🖊効能・適応／用法・用量

①脂質異常症
- 1回900mgを1日2回又は1回600mgを1日3回，食直後

②閉塞性動脈硬化症に伴う，潰瘍・疼痛・冷感の改善
- 1回600mg，1日3回，毎食直後

🖊相互作用（⇧：本薬の作用増強）

〈併用注意〉・⇧ワルファリンカリウムなどの抗凝血薬→出血傾向が増大

🖊処方例

[103-312]

76歳男性。脳梗塞の既往あり。脂質異常症（高脂血症），不眠，便秘。

処方1：アムロジピンベシル酸塩錠5mg　1回1錠（1日1錠）
　　　　1日1回　朝食後　30日分

処方2：イコサペント酸エチル粒状カプセル900mg　1回1包（1日2包）
　　　　1日2回　朝夕食直後　30日分

処方3：シロスタゾール錠100mg　1回1錠（1日2錠）
　　　　1日2回　朝夕食後　30日分

処方4：ゾピクロン錠10mg　1回1錠

　　　　　　　不眠時　10 回分（10 錠）
処方 5：センナエキス錠 80 mg　1 回 2 錠
　　　　　　　便秘時　10 回分（20 錠）

[104-268]
60 歳男性。脂質異常症および高血圧症の診断により処方 1 により薬物治療
を行っていたが，処方 2 が追加された。
処方 1：ピタバスタチン Ca 錠 2 mg　1 回 1 錠（1 日 1 錠）
　　　　　　　1 日 1 回　夕食後　28 日分
　　　　　　ロサルタン K 錠 50 mg　　　1 回 1 錠（1 日 1 錠）
　　　　　　　1 日 1 回　朝食後　28 日分
処方 2：イコサペント酸エチル粒状カプセル 900 mg　1 回 1 包（1 日 2
　　　　　　包）
　　　　　　　1 日 2 回　朝夕食直後　28 日分
検査値：血圧 126/76 mmHg，血清クレアチニン値 0.9 mg/dL，HbA1c
5.9%（NGSP 値），LDL-C 98 mg/dL，HDL-C 62mg/dL，TG（トリグリ
セリド）220 mg/dL
参照：p.475（オルメサルタン メドキソミル）

🖊その他
・脂質なので空腹時投与は吸収が悪く，食直後にかまずに服用

国試のエッセンス

1. イコサペント酸エチルが追加されたのは TG 値が基準値（30〜150
   mg/dL）より高いためである。(104-268)
2. イコサペント酸エチルは抗血小板作用を有するため，手術前などに
   は休薬（7〜10 日間）期間を設ける必要あり。シロスタゾールも
   同様（休薬期間 3 日間）。(103-312)
3. 空腹時投与により薬物の吸収が低下するため食後に又は食直後に服
   用すべき医薬品として，メナテトレノンとイコサペント酸エチルが
   ある。(96-216)

本書の利用法

30回以上

29〜20回

19〜10回

9〜5回

4回以下

薬効別編

14 イソニアジド (INH) 局

(イスコチン®)

(抗結核薬)

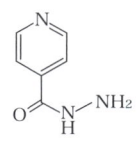

$C_6H_7N_3O$ 　分子量：137.14

🖊作用機序

- ミコール酸（結核菌細胞壁構成成分）の合成阻害（殺菌的）
- 結核菌のピリドキサールリン酸 PAL-P 系酵素の阻害作用
- イソニアジドは**ピリドキサール**に類似した構造を有し，これらを補酵素とする反応を阻害する。

🖊効能・適応／用法・用量

①肺結核，その他の結核症

- 内服：1 日 200〜500 mg（4〜10 mg/kg），1〜3 回分服，毎日または週 2 日，1 日 1g まで。13 歳未満は 1 日 20 mg/kg まで

🖊禁　忌

- 重篤な**肝障害**→悪化

🖊体内動態・治療域

- アセチル化により不活化。アセチル化速度は *N*-アセチル化転移酵素 2（NAT2）の遺伝的多型による個人差または人種差あり。アセチル化の遅い群（slow acetylator 群，SA）では，アセチル化の速い群（rapid acetylator 群，RA）に比べて代謝物の *N*-アセチルイソニアジドの生成率は低い。日本人では約 10%，白人では約 50% が slow acetylator である。slow acetylator では多発性神経炎を，rapid acetylator では肝炎を起こしやすい。

🖊相互作用（⇧：本薬の作用増強，⇩：本薬の作用減弱）

- ほかの抗結核薬（リファンピシン）との併用による重篤な肝障害⬆：リ

171

ファンピシンの肝代謝薬物誘導⬆→イソニアジドの代謝⬆→肝毒性を有する代謝物の産生⬆

- チラミン含有食物（チーズなど）── 血圧⬆，動悸：イソニアジドの MAO 阻害作用で，チラミンは不活性化されず，アドレナリン作動性神経終末部において貯蔵されているカテコールアミンの遊離を促進。アミン中毒症状（発赤，動悸，頭痛）が発現
- ヒスチジン含有魚（マグロなど）── イソニアジドの**ヒスタミン代謝酵素阻害作用**により，体内にヒスタミンが蓄積

🖊**重大な副作用**

- 末梢神経炎 ── ビタミン B_6（ピリドキシン塩酸塩など）の服用で予防可能（PAL-P の活性低下が関与しているため）
- 視神経炎，視神経萎縮
- 肝障害（劇症肝炎など）── 定期的に肝機能検査

🖊**処方例**

参照：p.95（リファンピシン）

🖊**その他**

- イソニアジドはピリジン骨格をもつ。
- 遮光保存である。
- 炭酸水素ナトリウムや乳糖水和物と配合すると色調の変化が起こる。よって，これらの薬とは包装は別とし，また賦形剤にはデンプンを使用する。

国試のエッセンス

1. 遺伝子多型により，イソニアジドの体内動態に大きく影響を及ぼす代謝酵素は NAT2 である。(99-43)
2. イソニアジドは，ミコール酸の生合成を阻害し，結核菌に対して抗菌作用を示す。(98-165)
3. イソニアジドの副作用による末梢神経炎の治療薬にはピリドキシン塩酸塩がある。(96-150)
4. イソニアジドは，リファンピシンとの併用により重篤な肝障害を起こすことがある。(96-185)

14 カンデサルタン シレキセチル 局

（ブロプレス®）

（降圧薬／アンジオテンシンⅡ受容体拮抗薬）

| 既出問題番号 | 104-256, 257, 341／103-34／102-158, 291, 318／101-272, 308／100-106／99-55／97-186／96-210／95-134 |

🖊作用機序

・アンジオテンシンⅡ受容体（AT₁受容体）拮抗薬。アンジオテンシンによる血管収縮，および副腎からのアルドステロン分泌を抑制する。

🖊効能・適応／用法・用量

①高血圧症

・成人：1日1回4〜8 mg，12 mgまで増量可，小児：1歳以上6歳未満は1日1回0.05〜0.3 mg/kg，6歳以上は1日1回2〜8mg，12 mgまで増量可

②腎実質性高血圧症

・1日1回2 mg，8 mgまで増量可

③慢性心不全（ACE阻害薬の投与が適切でない場合）

・1日1回4 mgから開始，8 mgまで増量可，原則ACE阻害薬以外による基礎治療は継続

🖊相互作用

・K保持性利尿薬（スピロノラクトン，トリアムテレンなど），K補給薬→血清K値が上昇

🖊重大な副作用

・高カリウム血症

・血管浮腫，ショック，急性腎不全

🖊その他

・カンデサルタンのプロドラッグであり，カンデサルタンのカルボキシル基をシレキセチルエステル化することにより，脂溶性を付与して生体膜透過性を高めている。経口投与後，吸収過程において速やかに活性体のカンデサルタンに変換される。

- 腎排泄型であるため，急激な腎機能の低下により血中濃度が高くなる可能性がある。

♫処方例

参照：p.9（ワルファリンカリウム），p.84（ボグリボース），p.450（シルニジピン）

国試のエッセンス

1. 作用機序を問われる。カンデサルタンは，カンデサルタン　シレキセチルの活性代謝物であり，AT1 受容体を遮断し，ホスホリパーゼ C の活性化を抑制することで降圧作用を示す。(103-34, 102-158)

本書の利用法

30回以上

29〜20回

19〜10回

9〜5回

4回以下

薬効別編

13 L-カルボシステイン 局

（ムコダイン®）

（去痰薬／気道粘液修復薬）

| 既出問題 番号 | 104-85, 195／103-157, 270, 318／102-342／101-324, 343／100-161, 298／98-272, 273／96-136 |

✐作用機序

- 粘液構成成分の調整作用，喀痰粘度低下作用，喀痰流動性の改善作用，線毛細胞修復作用を有し，痰を喀出しやすくする。

✐効能・適応／用法・用量

- 上気道炎，気管支炎，気管支喘息などの去痰，慢性副鼻腔炎の排膿：1回500 mg を1日3回経口投与

✐処方例

［102-342（改）］

2歳3か月女児。体重12 kg。湿性咳嗽。

処方：カルボシステインシロップ5％

　　　　1回120 mg（1日360 mg）【原薬量】

　　　　プロカテロール塩酸塩シロップ0.0005％

　　　　1回15 μg（1日45 μg）【原薬量】

　　　　上記を混合して1剤とする。

　　　　1日3回　朝昼夕食後　3日分

国試のエッセンス

1. カルボシステインは，気道粘液の構成成分の割合を調整することにより去痰作用を示す。(103-157[改], 100-161[改])

13 アシクロビル ㊤

（ゾビラックス®）

（抗ヘルペスウイルス薬）

既出問題番号　104-212, 213／100-283／99-39, 44, 208, 209／98-264, 265, 327／97-165／96-178／95-204

🔖作用機序

- アシクロビルはヘルペス群ウイルス感染細胞内に入ると，ウイルス誘導のチミジンキナーゼにより，リン酸化を受けて一リン酸化されたのち，宿主のリン酸化酵素によってさらにリン酸化され活性型となる（アシクロビル三リン酸）。アシクロビル三リン酸はウイルスの DNA 依存性 DNA ポリメラーゼを阻害し，また，正常基質である dGTP と競合し，ウイルス DNA ポリメラーゼにより，ウイルス DNA の 3′ 末端に取り込まれて DNA 鎖の伸長を停止させてウイルス DNA の複製を阻害し，抗ウイルス作用を示す。

🔖効能・適応／用法・用量

- 単純疱疹（単純ヘルペスウイルス）：200 mg/回，1 日 5 回　5 日間　経口投与
- 帯状疱疹（水痘・帯状疱疹ウイルス）：800 mg/回，1 日 5 回　7 日間　経口投与
  ※投与回数が多いのは半減期が短いため（$t_{1/2}$＝約 2.5 時間）
- 発病初期に近いほど，単純ヘルペスウイルス（HSV）に対する増殖抑制効果が期待できるため，早期に投与を開始することが望ましい。
- 腎障害のある患者または腎機能が低下している患者，高齢者においては，精神神経系の副作用があらわれやすいため，本薬の投与間隔または投与量を調節すること

🔖体内動態・治療域

- 腎排泄型薬物

🔖相互作用（⇧：本薬の作用増強，⇩：本薬の作用減弱）

- 本薬はプリン系化合物である→ピリミジン系化合物（フルオロウラシルなど）との相互作用を起こしにくい。

本書の利用法

30回以上

29〜20回

19〜10回

9〜5回

4回以下

薬効別編

🥄重大な副作用

- アナフィラキシーショック，アナフィラキシー様症状（呼吸困難，血管浮腫など）
- 汎血球減少，無顆粒球症，血小板減少，播種性血管内凝固症候群（DIC），血小板減少性紫斑病など
- 精神神経症状：意識障害（昏睡），せん妄，妄想，幻覚，錯乱，痙れん，てんかん発作，麻痺，脳症など
- 急性腎障害

🥄処方例

[100-282〜283]

75歳男性。2日前から腹部に痛みを伴う赤い発疹が認められた。この発疹は小さな水ぶくれとなり帯状に広がり，激しい痛みとなった。近医を受診し，帯状疱疹と診断された。

処方1：バラシクロビル錠500 mg　1回2錠（1日6錠）
　　　　　　　1日3回　朝昼夕食後　7日分
処方2：ナプロキセン錠100 mg　1回1錠（1日3錠）
　　　　　　　1日3回　朝昼夕食後　7日分

🥄その他

- 正常細胞内ではアシクロビルはほとんどリン酸化を受けない。選択毒性を示す抗ウイルス薬である→ウイルスのチミジンキナーゼはその基質特異性が宿主のものと異なるためである。
- アシクロビル注射剤はアルカリ性。pHなどの変化で配合変化（結晶析出）→混注はできるだけ避ける。

〈アシクロビルのプロドラッグ〉

- バラシクロビルは，L-バリンとアシクロビルがエステル結合したもので，体内への吸収率が高くなった。エステル結合の加水分解により，アシクロビルに変換され，活性を発現する。
- バラシクロビルは，単純疱疹には1回500 mgを1日2回5日間経口投与する。帯状疱疹には1回1,000 mgを1日3回7日間経口投与する。

本書の利用法

30回以上

29〜20回

19〜10回

9〜5回

4回以下

薬効別編

13 アンピシリン水和物 (ABPC) 局

（ビクシリン®）

（ペニシリン系抗菌薬）

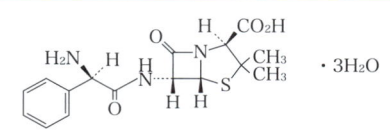

$C_{16}H_{19}N_3O_4S \cdot 3H_2O$　分子量：403.45

作用機序

・β-ラクタム系抗菌薬で，ペニシリン結合タンパク質（トランスペプチダーゼ，カルボキシペプチダーゼ）に選択的に結合し，細菌の細胞壁合成を阻害する。

効能・適応／用法・用量

・肺炎レンサ球菌などのグラム陽性菌，インフルエンザ菌などのグラム陰性菌，梅毒トレポネーマに有効（広域ペニシリンに属する）→緑膿菌に無効

・上記による各種感染症：1回250〜500 mg（力価）を1日4〜6回経口投与。または1日1〜4 g（力価）を1〜2回に分けて点滴静注。

　※ペニシリナーゼで分解されやすい→ペニシリン耐性菌には無効

体内動態・治療域

・腎排泄型薬物

重大な副作用

・ショック（アナフィラキシー様症状），無顆粒球症，溶血性貧血，偽膜性大腸炎，ビタミンK欠乏症

その他

・アンピシリンの投与により，菌交代現象が起き，クロストリジウム・ディフィシル（*Clostridium difficile*）が異常に増殖し，それに関連する下痢症が発症することがある。

・マイコプラズマに効果なし（マイコプラズマには細胞壁がないため）。

・アンピシリンナトリウム注射薬：フェノバルビタールナトリウム注射薬と

の混合で加水分解が促進。5％ブドウ糖液に溶解すると，分解し力価が著明に低下することがある（外観変化なし）。

〈アンピシリンのプロドラッグ〉

- バカンピシリン（分子中のカルボキシル基に脂溶性の基を導入し，膜透過性を高める。吸収⬆），タランピシリン（吸収⬆）→消化管からの吸収はアンピシリンの 2 倍

13 インフリキシマブ

（レミケード®）

（抗TNFα薬／抗リウマチ薬／炎症性腸疾患治療薬）

既出問題番号	104-37, 289, 333／103-40, 264, 265／101-297／100-300, 301／99-308, 309／97-61／96-138

作用機序

- 関節破壊の原因となる腫瘍壊死因子α（TNFα）に対する遺伝子組換え型ヒト/マウスキメラ型モノクローナル抗体
- TNFα自身に結合して，TNFαの作用を遮断する。

効能・適応／用法・用量

- 関節リウマチの中等度から重度の活動期：メトトレキサート製剤による治療に併用
- 中等度から重度のクローン病・潰瘍性大腸炎（根治させるものではなく，寛解状態への導入と維持）

禁　忌

- 重篤な感染症（敗血症など）の患者〔症状を悪化させるおそれがある〕
- 活動性結核の患者〔症状を悪化させるおそれがある〕
- うっ血性心不全の患者〔症状を悪化させるおそれがある〕

その他

- 生物由来製品である（劇薬）。
- 結核の既感染者では，結核を活動化させるおそれがあるので，胸部レントゲン検査などを定期的に行うなど，結核症状の発現に十分注意する必要がある。結核の既感染者には抗結核薬を投与したうえで，インフリキシマブの投与を行う。
- 抗TNF製剤を投与されたB型肝炎ウイルスキャリアの患者又は既往感染者（HBs抗原陰性，かつHBc抗体またはHBs抗体陽性）で，B型肝炎ウイルスの再活性化が報告されている。投与に先立って，B型肝炎ウイルス感染の有無を確認する。B型肝炎ウイルスキャリアの患者又は既往感染者に投与する場合は，肝機能検査値や肝炎ウイルスマーカーのモニタリングを行い，B型肝炎ウイルスの再活性化の徴候などの発現に注意する

181

- インフリキシマブの投与では，重篤な副作用により致命的な経過をたどることがあるので，緊急時に十分に対応できる医療機関で使用する。
- 治療中は，生ワクチン（麻疹ワクチンなど）接種を行わない。

国試のエッセンス

1. インフリキシマブの使用に際しては，結核の既感染者には胸部レントゲン検査などを定期的に行う。(99-308[改])
2. インフリキシマブは，重篤な副作用に対し十分対応できる医療機関で使用する。(99-308[改])
3. インフリキシマブの直接の容器に付す表示は，法令の規定により，製造販売業者の氏名又は名称および住所を記載しなければならない。(99-309[改])

13 ゲフィチニブ
（イレッサ®）
（抗悪性腫瘍薬）

既出問題番号 104-90／102-332／101-65, 165, 222／100-70, 333／99-40, 300, 334／97-61／96-204, 233

作用機序
- EGFR（上皮成長因子受容体）チロシンキナーゼを選択的に阻害し，抗悪性腫瘍作用をあらわす。

効能・適応／用法・用量
- EGFR 遺伝子変異陽性の手術不能又は再発非小細胞肺がん：1 回 250 mg を 1 日 1 回，経口投与

体内動態・治療域
- 肝代謝型薬物（主として肝代謝酵素 CYP3A4 により代謝される）

相互作用 （⇩：本薬の作用減弱）
- ⇩制酸薬，H_2 受容体拮抗薬（ニザチジンなど），プロトンポンプ阻害薬→ゲフィチニブ錠の溶解性が pH に依存することから，酸分泌抑制薬によって胃内の pH が上昇すると，ゲフィチニブの吸収が低下して作用が減弱する。

重大な副作用
- 急性肺障害，間質性肺炎（緊急安全性情報）

国試のエッセンス

1. ゲフィチニブは，上皮増殖因子受容体（EGFR）チロシンキナーゼを選択的に阻害する。(101-165)
2. ゲフィチニブ錠は，ニザチジン錠と併用すると，薬物相互作用により，吸収が低下する。(99-334[改])
3. ゲフィチニブの重篤な副作用として，急性肺障害や間質性肺炎がある。(96-204)

13 ジクロフェナクナトリウム 局

（ボルタレン®）

（非ステロイド性抗炎症薬 ［NSAIDs]）

既出問題
番号　103-160, 224, 234／102-104, 226／101-38, 342／
100-260, 261／98-194, 204, 322／97-163

🔗 **作用機序**

- シクロオキシゲナーゼ阻害によるプロスタグランジンの産生を抑制することにより，強力な解熱，鎮痛，抗炎症作用が認められている。

🔗 **効能・適応／用法・用量**

①上気道炎の解熱・鎮痛
- 1 回 25〜50 mg 頓用，原則 1 日 2 回，1 日最大 100 mg まで。小児：0.5〜1.0 mg/kg の低用量より開始

②関節リウマチ（効果の発現は速いが，作用時間は短い），変形性関節症，腰痛症，肩関節周囲炎などの消炎・鎮痛

③手術および抜歯後の鎮痛・消炎
- 1 日 75〜100 mg，3 回分服，頓用：1 回 25〜50 mg

🔗 **禁　忌**

- 消化性潰瘍，重篤な血液の異常，重篤な肝障害，重篤な腎障害，重篤な高血圧症，重篤な心機能不全
- アスピリン喘息またはその既往歴，妊婦，インフルエンザの臨床経過中の脳炎・脳症（緊急安全性情報が出されている／2000（平成 12）年 11 月）
- 坐薬・注腸：直腸炎，直腸出血または痔疾
- トリアムテレンとの併用

🖊処方例

[102-226]

65歳女性。慢性腎不全で通院治療中。最近腰が痛くなり寝つきも良くないので整形外科を受診し，骨粗しょう症と診断された。

処方1：ラロキシフェン塩酸塩 60 mg　　　　　　　1回1錠（1日1錠）
　　　　アルファカルシドールカプセル 0.5 μg　　1回1カプセル（1日1
　　　　カプセル）
　　　　　　1日1回　朝食後　14日分
処方2：ジクロフェナク Na 錠 25 mg　1回1錠
　　　　　　痛い時　5回分（5錠）

🖊その他

・強い抗炎症作用を有するが，中枢性の副作用は極めて少ない。
・COX-2選択的阻害薬ではないものの，比較的COX-2選択性が高いため，インドメタシンに比べて胃障害が起こりにくい。
・鎮痛薬の薬理試験法として酢酸ライジング試験法が用いられる。
・坐剤は肝臓における初回通過効果を受けない。

> **国試のエッセンス**
>
> 1. ジクロフェナクナトリウムは消化性潰瘍を起こすおそれがあるため空腹時の服用は避けることが望ましい。(102-226)
> 2. ジクロフェナクは，強い抗炎症作用を有するが，中枢性の副作用は極めて弱い。(97-163)

13 シタグリプチンリン酸塩水和物

（ジャヌビア®，グラクティブ®）

（糖尿病治療薬）

既出問題番号	104-256, 257, 266／103-68, 200, 246／102-196, 340／100-268／98-82, 252, 253／97-301

作用機序

- 選択的 DPP-4 阻害薬と呼ばれる 2 型糖尿病治療薬。インスリン分泌を促進する作用とグルカゴン分泌を低下させる作用とをもつ腸管ホルモンであるインクレチンを分解する酵素である DPP-4（ジペプチジルペプチダーゼ-4）を選択的に阻害する。その結果，インクレチンであるグルカゴン様ペプチド-1（GLP-1）およびグルコース依存性インスリン分泌刺激ポリペプチド（GIP）が増加し，血糖値依存的にインスリン分泌促進作用ならびにグルカゴン分泌抑制作用を増強し，血糖コントロールを改善する。

効能・適応／用法・用量

①2 型糖尿病

ただし，下記のいずれかの治療で十分な効果が得られない場合に限る。

a）食事療法，運動療法のみ

b）食事療法，運動療法に加えてスルホニルウレア薬剤（SU 剤）を使用

c）食事療法，運動療法に加えてチアゾリジン系薬剤を使用

d）食事療法，運動療法に加えてビグアナイド系薬剤を使用

e）食事療法，運動療法に加えて α-グルコシダーゼ阻害剤を使用

1 日 1 回 50 mg，効果不十分：1 日 1 回 100 mg まで増量可

禁 忌

- 血液透析または腹膜透析を要する患者を含む，重度腎機能障害のある患者（本薬の血中濃度が上昇するため。なお，2013（平成 25）年に投与禁忌が解除され，慎重投与扱いとなり，症例によっては使用が可能である）

🔖処方例────────────────

[102-196]

70 歳男性。2 型糖尿病と高血圧症と診断。

処方：ロサルタン K 錠 50 mg 　　　　　1 回 1 錠（1 日 1 錠）朝食後
　　　メトホルミン塩酸塩錠 250 mg　1 回 1 錠（1 日 2 錠）朝夕食後
　　　シタグリプチンリン酸塩水和物錠 50 mg

　　　　　　　　　　　　　　　　　1 回 1 錠（1 日 1 錠）朝食後

参照：p.161（酸化マグネシウム），p,475（オルメサルタン メドキソミル）

🔖その他────────────────

・本薬は，そのほとんどが未変化体として腎排泄される。したがって，腎機
　能障害の場合，血中濃度が上昇する可能性があり，注意を要する。

本書の利用法

30回以上

29〜20回

19〜10回

9〜5回

4回以下

薬効別編

（アルサルミン®）

（消化性潰瘍治療薬／抗ペプシン薬）

| 既出問題番号 | 103-158, 171／102-262, 272, 273／101-246／100-342／99-200, 201／98-57, 181／97-65／95-137 |

$C_{12}H_{30}Al_8O_{51}S_8 \cdot xAl(OH)_3 \cdot yH_2O$

🖊 作用機序

・消化性潰瘍の底に形成される白苔中の基質タンパクと結合し，潰瘍部に保護層を形成することにより胃粘膜保護作用を示す。また胃液ペプシン活性抑制作用，制酸作用などを有する。ショ糖硫酸エステルアルミニウム塩の防御因子強化薬である。

🖊 効能・適応／用法・用量

①急性胃炎，慢性胃炎の急性増悪期の胃粘膜病変，胃潰瘍，十二指腸潰瘍

・細粒：1回1～1.2 g，1日3回
・内服液（10%）：1回10 mL，1日3回

🖊 体内動態・治療域

・ニューキノロン系抗菌薬，テトラサイクリン系抗菌薬などと併用すると，金属カチオンによりキレートを形成し，これら併用薬の吸収が低下する→服用時間をずらすことで弱まる。

🖊 禁　忌

・透析療法を受けている患者→長期投与でアルミニウム脳症，アルミニウム骨症の発現

🖊 処方例

参照：p.35（メトトレキサート）

本書の利用法

30回以上

29〜20回

19〜10回

9〜5回

4回以下

薬効別編

国試のエッセンス

1. スクラルファート細粒を同時投与するとノルフロキサシン小児用錠
   の効果が減弱することがある。(99-200)

| 既出問題番号 | 104-254／103-220, 221, 308／102-191, 258, 259, 318／101-294／99-165／97-187／96-149／95-144 |

作用機序

- 乳がん組織などのエストロゲン受容体においてエストロゲンと競合的に拮抗して，エストロゲン作用を抑制。結果として，エストロゲン依存性の乳がん細胞の増殖が阻止される。

効能・適応／用法・用量

①乳がん

- 1 日 20 mg，1〜2 回分服，最大量 1 日 40 mg

禁　忌

- 妊婦

重大な副作用

- 白血球↓，血小板↓，貧血，高カルシウム血症

🖊処方例

[103-220]

48歳女性。乳がん，StageⅠ。2年前の術後より以下の処方でホルモン療法を受けている。

処方：タモキシフェン錠20 mg　1回1錠（1日1錠）

　　　　　1日1回　朝食後　90日分

[102-258]

36歳女性。乳がん手術後，以下の薬物療法。

処方：リュープロレリン酢酸塩10 mg　1回2錠（1日2錠）

　　　　　1日1回　朝食後　28日分

　　　タモキシフェン注射用3.75 mg　全1本

　　　　　1回3.75 mg　4週間ごとに1回　皮下注射

参照：p.450（シルニジピン）

🖊その他

- タモキシフェンクエン酸塩は，エストロゲン受容体（ER1）の選択的エストロゲン受容体モジュレーター（SERM）である。モジュール機能のプロモーターの種類によって組織選択性が生じる。

- タモキシフェンクエン酸塩は，子宮内膜細胞のエストロゲン受容体に対してはアゴニストとして働き，細胞を増殖させるため，子宮体がん，子宮肉腫，子宮内膜ポリープ，子宮内膜増殖症，子宮内膜症に注意が必要である。

- タモキシフェンクエン酸塩は，骨組織に対してはアゴニストとして働き，エストロゲン受容体刺激作用を示す。

1. *CYP2D6* の遺伝子多型により無再発発生率に有意差が認められる。
   (103-220)

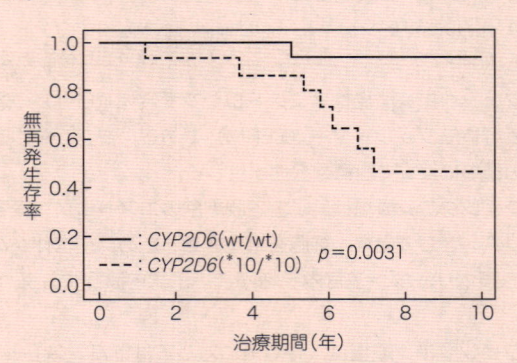

図　*CYP2D6*遺伝子多型と乳がん術後タモキシフェン
単剤治療症例における無再発生存率

wt/wt：野生型/野生型，*10/*10：変異型/変異型。
　　　　Cancer Sci 99(5)：995-999(2008)一部改変

2. タモキシフェンクエン酸塩は，子宮体がんのリスクを増大させる。
   (97-187)

3. タモキシフェンは，エストロゲン受容体を遮断し，乳がん細胞の増
   殖を阻害する。(99-165)

13 チクロピジン塩酸塩 ⑮

（パナルジン®）
（抗血小板薬）

🔖 作用機序

- 血小板細胞膜の ADP 受容体（P2Y$_{12}$ サブタイプ）（G$_i$ タンパク質共役型）を遮断→アデニル酸シクラーゼ活性化→血小板内 cAMP ⬆→血小板内の Ca^{2+} 濃度が低下→血小板凝集能が阻害される。

🔖 効能・適応／用法・用量

① 慢性動脈閉塞症に伴う諸症状の改善：1 回 100～200 mg　1 日 2～3 回経口投与

② 虚血性脳血管障害に伴う血栓・塞栓の治療：1 回 100 mg　1 日 2～3 回経口投与

③ 血管手術および血液体外循環に伴う血栓・塞栓の治療ならびに血流障害の改善：1 回 100 mg　1 日 2～3 回経口投与

🔖 禁　忌

- 出血，重篤な肝障害，白血球減少症のある患者

🔖 相互作用（⬆：本薬の作用増強）

- ⬆抗凝血薬，血小板凝集抑制薬（アスピリンなど），血栓溶解薬

🔖 重大な副作用

- 血栓性血小板減少性紫斑病（TTP），無顆粒球症，重篤な肝障害

  ※これらの重大な副作用を防止するために，投与開始後 2 か月間は 2 週に 1 回，血球算定（白血球分画を含む），肝機能検査を行い，副作用の発現に注意する（2002（平成 14）年に緊急安全性情報が配布された）。

- 出血または出血傾向

  - 手術や歯の治療を受ける場合，本薬を服用していることを医師または歯科医師に伝える。
  - 手術日の 10～14 日前には服用を中止する。

🦆処方例————————————————————————————————

[99-220〜221]

65歳男性。一過性脳虚血発作と診断され，血栓・塞栓の治療のため以下の
薬剤が処方された。

処方：チクロピジン塩酸塩錠 100 mg　1回1錠（1日2錠）
　　　　1日2回　朝夕食後　14日分

12 アルファカルシドール

（アルファロール®, ワンアルファ®, カルフィーナ®）

（骨粗しょう症治療薬／活性型ビタミン D_3 製剤）

既出問題番号 104-216, 217／103-256, 257, 280／102-226／100-262, 263／99-63／97-256, 257／95-147

🔖作用機序

- アルファカルシドール（1α-ヒドロキシコレカルシフェロール）は**肝臓**で**25位**が水酸化されて活性型ビタミン D_3 に変換される。
- 活性型ビタミン D_3 は**腸管**からの Ca^{2+} 吸収↑＋腎尿細管における Ca^{2+} 再吸収↑→**血清 Ca^{2+} 濃度**↑

🔖効能・適応／用法・用量

①慢性腎不全

- 成人：1日1回0.5〜1 μg, 小児：1日1回0.05〜0.1 $\mu g/kg$

②骨粗しょう症

- 成人：1日1回0.5〜1 μg, 小児：1日1回0.01〜0.03 $\mu g/kg$, 未熟児：1日1回0.008〜0.1 $\mu g/kg$

③次の疾患における**ビタミン D 代謝異常**に伴う諸症状（**低カルシウム血症**, しびれ, テタニー, 筋力低下, 骨痛など）の改善：**慢性腎不全**, 副甲状腺機能低下症, ビタミン D 抵抗性くる病・骨軟化症

- 成人：1日1回1〜4 μg, 小児：1日1回0.05〜0.1 $\mu g/kg$

🔖相互作用（⇧：本薬の作用増強）

- ⇧ビタミン D およびその誘導体→相加作用で高カルシウム血症
- Ca 製剤→高カルシウム血症
- Mg 含有製剤→高マグネシウム血症（腸管での Mg 吸収↑のため）
- ジギタリス製剤→不整脈

[104-216]

78歳女性。骨粗しょう症，うつ病および不眠症のため下記の処方を服用。

処方：アルファカルシドールカプセル 0.5 μg

　　　　　　　　　　　　　　1回1カプセル（1日1カプセル）

　　　1日1回　夕食後　30日分

　　　パロキセチン錠 10 mg　1回3錠（1日3錠）

　　　1日1回　夕食後　30日分

　　　ゾピクロン錠 10 mg　　1回1錠（1日1錠）

　　　1日1回　就寝前　30日分

参照：p.184（ジクロフェナクナトリウム），p.232（アレンドロン酸ナトリウム水和物）

🦴その他

・**肝**で活性型となる。腎不全でも有効

国試のエッセンス

1. アルファカルシドールは，腸管での Ca^{2+} 吸収を促進し，血清カルシウム値を上昇させる。(97-257)
2. アルファカルシドールは，Ca^{2+} の腸管からの吸収および腎臓での再吸収を促進する。(95-147)

12 アロプリノール 局

(ザイロリック®)

(高尿酸血症治療薬／尿酸生成阻害薬)

既出問題番号	104-35, 167／102-247, 260, 291／101-290／99-295／98-224, 225／97-195／95-238, 239

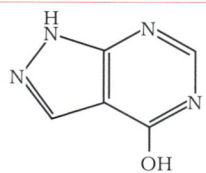

🔖作用機序

- アロプリノールの投与により，キサンチンオキシダーゼがアロプリノールの代謝に使われるため，尿酸の生成が阻害される（競合拮抗）。また，キサンチンオキシダーゼによるアロプリノールの代謝物オキシプリノールもキサンチンオキシダーゼを非競合的に阻害し，尿酸生成を阻害する。

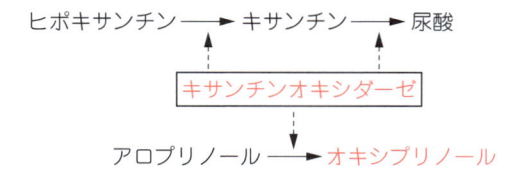

🔖効能・適応／用法・用量

- 痛風，高尿酸血症を伴う高血圧症における高尿酸血症の是正：1回100mg　1日2〜3回経口投与

🔖相互作用

- メルカプトプリン，アザチオプリン（プリン体の代謝が抑制される）：これらの薬物もキサンチンオキシダーゼによって代謝され，尿中に6-チオ尿酸という形で排出される。アロプリノールを併用するとキサンチンオキシダーゼが阻害されるので，アザチオプリンの血中濃度が上昇し，骨髄抑制などの副作用も発現しやすくなる —— 服用する場合はメルカプトプリン・アザチオプリンを1/4〜1/3に減量

- キサンチン系薬（テオフィリンなど）：これらの薬物もキサンチンオキシダーゼによって代謝されるが，キサンチンオキシダーゼがアロプリノールにより阻害されるので，キサンチン系薬の血中濃度が上昇する。

🔖 重大な副作用

- Stevens-Johnson 症候群（皮膚粘膜眼症候群）
- 再生不良性貧血
- 肝障害など

🔖 その他

- 高尿酸血症の薬物治療は，血清尿酸値が **9.0** mg/dL 以上の際に適応となる。
- 高尿酸血症治療薬は尿酸生成阻害薬（アロプリノール・フェブキソスタット）と尿酸排泄促進薬（ベンズブロマロン，プロベネシド，ブコローム）に分けられる。
- 尿酸排泄低下型には排泄促進薬を，尿酸産生過剰型には生成阻害薬を使用
- 特に排泄促進薬の使用時は，水分を多量摂取させて尿量を増やし，尿アルカリ化薬により尿 pH を 6.0〜7.0 に維持。尿路結石を予防する。
- 腎機能低下時（腎障害など）→アロプリノールやその代謝物の排泄が遅延することにより高い血中濃度が持続し，再生不良性貧血や肝障害などの重篤な副作用を発現しやすくなるため，腎機能に応じて投与量の減量や投与間隔の延長を考慮する。
- 尿酸値への影響：チアジド系，ループ系利尿薬により遠位尿細管での尿酸分泌抑制→尿酸値⬆，尿アルカリ化薬（クエン酸 K，クエン酸 Na）により尿酸排泄促進
- 痛風発作時には，コルヒチン，NSAIDs の大量投与（通常量の約 3 倍）で対応する。発作時の高尿酸血症治療薬の開始，中止は避ける。尿酸値の変動が，発作の増悪，遷延化を引き起こす。
- 悪性腫瘍の治療に伴って起こる腫瘍崩壊症候群における尿酸濃度を抑えるためにアロプリノールの経口投与（または，ラスブリカーゼの点滴静注）が有効である。

本書の利用法

30回以上

29〜20回

19〜10回

9〜5回

4回以下

薬効別編

国試のエッセンス

1. アロプリノールは，尿酸の生合成を抑制して血清尿酸値を低下させる目的で処方されている。(95-238[改])

2. 腫瘍崩壊症候群において，腎機能が正常な場合には，アロプリノールの経口投与が有効である。(99-295[改])

イブプロフェン ㊂
（ブルフェン®）

（非ステロイド性抗炎症薬 ［NSAIDs］）

| 既出問題番号 | 104-222／103-320, 329, 345／102-336／101-218, 298, 313, 324, 343／99-314／97-314 |

及び鏡像異性体

🖊 作用機序

- アラキドン酸代謝過程においてシクロオキシゲナーゼを阻害し，プロスタグランジンの産生を抑制する。

🖊 効能・適応／用法・用量

①関節リウマチ，関節痛および関節炎，神経痛および神経炎，背腰痛，頸腕症候群，子宮付属器炎，月経困難症，紅斑に対する消炎・鎮痛

②手術ならびに外傷後の消炎・鎮痛

- 成人：1回 200 mg，1日3回，小児：1日3回分服，5〜7歳は200〜300 mg，8〜10歳は300〜400 mg，11〜15歳は400〜600 mg

③急性上気道炎の解熱・鎮痛

- 1回 200 mg 頓用，原則1日2回，1日最大 600 mg まで

🖊 禁 忌

- 消化性潰瘍，重篤な血液の異常，重篤な肝障害，重篤な腎障害，重篤な心機能不全，重篤な高血圧症，アスピリン喘息またはその既往歴，ジドブジンを投与中
- 坐薬：直腸炎，直腸出血または痔疾

🖊 重大な副作用

- ショック，再生不良性貧血，溶血性貧血，無顆粒球症，血小板減少，Stevens-Johnson 症候群，Lyell 症候群
- 消化性潰瘍，胃腸出血，潰瘍性大腸炎
- 腎障害（急性腎不全，ネフローゼ症候群），無菌性髄膜炎，肝機能障害

本書の利用法

30回以上

29〜20回

19〜10回

9〜5回

4回以下

薬効別編

💊処方例
参照：p.22（プレドニゾロン）

国試のエッセンス

1. 長期休暇中に処方薬であるロキソニン錠が不足し，その代わりに一時的にOTC薬であるイブプロフェンを薬局で販売することは適切な対応である。(103-320)

<table>
<tr><td>**12**</td><td colspan="2">**カルベジロール** 局</td></tr>
</table>

12 カルベジロール 局

（アーチスト®）

（降圧薬／狭心症治療薬／心不全治療薬）

既出問題番号	104-252, 253, 309／103-152／102-290, 324／101-292, 293／98-250, 251／97-335／95-132

作用機序

・アドレナリン β 受容体遮断作用による心抑制作用に加え，アドレナリン α_1 受容体遮断作用による血管拡張作用も有する。

効能・適応／用法・用量

①高血圧症（本態性，腎実質性）

・1 日 1 回 10〜20 mg

②狭心症

・1 日 1 回 20 mg

③虚血性心疾患または拡張型心筋症に基づく慢性心不全の患者で，ACE 阻害薬，利尿薬，ジギタリス製剤などの基礎治療を受けている場合

・開始：1 回 1.25 mg，1 日 2 回，忍容性をみて増減，維持：1 回 2.5〜10 mg，1 日 2 回

④頻脈性心房細動

・開始：1 日 1 回 5 mg，効果不十分：1 日 1 回 10 mg，1 日 1 回 20 mg と段階的に増量

処方例

参照：p.44（フロセミド），p.313（ダビガトランエテキシラートメタンスルホン酸塩）

国試のエッセンス

1. カルベジロールは，アドレナリン β 受容体遮断作用に加え，アドレナリン α_1 受容体遮断作用も有する。(98-251)
2. アンジオテンシン変換酵素阻害薬による治療を受けている慢性心不全の患者に対して，予後改善効果を期待してカルベジロールを使用する。(97-335)

12 グラニセトロン塩酸塩

（カイトリル®）

（制吐薬）

| 既出問題番号 | 104-236／103-329／102-260／101-332／100-274／99-264, 265／98-302, 303／97-265／96-121, 195 |

🖊作用機序

- セロトニン 5-HT₃ 受容体の選択的拮抗薬である。求心性の腹部迷走神経末端に存在するセロトニン 5-HT₃ 受容体を遮断することにより，抗悪性腫瘍薬の投与によって誘発される悪心・嘔吐の抑制に優れた効果を発揮する。

🖊効能・適応／用法・用量

①抗悪性腫瘍薬投与

②放射線照射高血圧症

- 内服：1 日 1 回 2 mg（①投与 1 時間前，6 日間，②照射 1 時間前）
- 注射：①1 日 1 回 40 μg/kg，静注または点滴静注，効果不十分には 40 μg/kg を 1 回追加，小児：点滴静注のみ，②1 回 40 μg/kg 点滴静注，1 日 2 回まで

🖊処方例

参照：p.291（パクリタキセル）

国試のエッセンス

1. 放射線照射に伴う悪心・嘔吐にはグラニセトロンが有効である。(99-264)
2. グラニセトロン塩酸塩は，セロトニン 5-HT₃ 受容体遮断作用により悪心・嘔吐に適応がある。(96-195[改])

12	グリベンクラミド ㊂

（オイグルコン®，ダオニール®）

（糖尿病治療薬）

既出問題番号 | 102-32, 340／100-36, 208／99-59, 161／98-198, 199／97-160, 301／96-219／95-219

🦴 作用機序

- 第二世代のスルホニル尿素系の経口血糖降下薬（SU 薬）
- 膵臓ランゲルハンス島 β 細胞の細胞膜のスルホニル尿素受容体と結合し，ATP 感受性 K^+ チャネルを閉口→細胞膜が脱分極→電位依存性 Ca^{2+} チャネル開口→細胞内に流入する Ca^{2+} 濃度⬆→インスリンがエクソサイトーシスによって放出→血糖⬇

🦴 効能・適応／用法・用量

- 2 型糖尿病（ただし，食事療法，運動療法で不十分のときに限る）：1 日 1.25 mg～2.5 mg を 1 日 1～2 回（1 回投与なら朝食前または後，2 回なら朝・夕食前または後）。最大 1 日 10 mg まで

  ※服用を忘れた患者に対し，食後 1 時間以内であれば直ちに服用し，それ以降であれば，服用により重篤な低血糖症状を引き起こすおそれがあるため，その回の服用を中止し，次回より正しく服用するよう説明する。

🦴 禁 忌

①重篤な肝障害，腎障害時

②重症感染症，手術前後，糖尿病性昏睡→インスリン使用

③妊婦→新生児低血糖，巨大児

🖊体内動態・治療域

・肝代謝型薬物（主として肝代謝酵素 CYP2C9 および CYP3A4 により代謝される）

🖊相互作用（⇧：本薬の作用増強，⇩：本薬の作用減弱）

・⇧【血糖降下作用を増強する薬物】インスリン製剤（血中インスリン⬆），ビグアナイド系薬（インスリン感受性⬆，肝での糖新生⬇，腸管でのブドウ糖吸収⬇），インスリン抵抗性改善薬（インスリン作用⬆），α-グルコシダーゼ阻害薬（糖吸収⬇），プロベネシド（SU 薬の腎排泄抑制），ワルファリン（SU 薬の肝代謝抑制），NSAIDs（血中タンパク質との結合⬇/アスピリンなどのサリチル酸系薬はインスリン分泌作用あり），β遮断薬（低血糖に対する交感神経の興奮⬇，糖新生⬇），フィブラート系薬（肝代謝⬇）

・⇩【血糖降下作用を減弱する薬物】アドレナリン・副腎皮質ステロイド・甲状腺ホルモン（糖新生⬆），利尿薬（インスリン分泌⬇，インスリン感受性⬇）

🖊重大な副作用

・低血糖（症状として，脱力感，動悸，発汗，振戦など。重篤かつ遷延性低血糖に注意），肝機能障害，溶血性貧血，無顆粒球症

・体重増加→食事療法と運動療法をしっかり行う。

🖊処方例

[98-198〜199]

56 歳男性。身長 166 cm，体重 56 kg。5 年前に高血圧を指摘され，処方 1 で治療を行っていた。1 年前から全身倦怠感，口渇が出現し持続するため，近くの診療所を受診したところ，糖尿病と診断され，食事療法と運動療法を指導された。しかし，血糖コントロールが改善しなかったため，今回，処方 2 の薬剤が追加された。

処方 1：テモカプリル塩酸塩錠 2 mg　1 回 1 錠（1 日 1 錠）

　　　　　　　1 日 1 回　朝食後　30 日分

処方 2：グリベンクラミド錠 2.5 mg　1 回 1 錠（1 日 1 錠）

　　　　　　　1 日 1 回　朝食前　30 日分

♠その他

・グリベンクラミドは，SU 薬の中で作用が最も**強力**かつ長時間にわたる。

・低血糖症状に注意するよう患者および家族に説明する。特に下痢，嘔吐，食事がとれないときや，食前投与で食事をとらなかったとき，また激しい運動，飲酒などが低血糖を誘発する。

国試のエッセンス

1. グリベンクラミド錠の服用により体重が増加することがあるので，食事療法と運動療法をしっかり行うよう服薬指導する。(98-198)

2. グリベンクラミドは，スルホニル尿素受容体と結合し，膵臓 β 細胞からのインスリン分泌を促進する。(97-160)

本書の利用法

30回以上

29〜20回

19〜10回

9〜5回

4回以下

薬効別編

12 ゲンタマイシン硫酸塩 🈁

（ゲンタシン®）

（アミノグリコシド系抗菌薬）

既出問題番号	103-85／102-39／101-41, 47／99-44, 185, 340／98-42／97-45, 224／96-148, 157

🔖作用機序

- アミノグリコシド系抗菌薬。ゲンタマイシンは細菌リボソームの 30S および 50S サブユニットに作用してメッセンジャー RNA（mRNA）の読み取りエラーを起こしてタンパク質合成を阻害する。

🔖効能・適応／用法・用量

- 好気性グラム陰性桿菌，特に大腸菌，クレブシエラ，プロテウスなどの腸内細菌や緑膿菌，アシネトバクターなどに有効。グラム陽性菌に対しては一部（ブドウ球菌など）に有効。嫌気性菌には無効である。
- 上記による各種感染症：1 日 3 mg（力価）/kg を 3 回に分割して点滴静注する。

🔖体内動態・治療域

- 消化管からほとんど吸収されない→筋注，点滴静注
  ※同じアミノグリコシド系のカナマイシンは腸管感染症に内服で用いる。
- 腎排泄である。未変化体のまま体内から尿中に排泄される→腎障害時には投与量の減量または投与間隔の延長を要する。高齢者では腎血流量が減少するため，アミノグリコシド系抗菌薬の半減期は延長する傾向にある。
- アミノグリコシド系抗菌薬の最高血中濃度の採血ポイントは，点滴終了後の 0.5〜1 時間である。一方，副作用の一つである腎毒性はトラフ濃度に依存するため，次回投与直前の血中濃度により，トラフ値を十分に下げるようにする。

🔖相互作用

- ループ利尿薬（エタクリン酸，フロセミド，アゾセミド）→腎障害⬆，聴器障害⬆
- 血液代用薬（デキストラン，ヒドロキシエチルデンプンなど）→腎障害⬆
- 腎毒性および聴器毒性を有する薬剤（バンコマイシン，エンビオマイシ

ン，白金含有抗悪性腫瘍薬：シスプラチン，カルボプラチン，ネダプラチン)→腎障害↑，聴器障害↑
- 腎毒性を有する薬剤（シクロスポリン，アムホテリシンBなど）→腎障害↑

⚕重大な副作用
- 第8脳神経障害（めまい，耳鳴，難聴）→中止が原則
  ※腎障害患者，高齢者，長期投与者は要注意
- 腎障害（急性腎障害）→中止
- ビタミンK欠乏症→出血傾向

⚕その他
- 表在性皮膚感染症，慢性膿皮症などにゲンタマイシン硫酸塩軟膏を用いる。1日1〜数回患部に塗布するか，あるいはガーゼなどにのばしたものを患部に貼付する。

国試のエッセンス

1. ゲンタマイシン硫酸塩注射液による感染症治療は，腎機能が低下している患者において，腎機能を急激に悪化させる危険性が高い。
   (99-185[改])
2. ゲンタマイシンは，主として未変化体のまま体内から尿中に排泄される。(97-45[改])
3. ゲンタマイシンは，細胞リボソーム30Sサブユニットに結合し，メッセンジャーRNA（mRNA）の読み取りエラーを起こす。
   (96-148)

12 高カロリー輸液剤

（ハイカリック®，ピーエヌツイン®，フルカリック®）

（輸液／高カロリー輸液）

| 既出問題番号 | 104-339／103-121, 330／102-198, 222, 224, 244, 327／101-226, 227, 284, 285 |

効能・適応／用法・用量

・経口，経腸管栄養補給が不能又は不十分で，経中心静脈栄養に頼らざるを得ない場合の水分，電解質，カロリー補給（高カロリー輸液製剤によってはアミノ酸，ビタミン補給も可）

禁　忌

①高ナトリウム血症・高クロール血症・高カルシウム血症の患者（病状の悪化），②高カリウム血症，乏尿，アジソン病，高窒素血症の患者（高カリウム血症が悪化又は誘発），③高リン血症，副甲状腺機能低下症の患者（高リン血症が悪化又は誘発），④高マグネシウム血症，甲状腺機能低下症の患者（高マグネシウム血症が悪化又は誘発），⑤肝性昏睡又は肝性昏睡のおそれのある患者（肝性昏睡が悪化又は誘発），⑥重篤な腎障害のある患者（高窒素血症が誘発），⑦アミノ酸代謝異常のある患者（アミノ酸インバランスが助長）

重大な副作用

・アシドーシス，高血糖など

処方例

[95-226]

体重 60 kg の患者に下記の栄養輸液が処方された。

処方１：ブドウ糖含有率 30％の基本輸液（1,200 mL）　　　　　　　１バッグ
　　　　アミノ酸含有率 10％の総合アミノ酸輸液（200 mL）　３バッグ
　　　　高カロリー輸液用微量元素製剤（2 mL）　　　　　　　１アンプル
　　　　高カロリー輸液用総合ビタミン剤（5 mL）　　　　　　１バイアル
　　　　　１日１回　24 時間中心静脈持続点滴

処方２：脂肪乳剤（ダイズ油 20％）（100 mL）　１バッグ
　　　　　１日１回　４時間末梢静脈持続点滴

🦠その他────────────────

- 高カロリー輸液の基本液には，糖質，電解質を含む製剤，糖質，電解質，アミノ酸を含む製剤，さらに総合ビタミンや微量元素を含有するキット製剤もある。

〈警告〉ビタミン B_1 を併用せずに高カロリー輸液療法を施行すると重篤なアシドーシスが発現することがあるので，必ず併用する。

- 腸閉塞で消化管からの栄養補給ができない患者に適用できる。
- 成人は通常 1 日約 2,000 kcal を必要とする。
- 各栄養素の 1g あたりのカロリーは，糖質 4 kcal，脂肪 9 kcal，タンパク質（アミノ酸）4 kcal として計算する。
- 基本液のブドウ糖濃度は，15% 以上 に調整されている。
- 腎不全患者では，窒素に対する非タンパク質カロリーの比を 300〜600 に設定する。
- 肝不全時には，Fischer 比（分岐鎖アミノ酸/芳香族アミノ酸）の高いアミノ酸製剤が使用される。
- 脂肪乳剤は熱量補給および必須脂肪酸の補給を目的に投与する。
- 高カロリー輸液では，浸透圧比を 1〜2 に設定する必要はない。
- ナトリウムイオンの 1 日投与量として，1〜2 mEq/kg を目安とする。
- ビタミン A，D，K は光に不安定なので配合は投与直前に行い，投与時は遮光カバー被覆する。
- 高カロリー輸液にセレンを添加しないと，心機能異常を起こすことがある。
- 高カロリー輸液の調製はクリーンベンチ内で行う。
- 高カロリー輸液の調製時に排出される，薬液をとって空になったガラス製アンプル，薬液をとる際に用いた注射針は感染性廃棄物と同様に取り扱う。
- 高カロリー輸液を末梢静脈から投与すると，静脈炎が起こりやすい。

〈ダブルバック製剤〉

- 糖・電解質水溶液からなる室とアミノ酸水溶液からなる室が，隔壁によって，2 室に分けられた構造の高カロリー輸液剤（ダブルバッグ製剤）では通例，保存剤は添加されていない。

- ダブルバッグ式の栄養輸液製剤は，メイラード反応を避けるために糖質とアミノ酸を隔壁で分けた構造になっている。
- バッグを両手で強く押すことにより，隔壁部を開通させる。
- 2室に分かれているため，混合するまでメイラード反応を回避できる。
- 脂肪乳剤を同時に投与する場合は，本剤に混合することなく単独で投与する。
- 混合した製剤は，24時間かけて全量を投与する。

次亜塩素酸ナトリウム

（テキサント®，ヤクラックス®）

（消毒薬）

作用機序

- ハロゲン系の消毒薬で，水と混和したときに生じる次亜塩素酸（HClO）によって殺菌・消毒作用を示す。すべての微生物に対し殺菌作用を示す。
- グラム陽性菌，グラム陰性菌，真菌，ウイルスには有効であるが，細菌芽胞には十分な効果が得られないことがある。

効能・適応／用法・用量

- 手指・皮膚の消毒，手術部位の皮膚消毒，手術部位の粘膜消毒，医療機器の消毒，手術室・病室・家具・器具・物品などの消毒，排泄物の消毒，HB ウイルス（B 型肝炎ウイルス）の消毒，患者用プール水の消毒
- 有効塩素濃度：手指・皮膚の消毒（0.01〜0.05％），医療機器（0.02〜0.05％），排泄物（0.1〜1％），HB ウイルス（1％）

＊金属腐食性あり。よって内視鏡，鋼製器材の消毒には使用できない。

＊果実・野菜の除菌に使用

その他

- 次亜塩素酸ナトリウムを含む洗剤は，塩酸を含む酸性洗剤を混ぜた時に有毒ガス（塩素ガス）が発生する。

国試のエッセンス

1. MRSA に関する消毒薬として，消毒用エタノールや次亜塩素酸ナトリウムが有効である。(103-233)
2. B 型肝炎患者の血液で床が汚染された場合に，次亜塩素酸ナトリウムが適用される。(102-86, 97-345)

本書の利用法

30回以上

29〜20回

19〜10回

9〜5回

4回以下

薬効別編

12 シロスタゾール 局

(プレタール®)

(抗血小板薬)

既出問題番号	104-262, 263／103-312／102-37／101-36, 181, 216／100-288／99-162／97-218, 219, 327

作用機序

- 血小板ホスホジエステラーゼⅢを選択的に阻害して cAMP 濃度を高め，細胞内 Ca^{2+} 濃度を低下させ，血小板の凝集・顆粒放出を抑制する。抗血小板薬である。

効能・適応／用法・用量

①脳梗塞（心原性脳塞栓症を除く）発症後の再発抑制

②慢性動脈閉塞症に基づく潰瘍，疼痛および冷感などの虚血性症状の改善

- 1回 100 mg，1日2回

相互作用（⇧：本薬の作用増強）

- ⇧抗凝血薬（ワルファリンカリウムなど）
- ⇧プロスタグランジン E_1 製剤→出血助長
- ⇧オメプラゾールなど→CYP2C19 を阻害することによりシロスタゾールの血中濃度が上昇

重大な副作用

- 出血傾向

処方例

参照：p.169（イコサペント酸エチル）

その他

- 手術による大量出血のリスクを回避するための手術前の投与中止は約3日前である。

国試のエッセンス

1. シロスタゾールは，ホスホジエステラーゼⅢを選択的に阻害し，細胞内カルシウムイオン濃度の上昇を抑制する。(99-162)

🖊作用機序

- 吸収後，コレステロール合成の主要臓器である肝臓に選択的に分布。コレステロール合成過程において HMG-CoA からメバロン酸への反応に関わる律速酵素である HMG-CoA 還元酵素を阻害し肝コレステロールを減少させる。また，その結果，肝細胞膜の LDL 受容体が増加，血中から肝への LDL コレステロール（LDL-C）の取り込みが促進。結果として血清総コレステロールが低下する。

🖊効能・適応／用法・用量

①脂質異常症，家族性脂質異常症

- 1 日 1 回 5 mg，夕食後（→コレステロール合成は夜間亢進するため）。LDL-C 値低下不十分：1 日 20 g まで

🖊禁　忌

- 重篤な肝障害（→作用が肝酵素阻害作用のため。また肝で代謝されるため）
- 妊婦（動物において胎児に骨格奇形）

相互作用

〈併用禁忌〉

抗真菌薬のイトラコナゾールとミコナゾール→CYP3A4 を阻害し，シンバスタチンの代謝を抑制するため，急激な腎機能悪化を伴う横紋筋融解症が発症しやすくなる。

〈原則併用禁忌〉

フィブラート系薬（ベザフィブラートなど）→腎機能悪化を伴う横紋筋融解症が発症しやすくなる。

重大な副作用

- 横紋筋融解症（全身倦怠感，筋肉痛，脱力感，CK ⬆，血中および尿中ミオグロビン⬆を特徴とする。これに伴い急性腎不全などの重篤な腎障害あり）→注意
- ミオパシー（広範な筋肉痛，筋肉圧痛や著明な CK ⬆）→中止

その他

- 脂溶性。肝で活性型となり作用
- シンバスタチンはプロドラッグである。ラクトン環が活性型のオープンアシド体に開裂し効果を発揮する。

国試のエッセンス

1. 横紋筋融解症が現れやすくなるので，シンバスタチンとの併用が禁忌とされているのは，イトラコナゾールである。(97-85[改])

炭酸水素ナトリウム 局

（重曹）

（消化性潰瘍治療薬／制酸薬）

既出問題番号 104-206／103-284, 285／102-310／101-324／100-331／99-305／98-270, 271, 277／97-135, 171

🖊作用機序

- 速効性，全身性の制酸作用を示す。また，胃液のアルカリ化により抗ペプシン作用を示す。一方，中和時に発生した CO_2 は胃粘膜を刺激して二次的に胃酸分泌を促す。また粘液をアルカリ化することにより，局所性の粘液溶解作用を示す。
- 尿の pH をアルカリ性にして，尿酸の排泄を促進する。また，弱酸性薬物であるフェノバルビタールの遠位尿細管での再吸収を抑制する。
- $NaHCO_3 + HCl \rightarrow NaCl + H_2O + CO_2$

🖊効能・適応／用法・用量

①制酸，アシドーシス，尿酸排泄抑制
②胃潰瘍，十二指腸潰瘍，胃炎などの制酸作用と症状の改善
- 1 日 3～5 g，数回分服

🖊その他

- pH7.9～8.4（炭酸水素ナトリウム 1.0 g を水 20 mL に溶解）
- 注射剤として 7%炭酸水素ナトリウム液を使用する。
- 比較的不安定な塩であるが，室温では分解しない。
- アスピリン，ジギタリスとの配合は湿潤を起こすため，またイソニアジドとの配合は色調の変化が起こるため，アスコルビン酸とではキレートを形成するため，それぞれ配合不適であり，組合せ散剤とすべきである。

国試のエッセンス

1. メタノール中毒患者に対する治療の一つとして，炭酸水素ナトリウム投与がある。(97-135)

12 デキサメタゾン 局
（デカドロン）

（副腎皮質ホルモン）

既出問題番号 ▶ 103-184, 262, 263／101-332／100-337／99-207／98-163, 302／97-264, 265／96-190, 195

🔖 効能・適応／用法・用量

①抗悪性腫瘍薬（シスプラチンなど）投与に伴う消化器症状（悪心・嘔吐）
- 成人：1 日 4〜20 mg，1〜2 回分服，1 日 20 mg まで。小児（エリキシル）：1 日 0.15〜4 mg，1〜4 回分服

🔖 体内動態・治療域

- 生物学的半減期（デキサメタゾン）：36〜54 時間（長時間）
- 血液胎盤関門を通過して胎児の循環血液中へ移行する。

🔖 処方例

参照：p.291（パクリタキセル）

🔖 その他

- 急速な減量や中止はリバウンド現象や血圧低下，ショックなどの離脱症候群を起こすことがある。
- 糖質コルチコイド作用（抗炎症作用など）：デキサメタゾン，ベタメタゾン（30）＞パラメタゾン（12）＞メチルプレドニゾロン，トリアムシノロン（6）＞プレドニゾロン（4）＞ヒドロコルチゾン（1）※（ ）内の数字は，ヒドロコルチゾンを 1 とした場合の抗炎症作用の強さの度合をあらわす。
- ヒドロコルチゾンより鉱質コルチコイド作用（塩類貯留作用）は弱い。
- 分子内にフッ素を含有しているため，安定性が高まり，生物活性が増強されている。
- デキサメタゾンパルミチン酸エステルのリピッドマイクロスフェア製剤は薬物のターゲティングを目的として用いる。
- デキサメタゾン抑制試験は，視床下部-下垂体-副腎皮質のネガティブフィードバックによる内因性コルチゾール分泌抑制の程度を指標に，クッシング症候群の診断を行う。
- クッシング症候群の診断を行う場合には，デキサメタゾン抑制試験を行

本書の利用法

30 回以上

29〜20 回

19〜10 回

9〜5 回

4 回以下

薬効別編

う。
- 副作用防止対策として，がん化学療法の支持療法で用いられる。
- パクリタキセル注射剤などによる過敏症状が発現するため，デキサメタゾンリン酸エステルナトリウムなどが前投与される。

12 テルミサルタン ㊀

（ミカルディス®）

（降圧薬／アンジオテンシンⅡ受容体拮抗薬）

既出問題番号	103-156, 343／102-250, 251／101-292／100-256, 257／98-238／97-188, 232, 233, 294

作用機序

- 主に血管平滑筋のアンジオテンシンⅡタイプ1（AT_1）受容体において，生理的昇圧物質であるアンジオテンシンⅡと特異的に拮抗し，その血管収縮作用を抑制することにより降圧作用を発現する。テルミサルタンの AT_1 受容体親和性は高く，容易に解離しない。
- 脂肪代謝に関与する選択的 PPARγ（ペルオキシソーム増殖因子活性化受容体γ）活性化作用が，ほかのアンジオテンシンⅡ受容体拮抗薬（ARB）と比較して強いため，メタボリックシンドローム合併高血圧症に有効である。

効能・適応／用法・用量

①高血圧症

- 成人：1日1回 40 mg，初回は1日 20 mg から開始，最大1日 80 mg まで（肝障害時は1日1回 40 mg まで）

体内動態・治療域

- 主として UGT 酵素（UDP-グルクロン酸転移酵素）が触媒するグルクロン酸抱合による代謝を受ける。CYP による代謝はないとされている。

219

🖊処方例

[102-250]

72歳男性。消化器内科で処方2と処方3を出されており，新たに腎実質性高血圧症（循環器内科）で処方1を出された。

処方1：エホニジピン塩酸塩エタノール付加物錠 20 mg
　　　　　　　　　　　　　　　1回1錠（1日1錠）
　　　　イミダプリル塩酸塩錠 5 mg　1回1錠（1日1錠）
　　　　　1日1回　朝食後　28日分

処方2：ラニチジン錠 75 mg　1回1錠（1日2錠）
　　　　　1日2回　朝食後，就寝前　28日分

処方3：テルミサルタン錠 40 mg　1回1錠（1日1錠）
　　　　　1日1回　朝食後　28日分

国試のエッセンス

1. イミダプリル塩酸塩とテルミサルタンの併用により血清カリウム値が上昇する可能性あり。(102-250)

12 ドネペジル塩酸塩 ⓖ

(アリセプト®)

(アルツハイマー型認知症治療薬)

作用機序

・ アセチルコリンエステラーゼ阻害作用を有し，中枢神経系のアセチルコリンの分解を選択的に阻害し，低下したコリン作動性神経伝達を促進することにより，アルツハイマー型認知症における症状の進行を抑制する。

効能・適応／用法・用量

①アルツハイマー型認知症

②レビー小体型認知症

・1日1回3 mgから開始，1〜2週間後に5 mgに増量

・高度：①5 mgで4週間経過後，10 mgに増量，②5 mgで4週間経過後，10 mgに増量，症状により5 mgまで減量可

処方例

[101-250]

70歳男性。歩行困難。在宅訪問薬剤管理。

処方1：ドネペジル塩酸塩錠5 mg　　　1回1錠（1日1錠）
　　　　バルサルタン錠40 mg　　　　1回1錠（1日1錠）
　　　　アスピリン腸溶錠100 mg　1回1錠（1日1錠）
　　　　　　1日1回　朝食後　14日分

処方2：サルポグレラート塩酸塩錠100 mg　1回1錠（1日3錠）
　　　　　　1日3回　朝昼夕食後　14日分

221

[104-221]

訪問診療でアルツハイマー型認知症と診断。

アルツハイマー型認知症に適応のある医薬品

ドネペジル塩酸塩	1日1回内服
ガランタミン臭化水素酸塩	1日2回内服
リバスチグミン	1日1枚貼付
メマンチン塩酸塩	1日1回内服

その他

- 現在，アルツハイマー型認知症の根治療法はなく，ドネペジルなどを用いた対症療法が行われる。
- 合成過程において，アルドール縮合反応が使われている。

国試のエッセンス

1. ドネペジルは，中枢のアセチルコリンエステラーゼを阻害し，低下したコリン作動性神経伝達を促進する。(97-156)

本書の利用法

30回以上

29〜20回

19〜10回

9〜5回

4回以下

薬効別編

12 ナテグリニド 局

（ファスティック®，スターシス®）

（糖尿病治療薬）

| 既出問題番号 | 104-266／103-153, 266, 267, 268／102-59／100-268／99-59／98-256／97-63, 160／95-145 |

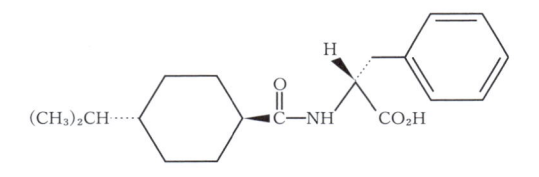

$(CH_3)_2CH$ ⋯⋯ —C—NH— ... CO_2H

🔖作用機序

- フェニルアラニン誘導体である。
- スルホニル尿素（SU）構造をもたないが，膵 β 細胞の SU 受容体に作用してインスリン分泌を促進させることにより血糖を降下させる。

🔖効能・適応／用法・用量

①2 型糖尿病（食事療法，運動療法，又は加えて α GI，BG 類，TZD 類でも効果不十分な場合）

- 1 回 90 mg，1 日 3 回，毎食直前。効果不十分：1 回 120 mg まで増量可

🔖禁　忌

- 透析を必要とするような重篤な腎機能障害のある患者（低血糖を起こすおそれがある）

🔖処方例

[103-266]

55 歳男性。10 年前より 2 型糖尿病。

処方 1：メトホルミン塩酸塩錠 500 mg　1 回 1 錠（1 日 3 錠）

　　　　ナテグリニド錠 90 mg　　　　1 回 1 錠（1 日 3 錠）

　　　　1 日 3 回　朝昼夕食直前　30 日

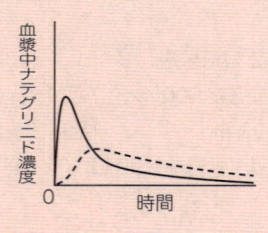

12 リシノプリル水和物 局

（ロンゲス®，ゼストリル®）

（降圧薬）

既出問題番号	104-196, 197／103-252, 253／101-182, 185, 274, 275, 292／100-57／98-163／96-208

作用機序

- ACE 阻害薬
- 心不全状態におけるレニン-アンジオテンシン系の亢進を抑制する。
- アンジオテンシンⅡの産生阻害により，副腎皮質におけるアルドステロン分泌を抑制する。

効能・適応／用法・用量

①高血圧症

- 1 日 1 回 10～20 mg，重症・腎障害を伴う高血圧症は 5 mg より開始
- 小児は 6 歳以上 1 日 1 回 0.07 mg/kg，1 日 20 mg まで

②慢性心不全（軽度～中等症）

- （ジギタリス製剤，利尿剤などと併用）1 日 1 回 5～10 mg，腎障害を伴う患者は 2.5 mg より開始

重大な副作用

- 乾性咳（空咳）
- 血管浮腫

処方例

参照：p.13（ジゴキシン），p.447（硝酸イソソルビド）

国試のエッセンス

1. リシノプリルはジゴキシンとの相互作用は報告されていない。
   (104-196)
2. リシノプリルを服用していると空咳を引き起こすことがある。
   (103-252)

アセタゾラミド 局

（ダイアモックス®）

（利尿薬／炭酸脱水酵素阻害薬／抗てんかん薬）

既出問題番号　104-156／103-44／100-32／99-87, 158／98-160／97-200, 201, 206／95-194, 229

$C_4H_6N_4O_3S_2$　分子量：222.25

🖊作用機序

①近位尿細管（尿細管細胞内）での炭酸脱水酵素（下記の反応を触媒）を阻害し，利尿作用を示す。

$$CO_2 + H_2O \rightleftarrows H_2CO_3 \rightleftarrows H^+ + HCO_3^-$$

酵素活性↓→H^+の生成↓→Na^+-H^+交換系↓→Na^+，水の再吸収↓→利尿作用（HCO_3^-の排泄増加）

②毛様体上皮細胞では，炭酸脱水酵素により眼房水が産生される。炭酸脱水酵素阻害作用により，眼房水生成↓→眼圧↓

③中枢神経組織内の炭酸脱水酵素阻害により，脳における CO_2 濃度を局所的に増大させる→脳の異常興奮↓→神経伝導↓→抗痙れん作用

🖊効能・適応／用法・用量

①緑内障（眼圧低下作用）：1日250〜1000 mg を分割経口投与

②てんかん（神経伝達抑制）：1日250〜1000 mg を分割経口投与

③心性・肝性浮腫（利尿作用）

🖊禁　忌

・無尿，急性腎不全の患者

🖊相互作用

・降圧薬→降圧薬の作用を増強

・ジギタリス製剤→低カリウム血症により作用増強

本書の利用法

30回以上

29～20回

19～10回

9～5回

4回以下

薬効別編

重大な副作用

- 代謝性アシドーシス（電解質異常悪化）
- 低カリウム血症——尿細管内 Na^+ ⬆→Na^+-K^+交換系 ⬆→K^+排泄 ⬆
- 尿路結石
- 四肢の知覚異常（しびれ）

その他

- 尿：アルカリ性となる（H^+の尿中排泄が阻害され，尿中への HCO_3^- 排泄が促進されるため）／血液：アシドーシス
- 利尿作用があるため，午前中の服用が望ましい（夜間排尿避けるため）。
- K補給の目的でカリウム剤（L-アスパラギン酸カリウム，クエン酸カリウム・クエン酸ナトリウム水和物など）を併用する場合がある。
- 尿がアルカリ性となっているため，センノシド錠を併用すると，アントラキノン誘導体であることから，尿が赤色を呈することがある。

国試のエッセンス

1. アセタゾラミドは，近位尿細管での HCO_3^- の排泄を増加させる。
   (99-158)
2. センノシド錠とアセタゾラミド錠が処方されている患者に，両剤を服用することにより尿が赤色を帯びることがあると説明した。
   (95-229)

アテノロール 局

(テノーミン®)

(降圧薬／狭心症治療薬／抗不整脈薬)

既出問題番号　104-31, 154／103-156／102-291／101-69／100-57／99-331／98-153／97-294／96-134／95-134

作用機序

- 心臓または腎臓傍糸球体装置に存在するアドレナリン β_1 受容体を選択的に遮断することにより，心拍出量および腎からのレニンの分泌を低下させて血圧を下げる。

効能・適応／用法・用量

- 本態性高血圧，狭心症，頻脈性不整脈：1日1回50 mg 経口投与，最高量1日1回100 mg まで

禁忌

- 高度又は症状を呈する徐脈，房室ブロック（II，III度），洞房ブロック，洞不全症候群のある患者（症状が悪化するおそれがある）
- 心原性ショック，うっ血性心不全，低血圧症のある患者（心機能を抑制し，症状が悪化するおそれがある）
- 未治療の褐色細胞腫の患者（褐色細胞腫の患者では，本剤投与により急激に血圧が上昇することがあるので本剤を単独使用しない。これは，β_1 受容体が遮断されてα受容体が優位になり，さらなる血圧上昇を引き起こすためである）

体内動態・治療域

- 主に腎排泄

相互作用

- 血糖降下剤（インスリンなど）→血糖降下作用が増強されることがある。また，低血糖症状（頻脈など）をマスクすることがある。
- カルシウム拮抗剤（ベラパミル，ジルチアゼムなど）→低血圧，徐脈，房室ブロックなどの伝導障害，心不全が発現するおそれがあり，心停止/洞停止に至る可能性がある。
- クラスI抗不整脈剤（ジソピラミド，プロカインアミドなど），クラスIII

抗不整脈剤（アミオダロンなど）→過度の心機能抑制（徐脈，心不全など）があらわれ，心停止/洞停止に至る可能性がある。

🔖重大な副作用

・徐脈，房室ブロック，気管支痙れん

🔖その他

・β_2受容体に対する作用は極めて弱い→気管支喘息の患者には慎重に用いる。

・内因性交感神経刺激作用を示さない。

本書の利用法

30回以上

29〜20回

19〜10回

9〜5回

4回以下

薬効別編

国試のエッセンス

1. アテノロールは，アドレナリンβ_1受容体を選択的に遮断し，心筋の酸素消費量を減少させる。(96-134)

11 アルプロスタジル ⑤

（パルクス®，リプル®，プロスタンディン®）

（血管拡張薬／プロスタグランジン製剤）

🖉作用機序

・プロスタグランジン E_1（PGE_1）製剤で血管拡張薬である。プロスタグランジン E_1 には末梢血管拡張作用，血小板凝集抑制作用がある。

🖉効能・適応／用法・用量

・慢性動脈閉塞症や糖尿病における皮膚潰瘍の改善，末梢循環障害改善

🖉禁　忌

・重篤な心不全の患者（心不全の増強が現れるとの報告がある）

・出血（頭蓋内出血，消化管出血，喀血など）している患者（出血を助長するおそれがある）

・妊婦又は妊娠している可能性のある婦人（子宮収縮作用が認められる）

🖉相互作用

・血小板機能を抑制する薬剤（シロスタゾールなど）や抗凝血薬（ワルファリンカリウムなど）との併用→出血傾向⬆

🖉その他

・対症療法に位置づけられる。

・アルプロスタジルを含有する製剤は 3 種類ある。

　①リピッドマイクロスフェア製剤

　　・リピッドマイクロスフェアは大豆油をレシチンを用いて水中に乳化した，o/w 型エマルションである。

　　・PGE_1 の担体である脂肪粒子が特に障害された血管などに分布しやすいため，動脈硬化病変部位へ集まる。そのため副作用も軽減される。

　　・凍結したものは使用しない。

　　・凝集を防ぐため，電解質を含む輸液で希釈しない。

　　・ライン内での凝集を防ぐため，必ず単独ラインで投与し，輸液フィルターの使用は避ける。

- ポリ塩化ビニル製の輸液セットの使用を避けることが望ましい。

②アルプロスタジルアルファデクス（α-シクロデキストリンを含む製剤）
- シクロデキストリンは，プロスタグランジン E_1 などの難溶性薬物を空洞内に取り込み，包接化合物を形成することで溶解度を高める。
- 溶解液には，生理食塩液を用いる。
- 静脈および動脈内に持続的な投与が可能である。

③アルプロスタジル アルファデクス軟膏
- 褥瘡，皮膚潰瘍（熱傷潰瘍，糖尿病性潰瘍など）に使用する。1日2回，適量をガーゼなどにのばしてこれを潰瘍部に貼付，又は潰瘍部に直接塗布し，ガーゼなどで保護。

国試のエッセンス

1. 50歳男性。脳梗塞後の再発予防のため，シロスタゾール錠100mg［1回1錠（1日2錠）1日2回　朝夕食後　7日分］が処方された場合，プロスタグランジン E_1 製剤の併用は，出血を助長することがある。(97-218[改])

11 アレンドロン酸ナトリウム水和物 局

（フォサマック®，ボナロン®）

（骨粗しょう症治療薬／骨代謝改善薬）

既出問題番号　104-242, 243, 345／103-70, 280／101-224／99-215／98-164／97-256, 257／95-147

作用機序

- 破骨細胞機能の抑制により骨吸収抑制作用を示す。また，骨基質であるヒドロキシアパタイトに結合して骨石灰化を抑制する。

効能・適応／用法・用量

①骨粗しょう症

- 内服：1日1回5 mg，又は1週1回35 mg
- ビスホスホネート製剤は，早朝起床時にコップ1杯以上の水（約180 mL）で服用し，服用後は少なくとも30分は横になってはならない。これは食道潰瘍などの消化管障害を防ぐためである。また食事の影響を受けるので，服用後30分は他の飲食物を摂取してはならない。
- 35 mgを1週間に1回1錠服用する場合，決められた曜日の起床時に服用するが，飲み忘れて食事をとってしまったときは，気づいた日の翌朝の起床時に1錠服用する。

処方例

[103-280]

86歳女性。骨粗しょう症で整形外科を受診し薬物治療を受けている。

処方1：アレンドロン酸ナトリウム錠35 mg　1回1錠（1日1錠）
　　　　　毎週火曜日　起床時　4日分（投与実日数）

処方2：アルファカルシドール錠1 μg　1回1錠（1日1錠）
　　　　　1日1回　朝食後　28日分

[101-224]

65歳女性。骨粗しょう症。

処方：アレンドロン酸経口ゼリー剤35 mg　1回1包（1日1包）

　　　　週1回起床時　4日分

　　　　水約180 mLとともに服用

🔖 その他

- アレンドロン酸は極性が高く，負に帯電した分子であるため，カルシウムイオンやマグネシウムイオンなどの多価イオンとキレートを形成するおそれがある。したがって，ミネラルウォーター，食事，カルシウムやマグネシウム製剤などと併用となることを避ける。

国試のエッセンス

1. アレンドロン酸ナトリウム錠が大きいため嚥下が困難になるケースもある。アレンドロン酸ナトリウム水和物経口ゼリー剤に処方変更することも可能。(103-280)
2. ゼリー剤であるため噛みたくなるが，噛まずにコップ1杯の水と一緒に服用するように指導する。噛んでしまった場合は，水で口腔内をすすぐように指導。(101-224)
3. アレンドロン酸は，骨組織中の破骨細胞に取り込まれ，骨吸収を抑制する。(95-147)

11 アンブロキソール塩酸塩

(ムコソルバン®, ムコサール®, プルスマリン®A)

(去痰薬／気道潤滑薬)

既出問題番号　104-87／103-157, 270／101-84, 159／100-161, 202, 203, 320／99-247／97-35

🔖作用機序

- ブロムヘキシンの活性代謝物であり，肺胞Ⅱ型細胞からの肺サーファクタント（肺胞表面活性物質）の分泌を促進して気道壁を潤滑にし，痰の粘着力を低下させる。気道液分泌促進作用および線毛運動亢進作用を有する。

🔖効能・適応／用法・用量

①急性・慢性気管支炎，気管支拡張症，気管支喘息，肺結核，塵肺症など

- 成人：1日15 mg，1日3回，小児：1回0.3 mg/kg，1日3回

🔖処方例

参照：p.281（シプロフロキサシン塩酸塩）

国試のエッセンス

1. アンブロキソールは，肺サーファクタントの産生を促進し，去痰作用を示す。(99-247)

11 ウルソデオキシコール酸 ⓛ

（ウルソ®）

（利胆薬／肝・胆・消化機能改善薬）

既出問題番号	103-254, 255, 333／102-34／100-88, 159／99-184／98-34／96-138／95-138, 205

🖋作用機序

- 肝臓に作用し胆汁の分泌を促進する。また，肝血流量増加作用，胆汁のコレステロールの相対比率を低下させ，コレステロールの飽和化を抑制する。

🖋効能・適応／用法・用量

①外殻石灰化を認めないコレステロール系胆石の溶解：1回200 mg　1日3回経口投与

②胆道系疾患および胆汁うっ滞を伴う肝疾患における利胆，慢性肝疾患における肝機能の改善，小腸切除後遺症，炎症性小腸疾患における消化不良：1回50 mg　1日3回経口投与

③原発性胆汁性肝硬変における肝機能の改善：1回200 mg　1日3回経口投与

　※薬用量：胆石溶解＞利胆

🖋相互作用（⇩：本薬の作用減弱）

- ⇩コレスチラミン，制酸薬

🖋処方例

[95-205（改）]

56歳女性。夕食後2時間位から上腹部に不快感を生じていたが，突然心窩部から右側腹部にかけて激しい痛みが起こった。痛みは数時間で自然に消失したが，心配になり翌日受診した。胆石症と診断された。

処方：ウルソデオキシコール酸錠100 mg　1回2錠（1日6錠）
　　　　1日3回，朝昼夕食後

🖋その他

- 胆管内胆石による激しい痛みには速効性はないため，オピオイド系の鎮痛薬と組み合わせて用いられる。

235

本書の利用法

30回以上

29～20回

19～10回

9～5回

4回以下

薬効別編

11 オキシコドン塩酸塩水和物 ⓛ

(オキノーム®)

(がん疼痛治療薬)

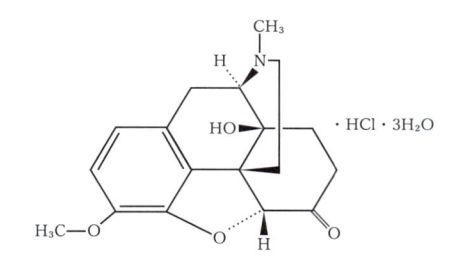

・HCl・3H₂O

✎効能・適応／用法・用量

①中等度から高度の疼痛を伴う各種がんにおける鎮痛

・内服（オキシコドン塩酸塩として）：1日 10～80 mg，4回分服

・注射：1日 7.5～250 mg，持続静注，皮下注

✎処方例

[102-268]

40歳女性。卵巣がんを原発とした多発性骨転移による疼痛。

処方：オキシコドン塩酸塩水和物徐放錠 40 mg　1回1錠（1日2錠）

　　　　1日2回　朝夕食後　14日分

[104-284]

45歳男性。結腸がんによる結腸切除術後に全身転移。疼痛ケア。

処方1：オキシコドン塩酸塩水和物徐放錠 20 mg　1回1錠（1日2錠）

　　　　オキシコドン塩酸塩水和物徐放錠 10 mg　1回1錠（1日2錠）

　　　　　1日2回　8時，20時　14日分

　　　　オキシコドン塩酸塩水和物散 10 mg　　　1回1包

　　　　オキシコドン塩酸塩水和物散 5 mg　　　　1回1包

　　　　　　疼痛時　10回分

処方2：オキシコドン塩酸塩水和物徐放錠 40 mg　1回1錠（1日2錠）

　　　　　　1日2回　8時，20時　3日分

　　　　オキシコドン塩酸塩水和物散 20 mg　　　1回1包

　　　　　　疼痛時　5回分

その他

- モルヒネ塩酸塩，フェンタニルクエン酸塩とともに，オピオイドローテーションに用いられる。

クロルプロマジン塩酸塩 ^局

（コントミン®）

（フェノチアジン系抗精神病薬／制吐薬）

既出問題番号 ▶ 104-342／103-154, 295／102-252, 253／101-6／100-241／97-7, 266／96-195／95-126

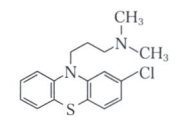

$C_{17}H_{19}ClN_2S \cdot HCl$　分子量：355.33

🖉作用機序

- 主に大脳皮質や辺縁系，間脳の G_i タンパク共役型ドパミン D_2 受容体を遮断し，アデニル酸シクラーゼ活性を増強することにより抗精神病作用をあらわす。
- 視床下部に作用して体温調節機能を低下させる。
- 延髄の第4脳室底に存在する化学受容器引金帯（CTZ）に直接作用して強い制吐作用を示す。
- α_1 受容体遮断作用（降圧，立ちくらみ），ムスカリン受容体遮断作用（口渇，便秘，排尿困難，眼圧上昇），ヒスタミン H_1 受容体遮断作用（眠気，鎮静）なども有する。

🖉効能・適応／用法・用量

①統合失調症，躁病，神経症における不安，緊張，抑うつ
②悪心，嘔吐（乗り物酔いには無効）
③人工冬眠

- 成人：内服は1日30〜100 mg，分服・精神科領域は1日50〜450 mg，分服・注射は1回10〜50 mg 静注
- 小児：1日0.5〜1 mg/kg，1日3〜4回分服

🖉重大な副作用

- 悪性症候群，突然死，麻痺性イレウス，遅発性ジスキネジア，抗利尿ホルモン不適合分泌症候群（SIADH）（低ナトリウム血症，高張尿，痙れんなど），眼障害，SLE 様症状，肝機能障害

- 錐体外路症状（パーキンソン症候群）
- 女性化乳房，乳汁分泌（プロラクチンの分泌促進による）
- 白血球減少症，顆粒球減少症，血小板減少性紫斑病，再生不良性貧血，溶血性貧血

処方例

[102-252]

20歳女性。統合失調症。症状が改善されないため増量。

処方：クロルプロマジン塩酸塩錠 100 mg　1回1錠（1日3錠）
　　　クロルプロマジン塩酸塩錠 50 mg　1回1錠（1日3錠）
　　　　1日3回　朝昼夕食後　14日分

[104-342]

42歳男性。数年前からひきこもりと統合失調症。

処方：クロルプロマジン塩酸塩錠 50 mg　1回2錠（1日6錠）
　　　　1日3回　朝昼夕食後　14日分
　　　オランザピン細粒 1%　　　　　　1回0.4 g（1日0.4 g）
　　　　1日1回　夕食後　14日分

その他

- 最初の抗精神病薬であり，臨床，薬学的資料が豊富である。
- 鎮静・催眠作用：クロルプロマジン＞ハロペリドール
- パーキンソン症候群の発現：ハロペリドール＞クロルプロマジン
- パーキンソン症候群の対策としては，抗コリン性の抗パーキンソン病薬の投与がある。

国試のエッセンス

1. クロルプロマジンは，中脳腹側被蓋野-大脳辺縁系路の D_2 受容体を遮断し，抗精神病作用を示す。(103-154)

11 コルヒチン ⓛ

（高尿酸血症治療薬）

既出問題番号 ▶ 104-35／103-38／102-246, 247／101-35／100-113, 189／99-36／98-35／97-195／96-147

H₃C—O、H₃C—O、H₃C—O の構造式

$C_{22}H_{25}NO_6$　分子量：399.44

作用機序

- 微小管重合阻害により紡錘体の形成を阻止し有糸分裂を阻害する。またリソソーム膜の安定化によって白血球（好中球）の増殖，遊走，貪食，起炎物質放出などを抑制する。

効能・適応／用法・用量

- 痛風発作の緩解および予防

禁　忌

- 妊婦（催奇形性があるため）

その他

- 基原植物：イヌサフラン
- 細胞周期の M 期の進行を阻害する。

241

11 サルメテロールキシナホ酸塩

（セレベント®）

（気管支拡張薬）

既出問題番号　104-276, 277／103-290／102-200／101-254, 255, 301／100-158／99-186／97-194／96-238

及び鏡像異性体

作用機序

- 12 時間作用が持続する長時間作用型の吸入アドレナリン β_2 受容体刺激薬
- 気管支平滑筋の Gs タンパク質共役型アドレナリン β_2 受容体を刺激して，アデニル酸シクラーゼを活性化する。→細胞内 cAMP 濃度が上昇し，気管支平滑筋が弛緩する。

効能・適応／用法・用量

- 気管支喘息，慢性閉塞性肺疾患（COPD）：1 回 50 μg を 1 日 2 回朝・就寝前に吸入

体内動態・治療域

- 主として肝チトクローム P450（CYP）3A4（CYP3A4）で代謝される。

相互作用（⇧：本薬の作用増強）

- ⇧ CYP3A4 阻害作用を有する薬剤（リトナビルなど）：サルメテロールの全身曝露量が増加し，QT 延長を起こす可能性がある。
- キサンチン誘導体，ステロイド剤，利尿剤：低カリウム血症による不整脈を起こすおそれがあるため，血清カリウム値のモニターを行う。

重大な副作用

- 重篤な血清カリウム値の低下，心悸亢進，振戦など

🖊処方例

[103-290〜291]

74歳男性。喘息にて近医から下記の薬剤（処方1および処方2）が処方されていた。呼吸困難を自覚しており，禁煙したにも関わらず，症状が改善しないため，呼吸器内科を受診したところ，新たにCOPD（慢性閉塞性肺疾患）と診断され，追加の処方（処方3）が行われた。

処方1：オルベスコ100 μgインヘラー56吸入用[注1]　1本

1回2吸入　1日1回　朝吸入

（注1：シクレソニドを含有する加圧式定量噴霧吸入器（pMDI）。1吸入でシクレソニドとして100 μgを吸入できる。）

処方2：セレベント50 μgディスカス[注2]　1本

1回1吸入　1日2回　朝就寝前吸入

（注2：サルメテロールキシナホ酸塩を含有するドライパウダー吸入器（DPI）。1吸入でサルメテロールとして50 μgを吸入できる。）

処方3：スピリーバ2.5 μgレスピマット60吸入[注3]　1本

1回2吸入　1日1回　朝吸入

（注3：チオトロピウム臭化物水和物を含有する吸入用器具。1吸入でチオトロピウムとして2.5 μgを吸入できる。）

🖊その他

・サルメテロールキシナホ酸塩およびフルチカゾンプロピオン酸エステルを含有する加圧式定量噴霧吸入器（pMDI）であるアドエアエアゾール，ドライパウダーインヘラーであるアドエアディスカスがある。

国試のエッセンス

1. サルメテロールキシナホ酸塩は長時間作用型である。(99-186)

セフジニル 局

(セフゾン®)

(セフェム系抗菌薬)

既出問題
番号　104-328／103-210, 211／102-272／101-206, 207,
274／99-47, 171／98-165／97-248

🔖作用機序

・第三世代セファロスポリン系抗菌薬
・細菌の細胞壁合成阻害薬であり，ペプチドグリカン架橋酵素であるペニシリン結合タンパク（PBP）と強く結合し，架橋反応を阻害する。

🔖効能・適応／用法・用量

①皮膚感染症，肺炎，膀胱炎，中耳炎，副鼻腔炎など

・成人：1回100 mg，1日3回，小児：1回3〜6 mg/kg，1日3回

🔖相互作用（⇩：本薬の作用減弱）

・⇩経口鉄剤：併用により不溶性のキレートを形成するため，バイオアベイラビリティが低下する。互いの服用時間を2〜3時間ずらす。

🔖処方例

[103-210]

6歳男児。扁桃炎で処方1が出た。他院で鉄欠乏性貧血と診断され処方2を出されていた。

処方1：セフジニル細粒10%　1回0.5 g（1日1.5 g）
　　　　　1日3回　朝昼夕食後　5日分

処方2：溶性ピロリン酸第二鉄シロップ5%　1回4 mL（1日12 mL）
　　　　　1日3回　朝昼夕食後　14日分

[101-206]

10歳女児。昨夜より咽頭痛がひどく小児科を受診。

処方：セフジニル細粒10%　1回1.0 g（1日3.0 g）
　　　　　1日3回　朝昼夕食後　4日分

（現在服用中の薬剤）

①バルプロ酸Na徐放顆粒40%　1回1.5 g（1日1.5 g）
　1日1回　夕食後　28日分

②ビフィズス菌微粒　1回0.5 g（1日1.5 g）
　1日3回　朝昼夕食後　28日分

③溶性ピロリン酸第二鉄シロップ5%　1回4 mL（1日12 mL）
　1日3回　朝昼夕食後　28日分

④プランルカストシロップ用10%　1回1.0 g（1日2.0 g）
　1日2回　朝夕食後　28日分

⑤フェキソフェナジン塩酸塩シロップ用5%　1回0.6 g（1日1.2 g）
　1日2回　朝夕食後　28日分

国試のエッセンス

1.　セフジニルは腸管内において鉄イオンと錯体を形成すると吸収が著しく低下する。(103-211, 101-206)

11 タムスロシン塩酸塩 ⓛ

(ハルナール®)

(排尿障害治療薬)

既出問題番号 104-183／103-343／102-271／100-223, 284, 285, 298, 299／98-248, 249／95-140

🖋作用機序
- α_1 受容体遮断薬。前立腺や尿道の α_{1A} 受容体遮断により尿道抵抗を減少させる。

🖋効能・適応／用法・用量
- 前立腺肥大症に伴う排尿障害：1回 0.2 mg　1日1回食後服用

🖋相互作用
- 降圧剤との併用→起立性低血圧が起こるおそれがあるので，減量するなど注意する。

🖋重大な副作用
- めまい，立ちくらみ，起立性低血圧→車の運転や高所での作業などには注意するよう患者を指導する。

🖋処方例
[100-284〜285]

70歳男性。1年ほど前から夜間頻尿，残尿感を認めていたので，近くの泌尿器科を受診した。前立腺肥大症と診断された。

処方1：ハルナール®D錠 0.2 mg（注）　1回1錠（1日1錠）
　　　　　1日1回　朝食後　14日分
　　　　（注：タムスロシン塩酸塩 0.2 mg を含有する口腔内崩壊錠）

🖋その他
- ハルナール®D錠は，口腔内崩壊錠であるが，噛み砕かずに服用する（徐放性粒を含有しており，噛み砕いた際に徐放性粒が壊れ，薬物動態が変わる可能性がある）。

本書の利用法

30回以上

29〜20回

19〜10回

9〜5回

4回以下

薬効別編

国試のエッセンス

1. タムスロシンは，アドレナリンα_1受容体を遮断し，前立腺平滑筋や尿道括約筋を弛緩させる。(98-248)

11 チザニジン塩酸塩 ⓚ

（テルネリン®，モトナリン®）

（中枢性筋弛緩薬）

既出問題番号　103-169, 206, 250, 251／101-268, 269／98-154, 272, 273／97-156／95-128

🖊 作用機序

- 中枢性のアドレナリンα₂受容体刺激作用をもつ。多シナプス反射を抑制し，筋緊張緩和作用および疼痛緩和作用を示す。鎮痛補助薬として用いられるほか，脳脊髄性疾患に起用する痙性麻痺および低用量で頸肩腕症候群や腰痛症など，有痛性痙直の治療に用いられる。

🖊 効能・適応／用法・用量

①頸腕症候群，腰痛症による筋緊張状態の緩和

- 1日1 mg，1日3回

②脳血管障害，痙性脊髄麻痺，脳性（小児）麻痺

- 1日3 mg，3回分服より開始，1日6〜9 mg，3回分服まで漸増，1日3回

🖊 禁　忌

- CYP1Aで代謝されるため，CYP1A2を阻害するシプロキサン，フルボキサミンなどと併用するとチザニジンの血中濃度が上昇する可能性があり，併用禁忌となっている。

🖊 処方例

参照：p.251（テプレノン），p.473（ラメルテオン）

国試のエッセンス

1. チザニジンは，アドレナリンα₂受容体を刺激し，脊髄多シナプス反射を抑制する。(98-154)
2. チザニジンは，中枢性アドレナリンα₂受容体を刺激し，筋緊張を伴う疼痛を緩和する。(95-128)

11 デキストロメトルファン臭化水素酸塩水和物 局

（メジコン®）

（鎮咳薬）

既出問題番号 ▶ 104-32, 44／103-264, 265, 345／102-299／101-69／100-211, 298／98-202／97-248

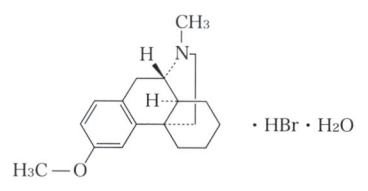

$C_{18}H_{25}NO \cdot HBr \cdot H_2O$　分子量：370.32

⌕作用機序

・延髄の咳嗽中枢を抑制することにより，鎮咳作用を示す。右旋性（*d*体）合成オピオイド化合物である。

⌕効能・適応／用法・用量

・感冒，急性・慢性気管支炎などに伴う咳嗽：1回 15〜30 mg，1日1〜4回経口投与

⌕禁　忌

・MAO 阻害剤投与中の患者

⌕体内動態・治療域

・肝代謝型（主に，CYP2D6，CYP3A4 によって代謝される）

⌕相互作用

〈併用禁忌〉MAO 阻害薬：デキストロメトルファンは中枢のセロトニン濃度を上昇させるため，併用によりセロトニンの濃度がさらに高くなるおそれがある。

・⇧ CYP2D6 を阻害する薬剤（アミオダロン，テルビナフィンなど）：血中濃度が上昇することがある。

⌕その他

・鎮痛・鎮咳作用，呼吸抑制作用，依存性の比較：モルヒネ＞コデイン（ジ

本書の利用法

30回以上

29〜20回

19〜10回

9〜5回

4回以下

薬効別編

ヒドロコデイン）＞デキストロメトルファン（鎮咳作用はコデインの約半分の強さで，しかしノスカピンよりは強い。呼吸抑制作用はコデインに比べ極めて弱い。なお，鎮痛・鎮静作用，依存性はない）

- 非麻薬性鎮咳薬である。
- コデインのような気道分泌抑制作用はない。
  ※通常 10％散剤を用いる。

11 テプレノン 局

（セルベックス®）

（胃炎・胃潰瘍治療薬／防御因子増強剤）

既出問題番号	101-200, 212, 246, 268／100-223, 298, 299, 320／95-238, 239, 240

作用機序

・内因性プロスタグランジン増加作用によって，胃粘膜保護作用，胃粘膜血流増加作用，粘液分泌促進作用などを有する。粘膜防御因子強化薬である。

効能・適応／用法・用量

①胃潰瘍，急性胃炎，慢性胃炎の急性増悪期の胃粘膜病変の改善

・1回50 mg，1日3回（食後）

処方例

[101-268]

38歳男性。腰痛により整形外科を受診。

処方：チザニジン錠1 mg　　　　1回1錠（1日3錠）

　　　ロルノキシカム錠4 mg　　1回1錠（1日3錠）

　　　テプレノンカプセル50 mg　1回1カプセル（1日3カプセル）

　　　　1日3回　朝昼夕食後　7日分

参照：p.22（プレドニゾロン），p.153（ベラパミル塩酸塩）

国試のエッセンス

1. テプレノンは胃粘膜を保護する作用がある。(101-212, 268)

ヒドロコルチゾン 局

（コートリル®, ソル・コーテフ®）

（副腎皮質ホルモン）

既出問題
番号 104-83／103-98, 299／101-331, 341／100-225, 309／99-35, 55, 293／98-163

$C_{21}H_{30}O_5$　分子量：362.46

作用機序

- 細胞質に存在する受容体と複合体を形成。標的遺伝子に結合し，遺伝子発現を変化させる。
- 副腎皮質で産生される糖質コルチコイドであり，ホスホリパーゼ A_2 を抑制して細胞膜リン脂質からアラキドン酸の産生を抑制する。また，弱い鉱質コルチコイド様作用（Na^+ 再吸収促進作用）をもっている。

効能・適応／用法・用量

①ショック，副腎不全，ネフローゼ，ステロイド離脱症候群，膠原病（SLE，関節リウマチ，多発性筋炎など），薬物アレルギー，血液疾患（再生不良性貧血，自己免疫性溶血性貧血，リンパ性白血病など），呼吸器疾患（気管支喘息，間質性肺炎など），神経疾患（多発性硬化症，重症筋無力症，頭蓋内圧亢進症など），消化器疾患（潰瘍性大腸炎，クローン病，自己免疫性肝炎，劇症肝炎など），甲状腺疾患（甲状腺クリーゼ，亜急性甲状腺炎など），悪性腫瘍末期，慢性副腎皮質機能不全
- 上記のように効果，効能は多彩であるが，抗炎症，免疫抑制の目的で使用されることが多い。
- 1 日 10〜120 mg，1〜4 回に分服

体内動態・治療域

- 生物学的半減期：8〜12 時間（短時間型）

本書の利用法

30回以上

29〜20回

19〜10回

9〜5回

4回以下

薬効別編

🔘**重大な副作用**────────────

- 糖尿病（血糖上昇），消化性潰瘍，骨粗しょう症，無菌性骨壊死，感染症の誘発，中枢性神経障害，高血圧，白内障，緑内障など→これらの副作用が出現したときは減量あるいは中止
- 多毛，満月様顔貌，皮下溢血，紫斑など→必ずしも減量，中止の適用にはならない。
- 浮腫，Na 蓄積，低カリウム性アルカローシス

🔘**その他**────────────

- ヒドロコルチゾンコハク酸エステルナトリウムはヒドロコルチゾンの水溶性および即効性を高めたプロドラッグである。また注射剤の pH 域は 7〜8 であるが，配合変化を起こしやすい。
- ヒドロコルチゾンのメタノール溶液にフェーリング試液を加えて加熱すると赤色の沈殿を生じる→還元性をもつα-ヒドロキシケトン部分が含まれているため。
- 尿中カルシウム排泄の増加，脂肪分解の促進作用がある。また，タンパク異化作用により，胃粘膜細胞の再生を抑制する。

国試のエッセンス

1. ヒドロコルチゾンの薬理作用として，尿中カルシウム排泄の増加がある。(99-35)
2. ヒドロコルチゾンは，細胞内に存在する受容体と複合体を形成し，標的遺伝子に結合することで遺伝子発現を変化させる (98-163)

11 プレガバリン

(リリカ®)

(疼痛治療剤)

既出問題番号　104-65, 310／103-89, 302／102-156／101-258, 259／100-286, 287／99-155／98-297

作用機序

- 電位依存性 Ca^{2+} チャネルに結合しカルシウム流入を抑制することで，グルタミン酸などの神経伝達物質の過剰放出を抑制する。

効能・適応／用法・用量

①神経障害性疼痛

②線維筋痛症による疼痛

- 1回 75 mg，1日2回（初期量），その後1週間以上かけて1日 300 mg まで漸増。
- 1日 600 mg を超えない，②300〜450 mg で維持，1日 450 mg を超えない。

重大な副作用

- めまい，傾眠が 20％以上，0.3％未満で意識消失がみられる。

処方例

[101-258（一部抜粋）]

62 歳女性。糖尿病で治療中。手足に痛みや痺れが出たため処方3が追加となった。

処方3：プレガバリンカプセル 75 mg　1回1カプセル（1日2カプセル）
　　　　1日2回　朝夕食後　14日分

国試のエッセンス

1. プレガバリンの重大な副作用にめまい，傾眠，意識消失がある。高齢者はこれらの副作用により転倒・骨折などがあるので注意。
   (101-258)
2. アルコールはプレガバリンの作用増強（GABA$_A$ 受容体の活性化）。
   (101-258)

11 プロカテロール塩酸塩水和物

（メプチン®，エステルチン®）

（気管支拡張薬）

既出問題番号	104-69／102-342／101-84，341／99-189／98-153／97-190，250，251／96-136／95-122

🖊作用機序

- 気管支平滑筋の β_2 受容体を選択的に刺激することにより，強い気管支拡張作用を示す。心臓の β_1 受容体への刺激作用は弱い。
- 効果発現は速やかで長時間作用する。
- アドレナリン受容体刺激作用：$\alpha \fallingdotseq 0$，$\beta_2 \gg \beta_1$

🖊効能・適応／用法・用量

① 気管支喘息，気管支炎，肺気腫などによる気道閉塞性障害に基づく呼吸困難などの諸症状の寛解

- 内服：成人は 1 回 50 μg，1 日 1〜2 回，小児は 6 歳以上 1 回 25 μg，1 日 1〜2 回，6 歳未満は 1 回 1.25 μg/kg，1 日 2〜3 回

🖊重大な副作用

- ショック，アナフィラキシー様症状
- 重篤な血清 K 値の低下，振戦，めまい

🖊処方例

[102-342]

2 歳 3 か月女児。体重 12 kg。湿性咳嗽。

処方：カルボシステインシロップ 5%

　　　　　1 回 120 mg（1 日 360 mg）【原薬量】

　　　プロカテロール塩酸塩シロップ 0.0005%

　　　　　1 回 15 μg（1 日 45 μg）【原薬量】

　　　　　上記を混合して 1 剤とする。

　　　　　1 日 3 回　朝昼夕食後　3 日分

🖊その他

- 内服，吸入，エアゾールで使用されるが，過度に使用を継続した場合には心停止，不整脈のおそれがある。

・吸入薬は，喘息発作に対する発作治療薬（リリーバー）であるので，本剤の使用は発作発現時に限る。

11 ベンザルコニウム塩化物 ⓑ

（オスバン®，ヂアミトール®）

（消毒薬）

既出問題番号 ▶ 104-50, 335／103-88, 235／102-86／101-90, 283／99-89／97-280, 345／96-169

$$\left[\text{C}_6\text{H}_5 - \text{CH}_2 - \overset{\displaystyle \text{CH}_3}{\underset{\displaystyle \text{CH}_3}{\text{N}}} - \text{R} \right]^{+} \quad \text{Cl}^{-}$$

🖊作用機序

- 4級アンモニウム塩であり，陽イオン性界面活性剤に分類される。殺菌作用がある（ただし結核菌，芽胞や多くのウイルスには効果が期待できない）。

🖊効能・適応／用法・用量

①手指・皮膚の消毒：0.05〜1％液

②手術部位の粘膜の消毒，皮膚・粘膜の創傷部位の消毒

③医療機器の消毒，④手術室・病室・家具・器具・物品などの消毒

＊逆性石ケンと呼ばれ，洗濯用の石ケンや，洗剤などの陰イオン系の石ケンと用いると中和反応を起こし，殺菌力を低下させる。

🖊その他

- ベンザルコニウム塩化物は，点眼薬の保存剤としても使用される。

国試のエッセンス

1. 大雨の翌日，床上浸水の被害にあった男性に，汚水に浸かった室内を消毒する目的で，ベンザルコニウム塩化物液を提案する。
   （101-90[改]）

2. ベンザルコニウム塩化物は，粘膜に使用される消毒薬である。
   （99-89[改]）

11 ペンタゾシン ㊞
（ソセゴン®）
（非麻薬性鎮痛薬）

既出問題番号 104-182／103-85, 301, 302／102-320／100-29, 211, 309／98-252, 282／96-127

及び鏡像異性体

🔖作用機序
- オピオイド受容体を刺激して鎮痛作用を示す。
- オピオイドκ受容体には作動薬として，μ受容体においては弱い拮抗薬，あるいは部分作動薬として作用する。モルヒネに拮抗作用を示す。

🔖効能・適応／用法・用量
①各種がん，術後，心筋梗塞，胃・十二指腸潰瘍などの鎮痛（錠剤・注射剤）
②麻酔前投与および麻酔補助（注射剤）

🔖その他
- アヘンに含まれるアルカロイドの構造を基にして合成された。
- WHO方式3段階除痛ラダーでは第2段階として用いられる。
- 耐性，依存性ともモルヒネより弱い。
- モルヒネに対する拮抗作用はナロキソンの約1/50である。
- μ受容体の遮断作用により，麻薬依存患者において退薬症候群（禁断症状）を誘発する。

〈警告〉錠剤にはナロキソンが添加されているため，水に溶解して注射しても効果はなく，麻薬依存患者では禁断症状を誘発し，肺塞栓，血管塞栓，潰

瘍，膿瘍を引き起こすことがある。

・非麻薬（第 2 類向精神薬）および劇薬である。

既出問題番号	104-190／103-182, 186／102-179, 320／99-256／98-337／97-312, 313／96-128, 235

$$COOCH_3$$

[構造式：ベンゼン環–CH–CH–（ピペリジン環）, HN, ・HCl]

作用機序

- 大脳半球および脳幹に広く分布して上位運動中枢および知覚・感覚系に作用する。
- ドパミンおよびノルアドレナリントランスポーターに結合して再取り込みを抑制することにより，シナプス間隙に存在するドパミンおよびノルアドレナリンを増加させて神経系の機能を亢進する。
- アンフェタミン様の中枢興奮作用をもつ。

効能・適応／用法・用量

- ナルコレプシー：リタリン®錠
- 注意欠陥／多動性障害（AD/HD）：コンサータ®錠（徐放錠）

禁　忌

- MAO 阻害剤（セレギリン）を使用している患者

相互作用

〈併用禁忌〉

MAO 阻害剤（セレギリン）：MAO 阻害剤の作用を増強させ，高血圧が起こることがある。（本剤は交感神経刺激作用を有するため。）

重大な副作用

- 悪性症候群
- 興奮，舞踏病様症状，運動亢進，不眠，大量投与による痙れん

🔎処方例──────────────────────

[104-190〜191]

19歳女性。高校生の頃から，気がつくと授業中に眠っていることがしばしばあったが，夜間に受験勉強に励んでいることが原因と思っていた。大学に入学後も，授業中に突然眠ってしまったり，夜間に悪夢を見たりした。眠気により食生活が不規則にもなった。心配になり，友人や家族に相談したところ病院受診を勧められた。診察および検査の結果，ナルコレプシーと診断され，処方1および2で3か月治療されたが，症状が改善されないため，処方1が処方3に変更となった。

処方1：モダフィニル錠100 mg　1回2錠（1日2錠）
　　　　　　1日1回　朝食後　14日分

処方2：クロミプラミン塩酸塩錠25 mg　1回1錠（1日1錠）
　　　　　　1日1回　就寝前　14日分

処方3：メチルフェニデート塩酸塩錠10 mg　1回2錠（1日4錠）
　　　　　　1日2回　朝昼食後　14日分

🔎その他──────────────────────

〈コンサータ®錠〉

・浸透圧を利用した放出制御システム（OROS®）が応用されている。

・溶出の初期では，外皮（放出制御膜）を覆っている薬物コーティング層から薬物放出が起こる。

・体内の水分が外皮を通じて内側に浸透する。

・プッシュ層の膨張に伴って，薬物放出口から薬物層1，2中の薬物が放出される。

・外皮は内部の不溶性成分と一緒に糞便中に排泄される。

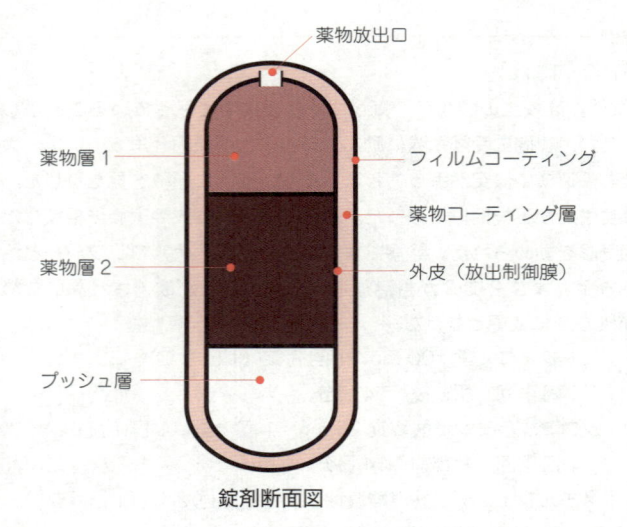

錠剤断面図

(figure labels: 薬物放出口 / 薬物層 1 / 薬物層 2 / プッシュ層 / フィルムコーティング / 薬物コーティング層 / 外皮（放出制御膜）)

- 第 1 種向精神薬（非麻薬）である。

〈使用にあたっての留意事項〉

- 薬物依存や乱用のリスクを十分に管理するために，製造販売業者によって流通管理基準が定められている。
- 登録医師が，医療機関を申請し，第三者委員会に登録された医療機関においてのみ処方できる。
- 薬局は，調剤前に処方せん発行医師が第三者委員会に登録されていることを確認できない場合は，調剤を拒否する。
- 卸売販売業者は，第三者委員会に登録された医師，医療機関および薬局にのみ販売できる。

リツキシマブ

（リツキサン®）

（抗悪性腫瘍薬）

既出問題番号 104-236／103-90, 286, 329／102-300／101-218, 219, 297／100-300／99-224, 225

🖊作用機序

- マウス/ヒトキメラ型モノクローナル抗体製剤。マウスの抗体について，マウス抗体の可変部とヒト抗体の定常部を融合して作成
- がん化した B 細胞表面上の CD20 というタンパク質に結合するように造られた人工的な抗体で，補体や NK 細胞などを介した経路で，その細胞を傷害する。
- リツキシマブは，抗体が細胞膜抗原に結合したのち補体を活性化して，補体が細胞膜に穴を開けることにより，細胞が溶解する（古典経路による補体の活性化）。

🖊効能・適応／用法・用量

①CD20 陽性の B 細胞性非ホジキンリンパ腫

- 併用療法：併用する抗腫瘍薬の投与間隔に合わせ，1 コースあたり 1 回 375 mg/m^2
- 維持療法：1 回 375 mg/m^2，8 週間隔（目安）で点滴静注，最大投与 12 回

②免疫抑制状態下での CD20 陽性の B 細胞性リンパ増殖性疾患

- 1 日 1 回 375 mg/m^2，1 週間間隔で点滴静注，最大投与 8 回（①，②）

🖊処方例

参照：p.285（ドキソルビシン塩酸塩）

🖊その他

- リツキシマブは，投与中あるいは投与終了後 24 時間以内に，infusion reaction が高頻度に起こる。これは，一般に，モノクローナル抗体製剤などの分子標的治療薬を投与する場合に起こるもので，サイトカインが関係しており，発熱，悪寒，嘔気，頭痛などの軽症のものから，高度なアナフィラキシー症状を起こすこともある。この抑制のために，本薬投与時に

本書の利用法

30 回以上

29〜20 回

19〜10 回

9〜5 回

4 回以下

薬効別編

- は，抗ヒスタミン薬と解熱鎮痛薬の前投与が必須である。
- リツキシマブは，正常のB細胞のCD20にも作用し，B細胞を破壊し，免疫を低下させる。B型肝炎ウイルスキャリアの患者に投与した場合に，劇症肝炎，肝炎の増悪，肝不全による死亡例が報告されており，慎重投与すべきである。使用前にB型ウイルスマーカーの検査を行うこと。
- 抗体タンパクが凝集するおそれがあるため，希釈時および希釈後に泡立つような激しい振動を加えないこと。

本書の利用法
30回以上
29〜20回
19〜10回
9〜5回
4回以下
薬効別編

11 リボフラビン 🔵

(ハイボン®, 強力ビスラーゼ®)

(ビタミン B_2 製剤)

既出問題番号 ▶ 104-222／103-41, 206, 207／102-165, 310／99-167, 226／98-166／97-46, 171

🖋 作用機序

- ビタミン B_2 製剤である。小腸上部（十二指腸）のリボフラビントランスポーターより吸収され、FMN（フラビンモノヌクレオチド）に変換され、さらに大部分はリン酸化され FAD（フラビンアデニンジヌクレオチド）となって、フラビン酵素の補酵素として生体内の酸化還元反応（ミトコンドリアの電子伝達系の水素運搬体など）に関与する。

🖋 効能・適応／用法・用量

①口内炎、舌炎、湿疹、皮膚炎、脂質異常症、ビタミン B_2 欠乏症の予防および治療

- 1 日 2〜30 mg、1〜3 回分服

🖋 体内動態・治療域

- 経口的に摂取した場合、吸収部位は小腸上部（十二指腸）に限局される。

🖋 相互作用（⇩：本薬の作用減弱）

- ⇩メトクロプラミド：メトクロプラミドは GER（胃内容物排出速度）を促進する作用があるため、吸収が効率的に行えない。

🖋 その他

- 吸収部位が十二指腸のリボフラビントランスポーターに限定されるため、胃排泄速度の遅くなる食事後や、プロパンテリン臭化物など胃排泄速度を遅延させる薬物と併用すると、GER が遅くなり、吸収が飽和せず、リボフラビンの吸収が増大する。
- 水溶性ビタミンであるので過剰症はない。
- リボフラビンは黄色〜橙黄色の結晶である。結晶多形があり、安定形より準安定形の方が溶解しやすい。
- ビタミン B_2 は全身のあらゆる組織に存在するが、細胞分裂が盛んに行われるところでは特に需要が多い。皮膚などで欠乏症が現れやすいのはその

ためと考えられる。
・ビタミン製剤は光により分解するため，遮光保存とする。

11 ロスバスタチンカルシウム

（クレストール®）

（脂質異常症治療薬）

既出問題番号 ▶ 104-345／103-252，343／102-304／100-254，255／
99-270，271／98-256／97-208，216

🔖作用機序

- HMG-CoA 還元酵素阻害薬である。肝臓で HMG-CoA 還元酵素を阻害し，肝臓でのコレステロール合成を抑制する。その結果，肝臓の LDL 受容体の発現が高まり，血中 LDL-C が低下する。

🔖効能・適応／用法・用量

①高コレステロール血症，家族性高コレステロール血症

- 開始：1 日 1 回 2.5 mg，早期 LDL-C 値低下には 5 mg，4 週以降・LDL-C 値低下不十分には 1 日 1 回 10 mg まで増量可，低下不十分，家族性高コレステロール血症など重症患者には 1 日最大 20 mg まで

🔖禁　忌

- 肝機能が低下していると考えられる患者

🔖体内動態・治療域

- わずかながら CYP2C9 と CYP2C19 が代謝に関与するとされている。

🔖相互作用（⇧：本薬の作用増強）

〈併用禁忌〉・⇧シクロスポリン→ロスバスタチンの血中濃度が上昇し，横紋筋融解症などの重篤な副作用の発現リスクが高くなる（シクロスポリンが有機アニオントランスポーター（肝取り込みトランスポーター）OATP1B1 および排出トランスポーター（胆汁への排出）BCRP を阻害することにより，ロスバスタチンの肝への取り込みが阻害され，ロスバスタチンの血中濃度が上昇する）。

🔖重大な副作用

- 横紋筋融解症
- 横紋筋融解症に伴う筋肉痛，脱力感

🩸処方例────────────────────────────────
参照：p.158（クロピドグレル硫酸塩），p.447（硝酸イソソルビド）

🩸その他────────────────────────────────
- 重度の腎障害のある患者では，本薬の血中濃度が高くなるおそれがあり，投与時にまれに横紋筋融解症が発症し，それに伴って急激に腎機能が悪化する可能性があるため，慎重投与とされる。

> **国試のエッセンス**
>
> 1. ロスバスタチンカルシウムは，HMG-CoA 還元酵素阻害薬であり，高コレステロール血症などに使用する薬物である。(103-343)

10 アモキシシリン水和物 (AMPC) 局

（サワシリン®，パセトシン®）

（ペニシリン系抗菌薬）

既出問題番号 ▶ 104-308／101-67, 202／100-220, 221, 258／99-248, 249／97-183／95-137

🔖作用機序

- トランスペプチダーゼ（細胞壁の構成成分であるペプチドグリカンの生合成に関与する酵素）を阻害。結果として細胞壁の生合成が阻害され，抗菌作用を発揮する。

🔖効能・適応／用法・用量

① 皮膚感染症，急性気管支炎，肺炎，膀胱炎，中耳炎，副鼻腔炎など

　1回 250 mg，1日 3～4回，小児は1日 20～40 mg/kg，3～4回分服，最大1日 90 mg/kg まで

② 胃潰瘍，十二指腸潰瘍におけるヘリコバクター・ピロリ感染症

＊1回分としてクラリスロマイシン 200 mg（力価）・アモキシシリン 750 mg（力価）・ランソプラゾール 30 mg。以上3剤を同時に1日2回，7日間経口投与。なおクラリスロマイシンは，必要に応じて適宜増量することができる。ただし1回 400 mg（力価），1日2回が上限

＊1回分としてクラリスロマイシン 400 mg（力価）・アモキシシリン 750 mg（力価）・オメプラゾール 20 mg。以上3剤を同時に1日2回，7日間経口投与

🔖重大な副作用

- ショック，アナフィラキシー様症状，皮膚粘膜眼症候群（Stevens-Johnson 症候群），中毒性表皮壊死症（Lyell 症候群），肝障害，急性腎不全，無顆粒球症，溶血性貧血，偽膜性大腸炎，ビタミン K 欠乏症

[101-202（改）]

45歳男性。ピロリ菌の一次除菌。

処方：オメプラゾール錠 10 mg　　　　1回2錠（1日4錠）

クラリスロマイシン錠 200 mg　　1回1錠（1日2錠）

アモキシシリンカプセル 250 mg　1回3カプセル（1日6カプセル）

　　　1日2回　朝夕食後　7日分

🖊その他

- アンピシリン（ABPC）の誘導体。ABPCが食事によって吸収に変化が生じ，血中濃度が十分上がらない問題点を解消するために開発された。

- 経口剤で用いる。注射薬はない。

- ヘリコバクター・ピロリに対する抗菌作用は，胃内 pH の上昇により高まる。そのため，プロトンポンプ阻害薬の併用は，攻撃因子の抑制に加えて，抗菌活性の上昇に寄与している。

国試のエッセンス

1. アモキシシリン水和物はヘリコバクター・ピロリの除菌において1次除菌，2次除菌に用いられる。(101-67)

本書の利用法

30回以上

29〜20回

19〜10回

9〜5回

4回以下

薬効別編

10 インターフェロン

（ペガシス®，ペグイントロン®，フェロン®，イムノマックス®）

（インターフェロン製剤／肝疾患治療薬）

既出問題番号 ▶ 100-88, 120, 184／99-159, 282, 283／98-84／96-58, 203／95-138

🖊 作用機序

- インターフェロンは，タンパク質キナーゼやホスホジエステラーゼなど種々の抗ウイルスタンパク質の合成を誘導する。

- インターフェロンアルファは腫瘍細胞に対して直接的な細胞増殖抑制作用を有するほか，生体を介した BRM 作用（非特異的免疫賦活作用）を示し，NK 細胞，K 細胞，単球，マクロファージを活性化させて免疫応答を増強することにより，腫瘍細胞に対する細胞傷害性を高める。

- 慢性骨髄性白血病（CML）発症に関わる異常染色体の，フィラデルフィア染色体陽性の白血病細胞を減少させる。

- インターフェロンベータは腫瘍細胞表面に結合し，その増殖を抑制する直接作用と，宿主を介して抗腫瘍免疫能を活性化することにより，腫瘍の増殖を抑制する間接作用が考えられている。

- インターフェロンアルファおよびベータについては，2′, 5′-オリゴアデニル酸合成促進によって感染細胞内の RNA 分解酵素を活性化させてウイルスの RNA を分解。併せて免疫増強作用をもち，抗ウイルス薬として用いる。

- インターフェロンガンマ-1a は腫瘍細胞に直接作用して細胞増殖抑制作用を示し，さらにヒト末梢血リンパ球に作用してナチュラルキラー活性や抗体依存性細胞傷害活性を増強し，抗腫瘍効果を示す。

🖊 効能・適応／用法・用量

- インターフェロンアルファ：腎がん，慢性骨髄性白血病（CML），B 型慢性活動性肝炎，C 型慢性肝炎など

- インターフェロンアルファ-2b（遺伝子組換え）：B 型慢性活動性肝炎，C 型慢性肝炎など

- ペグインターフェロンアルファ-2a（遺伝子組換え）：C 型慢性肝炎（リバ

ビリンと併用），Ｂ型慢性活動性肝炎
- ペグインターフェロンアルファ-2b（遺伝子組換え）：Ｃ型慢性肝炎（リバビリンと併用）
- インターフェロンベータ：Ｂ型慢性活動性肝炎，Ｃ型慢性肝炎，Ｃ型慢性活動性肝炎，膠芽腫，髄芽腫など
- インターフェロンベータ-1a（遺伝子組換え）：多発性硬化症
- インターフェロンベータ-1b（遺伝子組換え）：多発性硬化症
- インターフェロンガンマ-1a：腎がん，慢性肉芽腫症に伴う重症感染の頻度と重症度の軽減

禁　忌

- 小柴胡湯を投与中の患者

相互作用

〈併用禁忌〉小柴胡湯→間質性肺炎が起こりやすくなる。

重大な副作用

- 抑うつ，自殺企図→患者の精神状態に注意する。不眠，不安，焦燥などがあらわれたら投与中止も検討
- 間質性肺炎
- 血小板減少
- 発熱，全身倦怠感

その他

- 抗ウイルス作用，抗腫瘍作用，免疫増強作用を呈する
- ポリエチレングリコールで化学修飾したインターフェロンの注射薬（ペグインターフェロン）は，1回の投与で効果が1週間持続するDDS製剤で，Ｃ型肝炎の治療に用いられている。ポリエチレングリコールは，水にも有機溶媒にも溶解するため合成に利用しやすく，標的指向型DDS製剤の合成高分子キャリアーとして使用される。ポリエチレングリコールは血漿タンパク質や細胞との相互作用が低く，結合した分子全体の抗原性が低下する。また，この結合で，酵素の基質認識性が低下するため，血中でのインターフェロンの分解が抑制され，体内滞留性が向上する。さらに，この結合で，肝臓や脾臓を中心とする細網内皮系組織の貪食細胞による捕捉が抑制される。分子量が大きいメトキシポリエチレングリコールと結合させる

と，ペグインターフェロンの分子量が大きくなり，腎糸球体ろ過や分泌トランスポーターへの認識性が低下するため，腎排泄が抑制される。
- IL-12 は，主に単球・マクロファージにより産生され，NK 細胞や T 細胞を活性化し，インターフェロンガンマの産生を促す。

本書の利用法

30回以上

29〜20回

19〜10回

9〜5回

4回以下

薬効別編

国試のエッセンス

1. 慢性骨髄性白血病（CML）において，インターフェロンα（IFNα）は，腫瘍細胞の増殖を抑制する作用を有するので，治療に用いられる。(96-203)

インフルエンザ HA ワクチン 🏵
（不活化ワクチン）

| 既出問題
番号 | 104-194／103-81, 128, 291／101-220, 221／100-60,
129／99-289／96-199 |

🗝効能・適応／用法・用量

- インフルエンザの予防：0.5 mL を皮下に，1 回又はおよそ 1～4 週間の間隔をおいて 2 回注射する。

🗝その他

- ウイルスの赤血球凝集素（HA）抗原と，ノイラミニダーゼ（NA）抗原を抽出し作製された不活化ワクチンである。
- A 型ウイルス，B 型ウイルスともに効果あり。
- インフルエンザワクチンは，鶏卵アレルギーの人に対しては注意して接種する。
- インフルエンザは B 類疾病であり，予防接種の努力義務はない。したがって，集団感染を防止するために，小学校などにおける定期接種は行われていない。
- 慢性閉塞性肺疾患（COPD）や気管支喘息の患者の呼吸器感染症の予防に使用することがある。

国試のエッセンス

1. 慢性閉塞性肺疾患（COPD）の治療において，インフルエンザワクチン接種は，危険因子への暴露回避のため，推奨される。
   (96-199[改])
2. 気管支喘息治療中の患者へのインフルエンザの予防のためのワクチン接種は，推奨される。(98-289[改])

本書の利用法
30回以上
29〜20回
19〜10回
9〜5回
4回以下
薬効別編

10 オセルタミビルリン酸塩

(タミフル®)

(抗インフルエンザウイルス薬)

既出問題番号	104-195／102-186／100-105, 345／99-39／97-58, 165／96-233／95-11, 218

$C_{16}H_{28}N_2O_4 \cdot H_3PO_4$　分子量：410.40

作用機序

- 経口投与後速やかに肝臓で活性体に加水分解され，ヒトA型，B型インフルエンザウイルスのノイラミニダーゼを選択的に阻害することにより，ウイルス粒子の宿主細胞からの遊離を阻害してウイルスの増殖を抑制する。

効能・適応／用法・用量

- A型またはB型インフルエンザウイルス感染症の治療および予防
- 治療：1回75 mg，1日2回，5日間経口投与
- 予防：1回75 mg，1日1回，7〜10日間経口投与

体内動態・治療域

- 主に腎排泄（クレアチニンクリアランスに応じて，投与間隔を延長する。）

重大な副作用

- 精神・神経症状（意識障害，せん妄，幻覚，妄想，痙れんなど）があらわれることがある。→観察を十分に行い，異常が認められた場合には投与を中止し，症状に応じて適切な処置を行う。

その他

- 抗インフルエンザウイルス薬の服用の有無又は種類に関わらず，インフル

275

エンザ罹患時には，異常行動を発現した例が報告されている。

- 異常行動による事故を防止するために，患者・家族に対して，①異常行動の発現のおそれがあること，②自宅において療養を行う場合，少なくとも発熱から2日間，保護者などは転落などの事故に対する防止対策を講じること，について説明する。
- ウイルス表面タンパク質のノイラミニダーゼを阻害することにより，ウイルスが感染細胞から遊離し他の細胞へと伝播するのを防ぐため，症状発現直後（48時間以内）に投与を開始する。

国試のエッセンス

1. 慢性呼吸器疾患などのハイリスク患者にはオセルタミビルの予防内服が認められている。(102-186)

本書の利用法

30回以上

29〜20回

19〜10回

9〜5回

4回以下

薬効別編

10 コレスチラミン

（クエストラン®）

（脂質異常症治療薬）

既出問題番号 ▶ 103-167, 273／101-170, 306／99-270／98-35／97-85, 161／96-146／95-159

🖊作用機序

- 高分子の塩基性陰イオン交換樹脂である——腸管内で胆汁酸を吸着→胆汁酸の糞中排泄量⬆→外因性コレステロールの吸収を阻害

  また，胆汁酸の排泄量⬆→肝においてコレステロールから胆汁酸への異化⬆（胆汁酸の減少を補償）→血中コレステロール⬇

🖊効能・適応／用法・用量

- 高コレステロール血症：1回4 g（無水物として）を約100 mLの水に懸濁し，1日2〜3回服用

🖊禁　忌

- 完全な胆道の閉塞により胆汁が腸管に排泄されない患者（腸管内で胆汁酸と結合してその糞中排泄量を増大させることにより，コレステロールを低下させる薬剤であるため効果がない）

🖊相互作用

- ワルファリン，ジギタリス，脂溶性ビタミン（A，D，E，K），プラバスタチンなどの酸性物質や陰イオン性物質などと併用したときは，これらの薬剤の作用減弱（薬物動態学的相互作用）

  ※上記薬剤を服用するときは，これら薬剤の吸収阻害を避けるために，コレスチラミン服用前1時間もしくは服用後4〜6時間以上，できれば可能な限り間隔をあけて慎重に投与

🖊その他

- 水（100 mL）に懸濁し，1分間放置後撹拌し服用（粉末のまま服用しない）
- 糖尿病患者に対しては，同効薬であるコレスチミドを用いる→コレスチラミンに白糖が添加されているため
- 本剤は量が多く，水に不溶で不味，また不快な臭いのため，コンプライア

277

ンスは悪くなる傾向がある。

10 ジフェンヒドラミン塩酸塩 ⓪

（レスタミンコーワ，トラベルミン® （配））

（ヒスタミン H_1 受容体拮抗薬）

既出問題番号 ▶ 104-157／103-345／102-195, 341／101-163, 332／100-155／97-38／96-130／95-13

$\cdot HCl$

🔑 作用機序

- ヒスタミン H_1 受容体に対して競合的拮抗作用を示す。ヒスタミン遊離抑制作用も認められている。
- 抗コリン作用（ムスカリン受容体遮断作用）を有し，気道分泌を抑制する。

🔑 効能・適応／用法・用量

① アレルギー性鼻炎，血管運動性鼻炎，じん麻疹，皮膚炎

- 1 回 30〜50 mg，1 日 2〜3 回

🔑 禁　忌

- 緑内障，前立腺肥大症など下部尿路の閉塞性疾患

🔑 重大な副作用

- 眠気→運転などには注意
- 口渇*，排尿困難*，眼内圧亢進*　　*は抗コリン作用による。

[102-341]

48歳女性。非小細胞肺がん。

処方1：エルロチニブ塩酸塩錠150 mg　1回1錠（1日1錠）
　　　　　　　1日1回　朝食の2時間後　14日分

処方2：ジフェンヒドラミン塩酸塩錠10 mg　1回5錠
　　　　　必要時　1回分（5錠）

　　　　　レボフロキサシン錠500 mg　　　　　1回1錠（1日1錠）
　　　　　1日1回　朝食後　発熱時開始　5日分

　　　　　ロキソプロフェンNa錠60 mg　　　　　1回1錠
　　　　　38℃以上の熱が出た時　5回分（5錠）

🖊その他

- パクリタキセル注射液による重篤な過敏症を回避するために，デキサメタゾンリン酸エステルナトリウム注射液，ジフェンヒドラミン塩酸塩錠およびラニチジン塩酸塩注射液が前投与される。
- 動揺病（乗り物酔い）に伴う悪心・嘔吐，めまいなどにも適用される。

国試のエッセンス

1. ジフェンヒドラミンは，ヒスタミンH_1受容体を遮断し，アレルギー症状以外に動揺病（乗り物酔い）に用いられる。(96-130)

本書の利用法
30回以上
29〜20回
19〜10回
9〜5回
4回以下
薬効別編

10 シプロフロキサシン塩酸塩 局

（シプロキサン®）

（ニューキノロン系抗菌薬）

既出問題番号	104-242, 243, 326／103-232, 270, 271／102-272, 273／98-272, 273

効能・適応／用法・用量

①皮膚感染症，急性気管支炎，肺炎，膀胱炎，中耳炎，副鼻腔炎など

- 内服：成人は1回100〜200 mg，1日2〜3回
- 注射：成人は1回400 mg，1日2回1時間かけて点滴静注，1日3回に増量可，5%ブドウ糖液，生理食塩水又は補液で希釈。小児は1回6〜10 mg/kg，1日3回1時間かけて点滴静注，1回量400 mgを超えない

②炭疽

- 内服：1回400 mg，1日2回
- 注射：成人は1回400 mg，1日2回1時間かけて点滴静注，1日3回に増量可，5%ブドウ糖液，生理食塩水又は補液で希釈。小児は1回10 mg/kg，1日2回1時間かけて点滴静注，1回量400 mgを超えない

相互作用（⇩：本薬の作用減弱）

〈併用禁忌〉・ケトプロフェン（プロピオン酸系 NSAIDs）→痙れんの副作用増強

・チザニジン塩酸塩→シプロフロキサシンは CYP1A2 を阻害し，チザニジンは CYP1A2 で代謝されるため，代謝が阻害されてチザニジンの血中濃度が上昇し，著しい血圧低下が起こる。

- ⇩水酸化アルミニウムゲル：アルミニウムやマグネシウムなど金属イオンとキレートを形成するため，併用により吸収が低下する→併用する場合は2時間以上の間隔をあけて服用する。

[103-270]

23歳男性。幼児期に喘息と診断されテオフィリンが処方されている。最近体調を崩しマイコプラズマ肺炎と診断，以下の処方が出た。

（処方）

1. シプロフロキサシン錠200 mg　1回1錠（1日2錠）
　　　1日2回　朝夕食後　7日分

2. カルボシステイン錠500 mg　　　1回1錠（1日3錠）
　　アンブロキソール塩酸塩錠15 mg　1回1錠（1日3錠）
　　チペピジンヒベンズ酸塩錠20 mg　1回1錠（1日3錠）
　　　1日3回　朝昼夕食後　7日分

3. モンテルカスト錠10 mg　1回1錠（1日1錠）
　　　1日1回　就寝前　7日分

[102-272]

30歳女性。排尿痛および頻尿。近医を受診し，急性単純性膀胱炎と診断。消化性潰瘍治療のためスクラルファート細粒90%を服用中。

処方1：シプロフロキサシン錠100 mg　1回1錠（1日2錠）
　　　　1日2回　朝夕食後　14日分

国試のエッセンス

1. シプロフロキサシンとテオフィリンは併用注意の薬物。CYP1A2の阻害によりテオフィリンの血中濃度増大。(103-270)

2. シプロフロキサシンはスクラルファートと難溶性のキレートを形成して吸収が低下するためスクラルファートをアルギン酸ナトリウムなどに変更する必要がある。(102-272)

10 チモロールマレイン酸塩 ⓛ

（チモプトール®, リズモン®）

（緑内障治療薬）

🖊作用機序

- アドレナリンβ受容体遮断作用により，毛様体上皮細胞における眼房水産生・分泌を阻害して眼圧を低下させる。縮瞳薬と異なり，瞳孔径や焦点調節にはほとんど影響を及ぼすことはない。

🖊効能・適応／用法・用量

- 点眼：緑内障，高眼圧症：1回1滴，1日2回

🖊禁　忌

- 気管支喘息またはその既往歴，気管支痙れん，重篤な慢性閉塞性肺疾患，コントロール不十分な心不全，洞性徐脈，房室ブロック（Ⅱ・Ⅲ度），心原性ショックのある患者

🖊重大な副作用

- 喘息発作の誘発
- 眼類天疱瘡，うっ血性心不全，全身性エリテマトーデス
- 血圧低下，徐脈

🖊処方例

[98-278〜279]

75歳男性。血糖コントロール不良で入院した。眼底検査のために眼科を受診したところ，眼圧上昇が認められた。

処方：チモプトールXE点眼液0.5%（注）（2.5 mL/本）　1回1滴

　　　1日1回　両眼に点眼　全1本

　　　（注：チモロールマレイン酸塩を0.5%含む持続性点眼液）

🖊その他

- 点眼薬でも全身性の副作用（β遮断作用）があり，それを軽減するため，点眼後1〜5分間閉瞼して涙のう部を圧迫させた後，開瞼
- 他の点眼薬と併用する時は，少なくとも5分間の間隔をあけて点眼する。

- 添加剤であるメチルセルロースを含む持続性点眼剤は，熱可逆的ゾルーゲル相転移特性を利用して，結膜嚢での薬物の長時間滞留を可能にしている。

10 ドキソルビシン塩酸塩 ⓟ

（アドリアシン®，ドキシル®）

（抗悪性腫瘍薬）

既出問題番号	104-236／103-179, 286, 329／102-300／101-218, 270／99-70, 234／95-149

⬤ 作用機序

・DNA の二重らせんの間に入りこみ，DNA と complex（複合体）を形成 →DNA ポリメラーゼ反応，RNA ポリメラーゼ反応を阻害→DNA，RNA の生合成↓→抗腫瘍効果発現，またトポイソメラーゼⅡを阻害して DNA 鎖切断を起こす。

⬤ 効能・適応／用法・用量

①ドキソルビシン通常療法

・1 日 1 回 10 mg（0.2 mg/kg），4〜6 日間，連日又は 1 日 1 回 20 mg（0.4 mg/kg），2〜3 日間連日投与，静注（ワンショット，7〜10 日間休薬）又は 1 日 1 回 20〜30 mg（0.4〜0.6 mg/kg），3 日間連日静脈内ワンショット投与後 18 日間休薬，1 コースとして，2〜3 コース

②R-CHOP 療法　非ホジキンリンパ腫（悪性リンパ腫）

・1 日目：リツキシマブ 1 mg/mL，シクロホスファミド 750 mg/m^2，ドキソルビシン 50 mg/m^2，ビンクリスチン 1.4 mg/m^2（最大 2 mg/body まで），プレドニゾロン 100 mg/body，2 日目〜5 日目：プレドニゾロン 100 mg/body，6〜21 日目休薬。1 クール 21 日間

③M-VAC 療法（尿路上皮がん）

・1 日目：メトトレキサート 30 mg/m^2，2 日目：ビンブラスチン 3 mg/m^2，ドキソルビシン 30 mg/m^2，シスプラチン 70 mg/m^2，15 日目・22 日目：メトトレキサート 30 mg/m^2，ビンブラスチン 3 mg/m^2，23〜28 日目：休薬。1 クール 28 日間

⬤ 禁　忌

・心機能異常またはその既往歴→心筋障害発現

⬤ 重大な副作用

・心毒性（心筋障害，心不全，頻脈，不整脈）

- 骨髄抑制（汎血球↓，白血球↓，好中球↓，血小板↓，貧血）→出血↑
  ※上記副作用発生時，中止

🗣処方例

[103-286]

24歳男性。悪性リンパ腫に対して外来化学療法（R-CHOP）を実施。

処方1：リツキシマブ注射液　375 mg/m^2
　　　　生理食塩液　500 mL
　　　　　主管より約30分間で点滴静注

処方2：シクロホスファミド水和物注射用　750 mg/m^2
　　　　生理食塩液　250 mL
　　　　　主管より約30分間で点滴静注

処方3：ドキソルビシン塩酸塩注射液　50 mg/m^2
　　　　生理食塩液　100 mL
　　　　　主管より約30分間で点滴静注

処方4：ビンクリスチン硫酸塩注射用　1.4 mg/m^2
　　　　生理食塩液　50 mL
　　　　　主管より約10分間で点滴静注

処方5：プレドニゾロン錠5 mg　1回10錠（1日20錠）
　　　　　1日2回　朝昼食後　5日分

🗣その他

- アントラサイクリン系（抗腫瘍性抗生物質）薬剤である。
- 急性心毒性として不整脈，慢性心毒性として心不全が出現しやすい。
- 慢性心毒性は心疾患が既存すると出現しやすい。
- 投与量が500 mg/m^{2}を超えると，薬剤が心筋に蓄積し，心筋障害が出現しやすい。
- ほかのアントラサイクリン系のエピルビシン，ピラルビシン，ダウノルビシンも投与量が増加すると心筋障害が出現しやすくなる。

本書の利用法

30回以上

29〜20回

19〜10回

9〜5回

4回以下

薬効別編

国試のエッセンス

1. ドキソルビシンは累積投与量に注意（500 mg/m^2 を超えると心筋障害によるうっ血性心不全が生じる可能性あり。(103-286)
2. リツキシマブは B 型肝炎ウイルスキャリアにおける劇症肝炎についての報告あり。感染の有無をチェック。(103-286)
3. ビンクリスチン硫酸塩は痺れなどの末梢神経障害に注意。(103-286)
4. シクロホスファミドの副作用として出血性膀胱炎に注意。(103-286)

トリクロルメチアジド ⑤

（フルイトラン®）

（チアジド系利尿薬／降圧薬）

及び鏡像異性体

$C_8H_8Cl_3N_3O_4S_2$　分子量：380.66

🖊 作用機序

・近位尿細管の有機アニオン輸送系を介して尿細管中に分泌され，遠位尿細管において，Na^+-Cl^-共輸送系を抑制し，Na^+，Cl^-の再吸収↓。Na^+，Cl^-の排泄とこれに伴う水の排泄が増加し，利尿作用を示す。

🖊 効能・適応／用法・用量

①高血圧症，心性・腎性・肝性浮腫，月経前緊張症

・1日2〜8 mg，1〜2回に分服

🖊 禁 忌

・低ナトリウム血症，低カリウム血症→電解質失調悪化

・急性腎不全→腎機能悪化

🖊 相互作用（⇧：本薬の作用増強，⇩：本薬の作用減弱）

・ジギタリスの心臓に対する作用増強→ジギタリス中毒のおそれ（チアジド系利尿薬による血清K値↓より，ジギタリスの作用↑）

・リチウム（Li）の腎における再吸収促進→リチウムの毒性↑（チアジド系利尿薬で遠位尿細管にてNa排泄が促進するが，長期投与では近位尿細管で代償的にNa，Liの再吸収が促進されるため）

🖊 重大な副作用

・低カリウム血症，高尿酸血症，耐糖能低下（高血糖，糖尿病悪化），血清脂質異常（脂質異常症）

　※低カリウム血症の発症機序：遠位尿細管に到達するNa^+の濃度上昇により，遠位尿細管におけるNa^+-K^+交換系が促進。結果としてK^+排泄↑

→低カリウム血症

🔖**処方例**────────────────────

参照：p.136（エナラプリルマレイン酸塩）

🔖**その他**────────────────────

- 降圧利尿薬として，高血圧症に対する第一選択薬
- 低カリウム血症対策：K 保持性利尿薬，ACE 阻害薬を併用。K 製剤，K 含量の多い食品摂取
- 夜間排尿を避けるため，午前中の投与が望ましい。

国試のエッセンス

1. トリクロルメチアジドは，遠位尿細管において Na^+-Cl^- 共輸送系を抑制する。(98-159)
2. トリクロルメチアジド錠服用により血清中リチウムイオン濃度が上昇し，食欲不振，振戦，傾眠が増強した。(98-200)
3. トリクロルメチアジドは，Na^+-Cl^- 共輸送系を抑制するとともに，末梢血管を拡張する。(95-139)

ノルフロキサシン ⓛ

（バクシダール®）

（ニューキノロン系抗菌薬）

既出問題
番号　104-167／103-161, 171／102-169, 272／99-171, 200, 201, 334／97-46

作用機序

・細菌 DNA の高次構造を変換する DNA ジャイレースを阻害することによって DNA 複製を阻害し，抗菌作用を示すニューキノロン系抗菌薬である。

効能・適応／用法・用量

・本剤に感受性のブドウ球菌属，レンサ球菌属，肺炎球菌などによる各種感染症：1 回 100～200 mg を 1 日 3～4 回経口投与する。

禁　忌

・フェンブフェン，フルルビプロフェンアキセチル，フルルビプロフェンを投与している患者，妊婦又は妊娠している可能性のある婦人

相互作用（⇩：本薬の作用減弱）

〈併用禁忌〉・フルルビプロフェン アキセチル→併用により中枢性痙れんを誘発する（ニューキノロン系抗菌薬による GABA 受容体結合阻害作用が非ステロイド性消炎鎮痛薬により増強される）。

・⇩アルミニウム，マグネシウム含有制酸薬（スクラルファート水和物など），鉄剤，カルシウム含有製剤：金属カチオン（特に Mg^{2+} や Al^{3+}）とキレートを形成するので，併用すると，ノルフロキサシンの吸収が阻害される。本剤を服用後，2 時間以上あけて制酸剤などを服用する。

国試のエッセンス

1. ノルフロキサシンは，水酸化アルミニウムを含む制酸剤とともに経口投与すると，キレートを形成して吸収が低下する。(97-46)
2. スクラルファート細粒と同時投与するとノルフロキサシン小児用錠の効果が減弱することがある。(99-200)

本書の利用法

30回以上

29〜20回

19〜10回

9〜5回

4回以下

薬効別編

10 パクリタキセル

（タキソール®）

（抗悪性腫瘍薬）

既出問題番号	104-326／103-81, 164／102-40／101-332／100-165／98-222, 223／97-264, 265

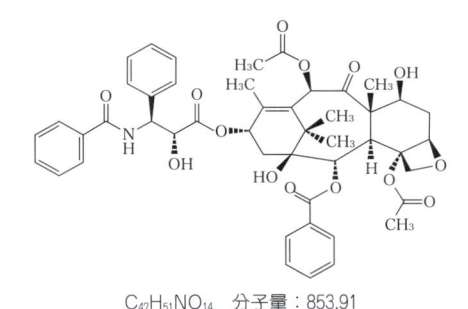

$C_{47}H_{51}NO_{14}$　分子量：853.91

🦴作用機序

- 微小管タンパクチューブリンの脱重合を阻害し，重合を促進して，微小管の安定化，過剰形成を起こす。その結果有糸分裂が阻害され細胞周期が M 期で止まる。

🦴効能・適応／用法・用量

①卵巣がん（A 法または C 法），乳がん（A 法または B 法），非小細胞肺がん（A 法），胃がん（A 法または E 法），進行・再発の子宮頸がん（D 法）

- A 法（胚細胞腫瘍は併用）：1 日 1 回 210 mg/m^2 を 500 mL の 5％ブドウ糖液もしくは生理食塩水に混和し，3 時間かけ点滴静注，少なくとも 3 週間休薬（1 コース）

- B 法：1 日 1 回 100 mg/m^2 を 250 mL の 5％ブドウ糖液もしくは生理食塩水に混和し，1 時間かけ点滴静注，週 1 回投与を 6 週連続，少なくとも 2 週間休薬（1 コース）

- C 法（カルボプラチンと併用）：1 日 1 回 80 mg/m^2 を 250 mL の 5％ブドウ糖液もしくは生理食塩水に混和し，1 時間かけ点滴静注，週 1 回投与

を 3 週連続（1 コース）

- D 法（シスプラチンと併用）：1 日 1 回 135 mg/m² を 24 時間かけ点滴静注，投与量の半量を 250 mL の 5%ブドウ糖液もしくは生理食塩水に混和し 12 時間かけ点滴静注（1 回分）。2 回連続投与。少なくとも 3 週間休薬（1 コース）
- E 法：1 日 1 回 80 mg/m² を 1 時間かけ点滴静注，週 1 回投与を 3 週連続，少なくとも 2 週間休薬（1 コース）

🩸重大な副作用
- 末梢神経障害，関節痛，筋肉痛

🩸処方例
[101-332]
非小細胞肺がんに対する外来化学療法（TC 療法）を実施。

処方 1：ファモチジン注射液　20 mg
　　　　デキサメタゾンリン酸エステルナトリウム注射液　26 mg
　　　　生理食塩液　50 mL
　　　　　主管より約 30 分間で点滴静注
　　　　　※同時にジフェンヒドラミン塩酸塩 50 mg を内服

処方 2：グラニセトロン塩酸塩注射液　3 mg
　　　　生理食塩液　50 mL
　　　　　主管より約 30 分間で点滴静注

処方 3：パクリタキセル注射液　210 mg/m²
　　　　生理食塩液　500 mL
　　　　　主管より約 180 分間で点滴静注

処方 4：カルボプラチン注射液 AUC＝6
　　　　ブドウ糖液 5%　250 mL
　　　　　主管より約 60 分間で点滴静注

処方 5：生理食塩液　50 mL
　　　　　主管より全開で注入

その他

- セイヨウイチイ（*Taxus baccata*）などの樹皮，小枝，葉から得られる。
- パクリタキセル注射液による重篤な過敏症（悪心・嘔吐）を回避するために，デキサメタゾンリン酸エステルナトリウム注射液，ジフェンヒドラミン塩酸塩錠およびラニチジン塩酸塩注射液が使用され，これらは，パクリタキセル注射液の投与の約 30 分前までに投与を終了するようにする。また，本剤にはアルコールが添加されているため，アルコール過敏症患者には投与できない。
- パクリタキセルは，ポリ塩化ビニル（PVC）製の容器および投与器具に可塑剤として含まれている DEHP（フタル酸ジ-2-エチルヘキシル）を溶解させるため，DEHP が含まれていない製品であることを確認する。
- パクリタキセルは析出することがあるため 0.22 μm 以下のメンブランフィルターを用いたインラインフィルターを通して投与を行う。

本書の利用法

30 回以上

29〜20回

19〜10回

9〜5回

4回以下

薬効別編

国試のエッセンス

1. TC 療法のレジメン。パクリタキセルは，しびれなどの末梢神経障害（43.8%）などの副作用が知られる。症状は投与開始後 3〜5 日後に現れ，使用が長期になると発現頻度が増大する。(101-332)
2. パクリタキセルは，微小管の脱重合を阻害して細胞分裂を抑制する。(98-223)
3. パクリタキセルは，微小管の安定化を引き起こし，有糸分裂を阻害する。(97-265)

10 プラリドキシムヨウ化物

(パム：PAM)

(有機リン中毒解毒薬)

| 既出問題番号 | 103-29, 240／102-344／99-135／98-23, 28, 237／97-235／96-88, 123 |

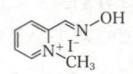

$C_7H_9IN_2O$　分子量：264.06

作用機序

- 有機リン化合物によってリン酸化されて不可逆的に不活化されたコリンエステラーゼ（ChE）を賦活（再活性化）する——有機リン剤は ChE に結合し，ChE 活性を阻害するが，プラリドキシムは ChE に結合したリン酸エステルを離脱させる。

効能・適応／用法・用量

- 有機リン剤（パラチオン・マラチオンなど）の中毒→カルバメート剤には無効
- 1 回 1 g を静脈内に徐々に注入

国試のエッセンス

1. プラリドキシム（PAM）は，コリンエステラーゼ分子に結合した有機リン化合物を解離させて，コリンエステラーゼを再賦活化する。(96-123)

10 プロポフォール

（ディプリバン®）
（全身麻酔薬）

作用機序

- GABA_A 受容体機能を亢進する。麻酔の導入および覚醒が速やかであり，超短時間型静脈麻酔薬として用いられる。
- 持続点滴静注することで長時間の麻酔の維持が可能である。

効能・適応／用法・用量

①全身麻酔の導入および維持：導入には，0.05 mL/kg/10 秒の速度で，患者の全身状態を観察しながら，就眠が得られるまで静脈内投与。維持には，酸素もしくは酸素・亜酸化窒素混合ガスと併用し，適切な麻酔深度が得られるよう患者の全身状態を観察しながら，投与速度（0.4 〜 1.0 mL/kg/時）を調節する。

②集中治療における人工呼吸中の鎮静：0.03 mL/kg/時の投与速度で，持続注入にて静脈内に投与を開始し，適切な鎮静深度が得られるよう患者の全身状態を観察しながら，投与速度を調節する。

禁　忌

- 小児（集中治療における人工呼吸中の鎮静）

重大な副作用

- 低血圧，舌根沈下，重篤な徐脈

その他

- リピッドエマルション製剤
- プロポフォールの脂肪乳剤を点滴投与する際に，微生物ろ過フィルターを用いて投与すると，エマルションが破壊されることがある→微生物ろ過フィルターは用いない。
- プロポフォールの脂肪乳剤には添加剤として精製卵黄レシチンが添加されているため，ポリ塩化ビニル（PVC）製輸液セットを使用すると，輸液セットの可塑剤である DEHP（フタル酸ジ-(2-エチルヘキシル)）が溶出

することがある→PVC 製の点滴セットの使用を避ける。

- 汚染防止（本剤は防腐剤を使用していない。また脂肪乳剤のため汚染されると細菌が増殖し，重篤な感染症が起こるおそれがある）→開封後は直ちに使用する。1 人の患者に 1 回のみの使用とし，残液を使用しない。
- リピッドエマルション製剤であるため，微生物ろ過フィルターを用いて投与しない。（リポソームが破壊されることがある）

国試のエッセンス

1. プロポフォールは，麻酔の導入および覚醒が速やかであり，持続点滴静注することで長時間の麻酔の維持が可能となる。(96-125)

本書の利用法

30回以上

29〜20回

19〜10回

9〜5回

4回以下

薬効別編

10 ブロムヘキシン塩酸塩 ㊿

（ビソルボン®）

（去痰薬）

既出問題番号	104-222／102-198, 302, 303／101-84／100-298／98-202, 203, 308／95-222

🔖作用機序

・気道粘膜の漿液性分泌を促進させ，喀痰の酸性糖タンパクを溶解・低分子化することによって，粘性を低下させ，気道粘液溶解作用および呼吸容易作用をあらわす。末梢性の去痰薬である。

🔖効能・適応／用法・用量

・急性・慢性気管支炎，肺結核などの去痰：1回4mgを1回3回経口投薬

🔖その他

・アンブロキソールはブロムヘキシンの代謝活性体であり，肺サーファクタント分泌を促進させて気道壁を潤滑にし，痰の粘着力を低下させる。

・ブロムヘキシン塩酸塩注射液とフロセミド注射液（アルカリ性：pH8.6〜9.6）を混合すると，塩基性薬物であるブロムヘキシンの溶解性が低下し，白濁する。

🔖**作用機序**
- ヘパリンはアンチトロンビンⅢと結合して複合体を形成することにより，トロンビンやⅩa因子などの凝固因子（セリンプロテアーゼ）に対するアンチトロンビンⅢの阻害活性を増強。結果として抗凝血作用を発揮する（アンチトロンビンⅢの抗トロンビン作用⬆）。
- Ⅱa（トロンビン）やⅩaのほかにⅦa，Ⅸa，Ⅺa，Ⅻaの活性も阻害

🔖**効能・適応／用法・用量**
①播種性血管内凝固症候群（DIC）の治療（乾燥濃縮人アンチトロンビンⅢと併用されることもある），血管カテーテル挿入時の血液凝固の防止，輸血，血液検査の際の血液凝固防止
②血栓塞栓症（静脈血栓症，心筋梗塞症，肺塞栓症，脳塞栓症など）の治療・予防
- ヘパリンは，通常，適応領域，目的によって静脈内点滴注射法，静脈内間歇注射法，皮下注射・筋肉内注射法によって投与される。本剤投与後，全血凝固時間（Lee-White法）又は全血活性化部分トロンボプラスチン時間（WBAPTT）が正常値の2～3倍になるように適宜用量をコントロールする。

🔖**禁　忌**
- 出血している・出血する可能性のある患者，重篤な肝障害や腎障害のある患者，ヘパリン起因性血小板減少症（HIT）の既往のある患者

🔖**体内動態・治療域**
- 経口投与無効（吸収が悪いため）→注射のみ
- 血液脳関門，胎盤関門を通過しない→妊婦に使用可
- 肝のヘパリナーゼで分解
- *in vivo*（生体内），*in vitro*（試験管内）ともに有効

相互作用（⇧：本薬の作用増強）

- ⇧抗凝血薬・血栓溶解剤・血小板凝集抑制作用を有する薬剤

重大な副作用

- ヘパリン起因性血小板減少症（HIT：heparin-induced thrombocytopenia）は，ヘパリン-血小板第4因子複合体に対する自己抗体（HIT抗体）の出現による免疫学的機序を介した病態であり，血小板減少と重篤な血栓症（脳梗塞，肺塞栓症，深部静脈血栓症など）を伴う。本剤投与後は血小板数を測定し，血小板数の著明な減少や血栓症を疑わせる異常が認められた場合には投与を中止し，適切な処置を行う。

その他

- ヘパリンは肥満細胞（マスト細胞）でタンパク質と結合し，プロテオグリカンとして生合成される。
- ヘパリンは陰性に荷電した酸性ムコ多糖で，D-グルコサミン，D-グルクロン酸・L-イズロン酸（ウロン酸）からなる。グルコサミンはアミノ糖，ウロン酸（グルクロン酸とイズロン酸）は酸性糖
- ウロン酸とグルコサミンが交互に1,4結合したムコ多糖
- 拮抗薬：プロタミン──塩基性タンパク質であるプロタミンが酸性のヘパリンと複合体形成→解毒（ヘパリンナトリウムの過剰投与による出血には，プロタミン硫酸塩を投与する）
- ヘパリン，EDTAなどは血中濃度測定に影響を与える因子である。

参照：p.490（ダルテパリンナトリウム）

国試のエッセンス

1. ヘパリンナトリウムの過量投与により出血が生じた場合には，プロタミン硫酸塩を投与することがある。(99-345[改]，96-150[改])
2. ヘパリンナトリウムやガベキサートメシル酸塩が，播種性血管内凝固症候群（DIC）の治療に用いられる。(95-193[改])

10 メトクロプラミド 🏥

（プリンペラン®, テルペラン®）

（消化器機能異常治療薬／ドパミン受容体拮抗薬）

既出問題番号 104-157, 298, 299／103-158, 171／101-160／98-41／97-36, 171／96-195

🔑 作用機序

- ドパミン D_2 受容体の遮断薬であり，中枢性嘔吐，末梢性嘔吐のいずれも抑制する。また神経終末からのアセチルコリン遊離を増大し，消化管のぜん動運動を亢進し，あるいは消化管の運動異常を調整して胃部停滞を除去し，消化器機能異常症状を改善する。

🔑 効能・適応／用法・用量

- 胃炎，胃・十二指腸潰瘍などの消化器機能異常（悪心・嘔吐，食欲不振，腹部膨満感）：軽症例では1日量 10〜30 mg を 2〜3 回に分けて食前に経口投与する。症状の強い例や経口摂取が困難な例では1回 10 mg を筋注，または静注する。

🔑 禁忌

- 褐色細胞腫の疑い，消化管に出血・穿孔・器質的閉塞のある患者

🔑 体内動態・治療域

- 胃内容物排出速度（GER）を増加させる→一般的な薬物（アセトアミノフェンなど）の吸収速度は⬆

  吸収部位に特異性のある薬物（リボフラビン，シアノコバラミン）の吸収率は⬇

🔑 相互作用（⬆：本薬の作用増強，⬇：本薬の作用減弱）

- フェノチアジン系薬，ブチロフェノン系薬→抗ドパミン作用⬆
- ⬇抗コリン薬→消化管において相互に作用⬇

🖊重大な副作用

・悪性症候群

・遅発性ジスキネジア

・乳汁分泌（ドパミン D_2 受容体の遮断による），女性化乳房（プロラクチンの分泌促進による）

・錐体外路症状，眠気，めまい

🖊その他

・がん化学療法における制吐薬としても用いられる。

国試のエッセンス

1. メトクロプラミドは，ドパミン D_2 受容体を遮断し，乳汁漏出を引き起こす。(101-160)
2. メトクロプラミドは，胃内容排出速度を上昇させる。(98-41[改])
3. メトクロプラミドは，癌化学療法において，制吐に用いられる医薬品である。(96-195[改])

10 メナテトレノン ⓛ

（グラケー®，ケイツー®）

（骨粗しょう症治療薬／骨形成促進薬／ビタミンK₂）

既出問題番号　103-273／102-165，305，345／101-295／100-262，263／97-256，257／96-216

作用機序

・ビタミンK₂製剤である。生体内に吸収されてそのままの形で作用を発揮する。肝臓で第Ⅱ因子，第Ⅶ因子，第Ⅸ因子，第Ⅹ因子の生合成を促進して凝血機能を正常化する。

・骨芽細胞に直接作用し，骨基質タンパク質であるオステオカルシンの生成を促進し，骨形成を促進することにより骨代謝回転を高める。さらに骨吸収を抑制し骨粗しょう症の骨代謝の不均衡を改善する。

効能・適応／用法・用量

①分娩時出血，新生児低プロトロンビン血症の治療，ワルファリン投与時の低プロトロンビン血症（注射剤のみ）

②骨粗しょう症での骨量・疼痛の改善：1回15mg　1日3回食後経口投与（グラケー®のみ）

禁　忌

・ワルファリンカリウム投与中の患者（グラケー®）

相互作用

〈併用禁忌〉・ワルファリンの作用減弱（p.9「ワルファリンカリウム」参照）を優先しメナテトレノンは中止する

🖊️**処方例**

［100－262〜263（改）］

66 歳男性。最近，腰痛が原因で，寝付きもよくないため，整形外科を受診した。骨粗しょう症と診断された。

処方 1：ラロキシフェン塩酸塩錠 60 mg　　　　　1 回 1 錠（1 日 1 錠）
　　　　アルファカルシドールカプセル 0.5 μg　　1 回 1 カプセル（1 日 1 カプセル）

　　　　　　1 日 1 回　朝食後　14 日分
処方 2：L-アスパラギン酸カルシウム錠 200 mg　1 回 2 錠（1 日 6 錠）
　　　　メナテトレノンカプセル 15 mg　　　　　1 回 1 カプセル（1 日 3 カプセル）

　　　　　　1 日 3 回　朝昼夕食後　14 日分
処方 3：セレコキシブ錠 100 mg　1 回 1 錠（1 日 2 錠）
　　　　　　1 日 2 回　朝夕食後　14 日分

🖊️**その他**

・脂溶性が高く，食事（とくに脂肪食）により，吸収が増加
・メナテトレノン静注製剤：点滴静注により持続投与を行う場合は，本剤の光分解を避けるために，遮光カバーを用いる。

国試のエッセンス

1. メナテトレノンは，空腹時投与により薬物の吸収が低下するため食後に又は食直後に服用すべきである。(96-216[改])

本書の利用法

30回以上

29〜20回

19〜10回

9〜5回

4回以下

薬効別編

10 ラロキシフェン塩酸塩

（エビスタ®）

（骨粗しょう症治療薬／SERM）

既出問題番号　102-161, 226／101-295／100-262, 263／99-63／98-164／97-256, 257／95-147

作用機序

- 骨のエストロゲン受容体に作用してエストロゲン様の骨吸収抑制作用を示す。
- カルシトニン分泌促進作用を有する。
- ラロキシフェンは，選択的エストロゲン受容体モジュレーター（SERM）に分類され，乳腺や子宮のエストロゲン受容体に対しては遮断薬として作用する（アンタゴニスト作用）が，骨においてはエストロゲン様の受容体刺激作用を有するため，骨吸収を抑制する（アゴニスト作用）。

効能・適応／用法・用量

①閉経後骨粗しょう症，エストロゲン低下による骨粗しょう症
- 1日1回60 mg

処方例

参照：p.184（ジクロフェナクナトリウム）

国試のエッセンス

1. ラロキシフェン塩酸塩は，エストロゲン受容体に直接作用する。
   (99-63)
2. ラロキシフェンは，エストロゲン受容体を刺激し，骨吸収を抑制する。(98-164)

本書の利用法

30回以上

29〜20回

19〜10回

9〜5回

4回以下

薬効別編

10 ロペラミド塩酸塩

（ロペミン®）

（止瀉薬）

| 既出問題番号 | 104-292, 293／102-159／101-33／100-342／98-181, 280／97-159, 290／96-137 |

作用機序

- オピオイド系止瀉薬である。
- 迷走神経終末に存在するオピオイドμ受容体の刺激作用によりコリン作動性の神経機能を低下させてアセチルコリン遊離を抑制し，ぜん動を抑制するとともに腸管における水分・電解質の分泌を抑制，吸収を促進する。

効能・適応／用法・用量

- 下痢症：1日1〜2 mg を1〜2回に分割経口投与

禁忌

- 出血性大腸炎，重篤な感染性下痢，抗菌薬の投与に伴う偽膜性大腸炎の患者
- 低出生体重児，新生児および6か月未満の乳児

相互作用

- デスモプレシン（経口）：デスモプレシンの血中濃度↑（ロペラミドの消化管運動抑制作用により，デスモプレシンの消化管吸収↑）

その他

- 止瀉剤による治療は下痢の対症療法であるので，脱水症状がみられる場合，輸液など適切な水・電解質の補給に留意する。

国試のエッセンス

1. ロペラミドは，腸管のオピオイドμ受容体を刺激し，腸管運動を抑制する。（97-159）

305

9 イミプラミン塩酸塩 ㊞

（トフラニール®）

（三環系抗うつ薬）

既出問題番号 104-256, 257／103-169／102-167／100-223／98-41／97-60, 105／95-156

作用機序

- 三環系抗うつ薬である。
- 神経終末へのノルアドレナリン，セロトニンの再取り込みを阻害する。
- α受容体遮断作用や抗コリン作用をもつ。

効能・適応／用法・用量

- うつ病，うつ状態：1日25～75 mgを分割経口投与。1日300 mgまで増量可
- 遺尿症：1日25～50 mgを1～2回分割経口投与

  ※薬用量：うつ病＞遺尿症

禁忌

- 緑内障（眼圧上昇），三環系抗うつ薬に過敏症の既往歴，心筋梗塞の回復初期，尿閉（前立腺疾患など）のある患者，MAO阻害薬投与中，QT延長症候群のある患者

体内動態・治療域

- 肝代謝型薬物。イミプラミンおよび脱メチル化した活性代謝物であるデシプラミンは主にCYP2D6により代謝を受ける。

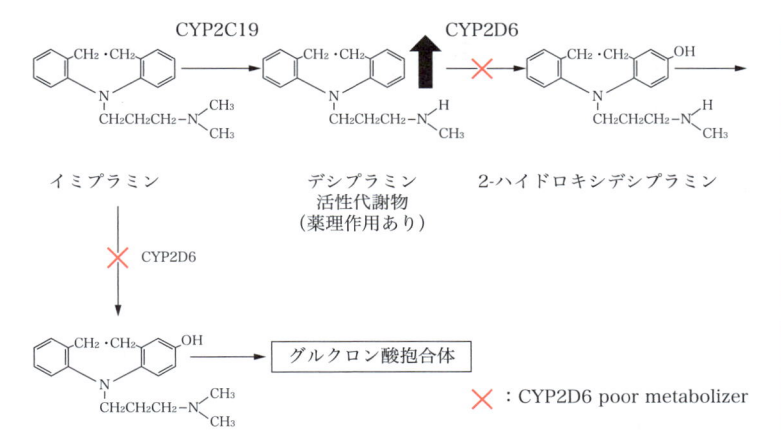

イミプラミン　　　　　　　　デシプラミン　　　　2-ヒドロキシデシプラミン
　　　　　　　　　　　　　　活性代謝物
　　　　　　　　　　　　　　（薬理作用あり）

グルクロン酸抱合体

✕ ：CYP2D6 poor metabolizer

2-ヒドロキシイミプラミン

- CYP2D6 には遺伝的多型が存在
- 肝初回通過効果により薬物血中濃度に大きな個人差がある。TDM が必要

🔖 重大な副作用
- 悪性症候群，セロトニン症候群
- 抗コリン作用（口渇，排尿困難，眼内圧亢進，散瞳，便秘など）

🔖 その他
- 効果発現まで数週間を要する。
- 再取り込み阻害作用：セロトニン＞ノルアドレナリン
- 活性代謝物のデシプラミンは，イミプラミンより強力なノルアドレナリン取り込み阻害作用がある。
- 抗コリン作用により，胃内容物排出速度（GER）を減少させる。

国試のエッセンス

1. CYP2D6 の遺伝的多型が関与するイミプラミンの PM では，活性代謝物の生成が増大する。(95-156)

9 カルテオロール塩酸塩 ⓖ

(ミケラン®LA)

(緑内障治療薬／抗不整脈薬／狭心症治療薬)

既出問題番号 104-69／102-298／101-282, 283／100-256, 257／99-270／97-200／96-135

🖊作用機序

- 非選択的アドレナリンβ受容体遮断作用により，心臓の異常興奮を抑制する。内因性交感神経刺激作用を有する。
- 毛様体上皮細胞における眼房水の産生・分泌を阻害して眼圧を低下させる。

🖊効能・適応／用法・用量

①心臓神経症，不整脈，狭心症

- 初期：1 日 10〜15 mg，1 日 30 mg まで漸増可，2〜3 回分服
- 乳幼児：1 日 0.2〜0.3 mg/kg，朝夕 2 回分服

②緑内障，高眼圧症

- 1％を 1 回 1 滴，1 日 2 回（LA は 1 日 1 回），効果不十分：2％を 1 回 1 滴，1 日 2 回（LA は 1 日 1 回）

🖊禁　忌

※気管支平滑筋収縮作用により喘息症状を誘発，悪化させるため，気管支喘息に禁忌である。

- 点眼液：コントロール不十分な心不全，洞性徐脈，房室ブロック（Ⅱ・Ⅲ度），心原性ショック，気管支喘息および気管支痙れんまたはそれらの既往歴，重篤な慢性閉塞性肺疾患
- 錠・細粒・カプセル：気管支喘息および気管支痙れんのおそれ，糖尿病性ケトアシドーシス，代謝性アシドーシス，高度の徐脈，房室ブロック（Ⅱ・Ⅲ度），洞不全症候群，洞房ブロック，心原性ショック，肺高血圧による右心不全，うっ血性心不全，低血圧症，未治療の褐色細胞腫，妊婦

本書の利用法

30回以上

29〜20回

19〜10回

9〜5回

4回以下

薬効別編

🥄処方例

[101-282]

75歳男性。緑内障の治療のため処方1を服用。細菌性結膜炎と診断され処方2を追加。

処方1：カルテオロール塩酸塩点眼液1%（持続性）（2.5 mL/本）1本
　　　　　1回1滴　1日1回夕　両目点眼

処方2：レボフロキサシン点眼液1.5%　（5 mL/本）1本
　　　　　1回1滴　1日3回朝昼夕　両目点眼

参照：p.382（ラタノプロスト）

国試のエッセンス

1．点眼薬は等張化する必要がある。(101-282, 283)

9 シメチジン 局

(タガメット®)

（消化性潰瘍治療薬／ヒスタミン H_2 受容体拮抗薬）

| 既出問題番号 | 103-45, 254／101-170／99-171, 333／98-43, 63／96-154／95-159 |

$C_{10}H_{16}N_6S$　分子量：252.34

作用機序
- 胃粘膜壁細胞のヒスタミン H_2 受容体に特異的に拮抗し，強力かつ持続的に胃酸分泌を抑制する。胃液量の減少に伴いペプシン分泌も抑制する。攻撃因子抑制薬である。

効能・適応／用法・用量
- 胃潰瘍，十二指腸潰瘍：1 日 800 mg，分 2（朝食後，就寝前）または分 4（食後，就寝前）
- 逆流性食道炎
- 急性胃炎，慢性胃炎の急性増悪期の胃粘膜病変の改善：1 日 400 mg，分 2（朝食後，就寝前）または分 1（就寝前）
- 腎障害のある患者では血中濃度が持続するので，クレアチニンクリアランスに応じて投与間隔をあけるか投与量を減じる。

体内動態・治療域
- 肝代謝／腎排泄型（中間型）
- 半減期：約 2 時間
- CYP1A2，CYP2C9，CYP2D6，CYP3A4 などを阻害する。

相互作用

- ワルファリン，ベンゾジアゼピン系薬物（ジアゼパム，トリアゾラム，ミダゾラムなど），フェニトイン，カルバマゼピン，Ca 拮抗薬（ニフェジピンなど），テオフィリンなどの代謝，排泄を遅延させて血中濃度が上昇する→これらの薬剤の減量などを慎重に行う。

重大な副作用

- ショック，アナフィラキシー様症状，再生不良性貧血，女性化乳房，精神神経症状（錯乱状態，痙れん，頭痛，めまいなど）

その他

- イミダゾール環を有するシトクロム P450（CYP）のヘム鉄と結合し複合体を形成する→CYP の代謝活性を阻害する。
- 胃酸分泌抑制作用により，胃内 pH が上昇する。

国試のエッセンス

1. 56 歳男性。以前より内科で処方されているワルファリンカリウム錠を服用している。以前の服薬指導時には，何も問題はなかったが，今回の来局時に「2 日前から歯磨時に歯茎の出血が止まりにくくなった。」との訴えがあった。出血の原因として，シメチジン含有の一般用医薬品の服用が疑われる。(99-333〔改〕)

311

ゾルピデム酒石酸塩 ⑤

（マイスリー®）

（非ベンゾジアゼピン系睡眠薬）

既出問題
番号　104-29／103-248, 249／102-155／101-208, 209／
99-61／98-155, 238

作用機序

- 超短時間型非ベンゾジアゼピン系睡眠薬である。ベンゾジアゼピン系とは化学構造が異なるが、ベンゾジアゼピンω_1受容体に選択的に作用してGABA$_A$受容体機能を亢進させる。

効能・適応／用法・用量

①不眠症（統合失調症、躁うつ病の不眠症除く）

- 1回5〜10 mg、就寝直前、高齢者には1回5 mgから、1日10 mgまで

体内動態・治療域

- CYP3A4、CYP2C9、CYP1A2で代謝される。

処方例

[101-208]

72歳男性。寝つきが悪くなり内科を受診。不眠症。

処方：ゾルピデム酒石酸塩錠5 mg　1回1錠（1日1錠）

　　　　 1日1回　就寝前　7日分

その他

- 筋弛緩作用発現に基づく副作用は少ない。

国試のエッセンス

1. ゾルピデムは、ベンゾジアゼピン結合部位に対して選択的な親和性を示し、その結果、GABA$_A$受容体機能を亢進させ催眠作用を示す。(104-29)

9 ダビガトランエテキシラートメタンスルホン酸塩

（プラザキサ®）

（抗凝固薬）

既出問題番号 104-262／103-258, 276, 277, 343／102-324／101-181, 216／100-334

作用機序

- 体内でエステラーゼにより活性代謝物に

効能・適応／用法・用量

①非弁膜症性心房細動患者における虚血性脳卒中および全身性塞栓症の発症抑制

- 1回50 mg，1日2回，必要に応じ1回10 mg，1日2回へ減量

処方例

[102-324]

70歳男性。高血圧症で処方1を服用。胸部不快感により受診。心房細動、心不全と診断され処方2を追加。

処方1：エナラプリルマレイン酸塩錠5 mg　1回1錠（1日1錠）

　　　　　1日1回　朝食後

処方2：カルベジロール錠2.5 mg　1回1錠（1日2錠）

　　　　　ダビガトランエテキシラートメタンスルホン酸塩カプセル

　　　　　126.83 mg　1回1カプセル（1日2カプセル）

　　　　　1日2回　朝夕食後

　　　　　（本剤はダビガトランエテキシラートとして110 mgを含有している。）

参照：p.153（ベラパミル塩酸塩）

その他

- 服用により消化管出血などの重篤な副作用がある。本剤服用中は出血や貧血の徴候を十分に観察する必要がある。
- イトラコナゾール服用中の患者には禁忌（併用によりダビガトランの血中濃度上昇，出血の危険性増大）。
- P-糖タンパクの基質である。

本書の利用法
30回以上
29〜20回
19〜10回
9〜5回
4回以下
薬効別編

- 小児への使用の安全性は確立していない。
- 人工心臓弁置換術後の抗凝固療法には使用しない。
- 服薬の間隔は 6 時間以上，コップ 1 杯程度の水と共に服用。

国試のエッセンス

1. ダビガトランエテキシラートメタンスルホン酸塩は直接トロンビン阻害薬であり，重大な副作用として出血や間質性肺炎などがある。
(102-324)

9 チアマゾール 🏥

(メルカゾール®)

(抗甲状腺薬)

本書の利用法
30回以上
29〜20回
19〜10回
9〜5回
4回以下
薬効別編

| 既出問題番号 | 104-318, 319／103-59, 293／102-36／99-160／97-37／96-144／95-144 |

🔖作用機序

- ペルオキシダーゼを阻害し，サイログロブリンのヨウ素化反応を阻害することでサイロキシン（T_4）およびトリヨードサイロニン（T_3）の合成を抑制する。

🔖効能・適応／用法・用量

- 甲状腺機能亢進症

🔖重大な副作用

- 無顆粒球症（初期症状：発熱，全身倦怠，咽頭痛など）→直ちに中止（投与開始後 20 日間は定期的に血液検査）
- 白血球減少症

国試のエッセンス

1. チアマゾールは，ペルオキシダーゼを阻害し，甲状腺ホルモンの産生を抑制する。(99-160, 96-144[改])
2. チアマゾールは，甲状腺ホルモン産生阻害作用を示す。(97-37)

315

チオトロピウム臭化物水和物

(スピリーバ®レスピマット®(配))

(吸入用抗コリン薬)

既出問題番号　104-27, 290, 291／103-290, 291／102-200, 256／101-300／97-194

効能・適応／用法・用量

①慢性閉塞性肺疾患(COPD)の気道閉塞性障害

- カプセル:1日1カプセル,専用器具を用いて吸入
- スピリーバ 2.5 μg レスピマット 1日1回2吸入(5 μg)

②気管支喘息

- スピリーバ 1.25 μg レスピマット 1日1回2吸入(2.5 μg),症状・重症度によってスピリーバ 2.5 μg レスピマット 1日1回2吸入(5 μg)

禁 忌

- 前立腺肥大症による排尿障害,緑内障

処方例

[102−256]

65歳男性。COPDの治療中。

処方1:インダカテロールマレイン酸塩吸入用カプセル 150 μg　全28カプセル

　　　　1回1カプセル　1日1回　朝吸入

処方2:チオトロピウム臭化物水和物 2.5 μg 吸入用カートリッジ 60 吸入 全1本

　　　　1回2吸入　1日1回　就寝前　吸入

[101−300]

71 歳男性。COPD。

処方 1：チオトロピウム臭化物水和物吸入用カプセル 18 μg
       1 回 1 カプセル　1 日 1 回吸入　全 56 カプセル

処方 2：テオフィリン徐放錠 200 mg（12〜24 時間持続）　1 回 1 錠（1 日 2 錠）
       1 日 2 回　朝食後・就寝前　56 日分

処方 3：フドステイン錠 200 mg　1 回 2 錠（1 日 6 錠）
       1 日 3 回　朝昼夕食後　56 日分

参照：p.41（テオフィリン）

参照：p.41（テオフィリン）

国試のエッセンス

1. チオトロピウム臭化物水和物は抗コリン作用を示すため，前立腺肥大症などにより排尿障害がある患者は禁忌。(101-300)

9 テイコプラニン 局

(タゴシッド®)

(グリコペプチド系抗菌薬)

既出問題番号　102-46／100-272, 273／99-47, 164／98-220, 221／97-202, 203

🖊作用機序

- 細菌の細胞壁ペプチドグリカン合成の前駆体に結合し，細胞壁合成を阻害する。メチシリン耐性黄色ブドウ球菌（MRSA）を含むグラム陽性球菌に対し，殺菌的に作用する。

🖊効能・適応／用法・用量

- 敗血症，肺炎，膿胸

🖊その他

- 血清タンパク結合率が高く，終末半減期が長いため，薬剤の効果は時間依存的である。
- 腎障害患者では血中半減期が延長するため，投与量の調節が必要である。
- 投与初日に十分な投与量を必要とし，有効血中濃度に到達させるために負荷投与を実施する。
- ショック，アナフィラキシー様症状を起こすことがあるので，30分以上かけて点滴静注する。
- テイコプラニンの血中濃度の測定には，通常，免疫測定法が利用される。
- 投与中の TDM は，最低血中濃度（トラフ値）を指標として行う。トラフ値が高い場合，腎障害が発生する可能性がある。

国試のエッセンス

1. テイコプラニンは，TDM が必要とされる代表的な抗菌薬である。
   (99-47[改])
2. テイコプラニンの血中濃度モニタリングは，最低血中濃度を指標として行う。(97-202)
3. 腎機能障害患者では，テイコプラニンの血中半減期が延長する。
   (97-202)

9 トラスツズマブ
（ハーセプチン®）
（抗悪性腫瘍薬）

🔍作用機序

- 乳がん細胞の増殖に関わる，がん遺伝子産物 HER2（ヒト上皮増殖因子受容体2型）に対するヒト化モノクローナル抗体製剤。NK 細胞と単球を介した抗体依存性細胞障害作用により，抗腫瘍作用をあらわす。

🔍効能・適応／用法・用量

①HER2 過剰発現が確認された乳がん（A 法または B 法）

②HER2 過剰発現が確認された治療切除不可能な進行・再発の胃がん（B 法：併用療法）

- A 法：1 日 1 回，初回 4 mg/kg，2 回目以降 2 mg/kg を 90 分以上かけ 1 週間で点滴静注
- B 法：1 日 1 回，初回 8 mg/kg，2 回目以降 6 mg/kg を 90 分以上かけて 3 週間隔で点滴静注

国試のエッセンス

1. トラスツズマブは，HER2（human epidermal growth factor receptor type2）が過剰発現している転移性乳がんに用いられる。
(97-187)

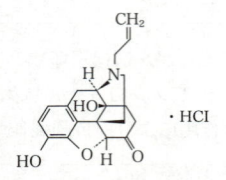

$C_{19}H_{21}NO_4 \cdot HCl$ 　分子量：363.84

作用機序

・麻薬拮抗薬であり，オピオイドμ受容体で麻薬（モルヒネなど）と競合的に拮抗し，急性麻薬中毒の呼吸抑制などの作用を改善する。

効能・適応／用法・用量

・麻薬（モルヒネなど）による呼吸抑制ならびに覚醒遅延の改善：1回0.2 mgを静脈内注射

禁忌

・バルビツール系薬剤などの非麻薬性中枢神経抑制剤又は病的原因による呼吸抑制のある患者（無効のため）

その他

・モルヒナン骨格をもつ。

・モルヒネ慢性中毒時にナロキソンを投与すると，禁断症状を誘発するおそれがある。

・ペンタゾシンの乱用は注射投与によるものが多いため，ペンタゾシン錠には，その成分を注射投与しても効果がないように，ナロキソンが添加されている。

本書の利用法

30回以上

29〜20回

19〜10回

9〜5回

4回以下

薬効別編

国試のエッセンス

1. モルヒネを大量服用したときには，ナロキソンの投与が有効である。(96-88)

白色ワセリン ⑮

（プロペト®）

（軟膏基剤／皮膚保湿剤）

| 既出問題番号 | 104-280／102-276, 277／101-278, 279, 331, 338／100-310／98-279 |

🖊その他────

・外用剤の基剤として用いられるが、皮膚保護剤として用いることも多い。

本書の利用法
30回以上
29〜20回
19〜10回
9〜5回
4回以下
薬効別編

9 ハロペリドール🈁

（セレネース®）

（ブチロフェノン系抗精神病薬）

既出問題番号	103-81, 154, 294／101-30, 187／97-85, 189／95-126, 215

🖊作用機序

- ドパミン D_2 受容体（G_i タンパク共役型）の遮断
- α_1 受容体遮断作用（降圧，立ちくらみ），ムスカリン受容体遮断作用（口渇，便秘，排尿困難，眼圧上昇），H_1 受容体遮断作用（眠気）なども有する。

🖊効能・適応／用法・用量

①統合失調症，うつ病

- 内服：1 回 0.75〜2.25 mg からはじめ，漸増。維持：1 日 3〜6 mg
- 注射：1 回 5 mg，1 日 1〜2 回，筋注，静注

🖊相互作用

〈併用禁忌〉

アドレナリン→本薬はアドレナリンの作用を逆転させ，重篤な血圧低下を起こすことがある。

🖊重大な副作用

- 悪性症候群，錐体外路症状（パーキンソン症候群）
- 遅発性ジスキネジア，心室頻拍，麻痺性イレウス，SIADH，無顆粒球症，横紋筋融解症
- 女性化乳房，乳汁分泌（プロラクチンの分泌促進による）

🖊処方例

参照：p.355（オランザピン）

🖊その他

- 鎮静作用：クロルプロマジン＞ハロペリドール
- パーキンソン症候群の発現頻度：ハロペリドール＞クロルプロマジン
- 現在の定型抗精神病薬の代表格
- 統合失調症治療薬に関する薬理試験法として条件回避反応試験がある。

- ハロペリドールデカン酸エステルは，ハロペリドールの持続性プロドラッグであり，筋肉内投与で徐々に血中に放出された後，末梢組織で加水分解を受けてハロペリドールに変換される。投与間隔が 4 週間と長く，統合失調症の維持療法として用いられる。
- 高齢者に投与する場合には，錐体外路症状が現れやすいので少量から開始する。

国試のエッセンス

1. 統合失調症などの治療のため筋注もしくは静注される。(103-81)

9 ピタバスタチンカルシウム水和物 ⑩
(リバロ OD)
(脂質異常症治療薬)

| 既出問題 番号 | 104-268, 269／103-171／102-260／101-329／99-252, 253／97-208, 302 |

🖉作用機序

- HMG-CoA 還元酵素阻害薬である。肝臓で HMG-CoA 還元酵素を選択的かつ競合的に阻害し、肝臓でのコレステロール合成を抑制する。その結果、肝臓の LDL 受容体の発現が高まり、肝細胞膜表面の LDL 受容体数を増加させ、血中 LDL-C が低下する。
- 超低比重リポタンパク（VLDL）分泌低下作用により、血中 TG 濃度を低下させる。
- 血中 HDL コレステロール（HDL-C）濃度は上昇させる。

🖉効能・適応／用法・用量

①高コレステロール血症

②家族性高コレステロール血症

- 1 日 1 回 1～2 mg、1 日 4 mg まで。小児②10 歳以上、1 日 1 回 1 mg、1 日 2 mg まで

🖉禁 忌

- 肝機能が低下していると考えられる患者

🖉相互作用（⇧：本薬の作用増強）

〈併用禁忌〉・⇧シクロスポリン→急激な腎機能悪化を伴う横紋筋融解症などの重篤な有害事象が発現しやすい（シクロスポリンにより本剤の血漿中濃度が上昇（C_{max}6.6 倍、AUC4.6 倍））

- エリスロマイシンステアリン酸塩との併用は、ピタバスタチンの肝臓への取り込みが阻害されるため、急激な腎機能悪化を伴う横紋筋融解症があらわれるおそれがある。

🔖**重大な副作用**────────────────────

- 横紋筋融解症
- 横紋筋融解症に伴う筋肉痛，脱力感

🔖**処方例**────────────────────

参照：p.109（ランソプラゾール），p.169（イコサペント酸エチル）

参照：p.109（ランソプラゾール），p.169（イコサペント酸エチル）

国試のエッセンス

1. ピタバスタチンなどのスタチン系薬は，肝細胞膜表面の低密度リポタンパク質（LDL）受容体を増加させ，血中からの LDL-C 取り込みを促進する。(99-252)
2. ピタバスタチンなどのスタチン系薬は，重大な副作用として，横紋筋融解症を引き起こすことが報告されている。(99-252)

9 ビンクリスチン硫酸塩 ㊞

（オンコビン®）

（抗悪性腫瘍薬）

既出問題番号 ▶ 104-236／103-286, 329／102-260, 300／101-165, 218／99-165／95-149

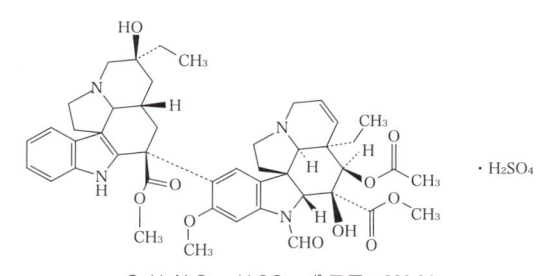

$C_{46}H_{56}N_4O_{10} \cdot H_2SO_4$　分子量：923.04

🔖作用機序

- チュブリンと結合して，微小管の重合を抑制し，細胞分裂時の紡錘糸の形成を阻止する紡錘体毒を有する。**細胞分裂中期**に作用し，細胞分裂の停止を起こす。

🔖効能・適応／用法・用量

①白血病（急性白血病，慢性白血病の急性転化時を含む）

②悪性リンパ腫，小児腫瘍

- 成人：0.02～0.05 mg/kg，週1回静注，1回2 mg/body を超えない，小児：週1回 0.05～0.1 mg/kg

🔖重大な副作用

- 神経麻痺，筋麻痺，イレウス（腸管麻痺→便秘）
- 骨髄抑制

🔖処方例

参照：p.90（シクロホスファミド水和物），p.285（ドキソルビシン塩酸塩）

その他

- キョウチクトウ科のニチニチソウより分離・抽出された植物インドールアルカロイド（ビンカアルカロイド）
- インドール骨格（トリプトファン）とセコロガニン（モノテルペン配糖体）より生合成される。
- P-糖タンパク質は，がん細胞膜表面にもみられる薬物くみ出しポンプの一つで，これが増加してくると薬物耐性発現の原因となる。よって，がん細胞膜のP-糖タンパク質含量の増加は，ビンクリスチンなどの抗腫瘍活性を低下させる因子の一つとなる。

国試のエッセンス

1. CHOP療法のOはオンコビンであり，CHOP療法の頭文字はそれぞれ（C：シクロホスファミド，H：ドキソルビシン塩酸塩（塩酸塩 Hydrochloride のH），O：ビンクリスチン（Oncovin のO），P：プレドニゾロンのP）である。(104-236)

9 フェブキソスタット

（フェブリク®）

（高尿酸血症治療薬）

既出問題番号 103-38, 171, 340／102-246／101-35, 336／100-222, 223／99-36

作用機序

・非プリン構造を有し，選択的にキサンチンオキシダーゼを阻害することにより，尿酸合成を抑制する。

効能・適応／用法・用量

①痛風，高尿酸血症

1日1回10 mgから開始し，必要に応じ徐々に増量，維持：1日1回40 mg，最大1日1回60 mg

②癌化学療法に伴う高尿酸血症

1日1回60 mg，癌化学療法開始1〜2日前から投与開始し，5日目まで投与

処方例

参照：p.163（ベンズブロマロン）

国試のエッセンス

1. フェブキソスタットは，キサンチンオキシダーゼを選択的に阻害することで尿酸の生合成を阻害する痛風・高尿酸血症治療薬である。
（103-38）

プロベネシド ⓛ

（ベネシッド®）

（高尿酸血症治療薬／尿酸排泄促進薬）

作用機序

・尿細管での尿酸の分泌および再吸収を抑制（有機陰イオントランスポーターにおいて尿酸と競合的に拮抗）→再吸収抑制作用の方が強いため，尿酸の尿中排泄↑

効能・適応／用法・用量

・痛風：1 日 0.5〜2 g を分割経口投与（維持量：1〜2 g を 2〜4 回に分割経口投与）
・ペニシリン，アンピシリン，パラアミノサリチル酸（PAS）の血中濃度維持

禁　忌

・腎臓結石症または高度の腎障害

相互作用

・ペニシリン系薬（アンピシリン）などのアニオン性薬物の尿細管分泌↓→尿中排泄↓（消失半減期延長）→作用↑→抗菌薬を腎排泄型でないものに変更
・プロベネシドとメトトレキサートはともに，腎尿細管細胞膜に存在する有機アニオン輸送系を介して分泌されるため，競合阻害により，メトトレキサートの尿細管分泌が阻害され，尿中排泄が低下し，体内に蓄積し，毒性が増強される。

9 ベタネコール塩化物 ⓑ

（ベサコリン®）

（ムスカリン受容体刺激薬／副交感神経亢進薬）

既出問題
番号　104-27／103-29, 151／102-271／101-33／100-26／99-28／97-153／96-140

🔖作用機序

- ムスカリン受容体（M_3 受容体は G_q タンパク共役型であり，ホスホリパーゼ C を活性化する）刺激薬であり，コリンエステラーゼによる分解を受けにくく，持続した作用を示す。
- アトロピンとは受容体において競合的拮抗関係にある。
- ニコチン受容体刺激作用がない（カルバコールと異なる点）。
- 腸管平滑筋に対するぜん動運動亢進作用，膀胱平滑筋に対する収縮作用（緊張増加作用）などを示す。

🔖効能・適応／用法・用量

- 消化管機能低下による慢性胃炎，腸管麻痺，麻痺性イレウス，低緊張性膀胱による排尿困難（尿閉）：1 日 30〜50 mg を 3〜4 回に分けて経口投与

🔖重大な副作用

- コリン作動性クリーゼ

国試のエッセンス

1. ベタネコールは，ムスカリン様作用を示し，腸管のぜん動運動を促進する。(97-153)

9 ベンジルペニシリンカリウム 局

(注射用ペニシリンGカリウム)

(ペニシリン系抗菌薬)

既出問題番号 103-300／102-200／100-105／99-84／98-76, 132／97-7, 198／95-155

$C_{16}H_{17}KN_2O_4S$　分子量：372.48

🖋作用機序

- β-ラクタム系抗菌薬である。細菌の細胞壁の構成成分であるペプチドグリカンの生合成最終段階に関与するトランスペプチダーゼ（ペニシリン結合タンパク質：PBP）を阻害。結果として細胞壁の生合成を阻害することにより，抗菌作用を示す。

🖋効能・適応／用法・用量

- グラム陽性菌（主としてレンサ球菌，肺炎球菌）に対して強い抗菌作用を示す。ほかに，グラム陰性球菌（主に髄膜炎菌），梅毒トレポネーマなどの化膿性髄膜炎・感染性心内膜炎・梅毒以外の各種感染症：1回30〜60万単位を1日2〜4回筋注

🖋相互作用（⇧：本薬の作用増強）

- ⇧プロベネシド→プロベネシド自身が尿細管から分泌されるので，ペニシリンなどのアニオン性薬物の尿細管分泌⬇→ペニシリンの血中濃度⬆→$t_{1/2}$⬆，副作用⬆

🖋重大な副作用

- ショック（アナフィラキシー様症状），溶血性貧血，偽膜性大腸炎，ビタミンK欠乏症（→出血傾向⬆），腎障害

🖋その他

- ペニシリン発見者──フレミング（英国）
- メチシリン耐性黄色ブドウ球菌（MRSA）に対する効果は期待できない。

- マイコプラズマに効果なし（マイコプラズマには細胞壁がないため）。
- 胃酸で分解されやすい→経口不可→注射で使用
- 脳室の脳脊髄液を産生・分泌する脈絡叢には，ベンジルペニシリンを脳脊髄液から血液中へ排出するトランスポーターが数多く存在する。

本書の利用法

30回以上

29〜20回

19〜10回

9〜5回

4回以下

薬効別編

無水カフェイン ⓛ

（カフェイン水和物）

（カフェイン系製剤）

| 既出問題番号 | 104-222, 256, 257／103-207, 345／102-299／101-324, 343／100-322 |

🖊作用機序

・大脳皮質を中心として中枢神経系を興奮させ，脳幹網様体の賦活系を刺激することにより知覚を鋭敏にし，精神機能を亢進させる。脳細動脈に直接作用して脳血管を収縮し，その抵抗性を増加させ，脳血流量を減少させる。

🖊効能・適応／用法・用量

①眠気，倦怠感，②血管拡張性および脳圧亢進性頭痛

①②とも，1回 0.1〜0.3 g を1日2〜3回経口投与

🖊相互作用

・キサンチン系薬剤（アミノフィリン水和物，テオフィリンなど）：過度の中枢神経刺激作用があらわれることがある。（代謝・排泄を遅延させる）

🖊その他

・一般用医薬品の眠気防止薬，鼻炎用内服薬，乗り物酔い予防薬，総合感冒薬，解熱鎮痛薬に含まれていることがある。

9 メコバラミン 局

（メチコバール®）

（ビタミン B$_{12}$ 製剤）

既出問題番号 ▶ 104-161, 222, 305／102-162／101-37, 212／100-234／99-322／96-142

🖋作用機序

- ビタミン B$_{12}$ 製剤である。ヘム合成に必要なビタミン B$_{12}$ 誘導体で，補酵素型ビタミン B$_{12}$ として，葉酸とともに生体内でメチル基転移反応を介して核酸合成に関与している。また，神経の修復や再生に効果を示し，末梢性神経障害を改善する。

🖋効能・適応／用法・用量

①末梢性神経障害

②ビタミン B$_{12}$（コバルト含有赤色化合物）欠乏による巨赤芽球性貧血（悪性貧血）（注射のみ適用）

※巨赤芽球性貧血のなかでも特にビタミン B$_{12}$ の欠乏で起こるものを悪性貧血と呼ぶ。

- 内服：1 回 500 μg，1 日 3 回
- 注射：①1 日 1 回 500 μg，週 3 回，筋注，静注，②約 2 か月間投与後に維持：1〜3 か月ごとに 1 回 500 μg

🖋処方例

参照：p.22（プレドニゾロン）

🖋その他

- 現在では糖尿病の末梢性神経障害によく用いられるようになっている。
- 水溶性ビタミンなので過剰症の心配はあまりない。
- メコバラミンはビタミン B$_{12}$ の第 4 因子ともいわれ，生体内に存在する 4 種の B$_{12}$ 同族体の中で最も活性が高い。
- コバルト（Co）を含有する赤色化合物である。

9 ラベプラゾールナトリウム ㊜

(パリエット®)

(消化性潰瘍治療薬／プロトンポンプ阻害薬)

既出問題番号　104-260, 308／103-212, 246／102-254／101-246／100-258／99-90／98-250

🔖 作用機序

・プロトンポンプ（H⁺, K⁺-ATPase）阻害薬であり，胃壁細胞に存在する
プロトンポンプに結合し，胃酸の分泌を阻害する攻撃因子抑制薬である。

🔖 効能・適応／用法・用量

①胃潰瘍，十二指腸潰瘍，吻合部潰瘍

・1日1回10 mg，病状により1日1回20 mg，胃潰瘍，吻合部潰瘍は8
週間まで，十二指腸潰瘍は6週間まで

②逆流性食道炎

・1日1回10 mg，病状により1日1回20 mgまで，通常8週間まで。
PPIで効果不十分：1回10 mg，1日2回，さらに8週可

🔖 体内動態・治療域

・肝臓にて非酵素的な還元反応によりチオエーテル体になる。

🔖 処方例

参照：p.158（クロピドグレル硫酸塩），p.475（オルメサルタン メドキソ
ミル）

国試のエッセンス

1. アスピリンを投与時，消化性潰瘍があらわれる可能性があるため，
プロトンポンプ阻害剤であるランソプラゾールの併用を提案する。
（104-260）

9 リバビリン 局

（レベトール®）

（C 型肝炎治療薬／抗ウイルス薬）

既出問題番号 ▶ 104-235／103-260, 261, 333／100-88, 184／99-282, 298／96-231

🖊効能・適応／用法・用量

①ウイルス性血症の改善

- C 型肝炎：1 日 600〜1000 mg（60kg 以下，朝 200 mg，夕 400 mg，60 kg 超 80 kg 以下，朝 400 mg，夕 400 mg，80 kg 超，朝 400 mg，夕 600 mg

🖊処方例

[103-260]

35 歳女性。C 型慢性肝炎。ペグインターフェロンアルファ-2a での治療が開始され以下の処方が出された。

処方 1：シメプレビルナトリウムカプセル 100 mg　1 回 1 カプセル（1 日 1 カプセル）

　　　　　1 日 1 回　朝食後　14 日分

処方 2：リバビリン錠 200 mg　朝 1 錠，夕 2 錠（1 日 3 錠）

　　　　　1 日 2 回　朝夕食後　14 日分

🖊その他

- 催奇形性および精巣・精子の形態変化などが報告されている→パートナーが妊娠する可能性のある男性患者は，投与中および投与終了後 6 か月間は信頼できる避妊法を用いるなどして妊娠を避ける必要がある。
- C 型肝炎に対してリバビリンの単独療法は無効であり，インターフェロンとの併用療法を行う。

本書の利用法

30 回以上

29〜20 回

19〜10 回

9〜5 回

4 回以下

薬効別編

8 アジスロマイシン水和物 局

（ジスロマック®）

（マクロライド系抗菌薬）

既出問題番号 ▶ 103-318／102-200／101-173, 262, 263／100-258／99-253／97-83

🔑作用機序

・15 員環マクロライド系抗菌薬である。

🔑効能・適応／用法・用量

①深在性皮膚感染症，咽頭・喉頭炎，肺炎，副鼻腔炎など

・内服：1 日 1 回 500 mg，3 日間

・注射（肺炎）：1 日 1 回 500 mg，2 時間かけて点滴静注

②尿道炎，子宮頸管炎

・1000 mg 1 回

③咽頭・喉頭炎，肺炎，副鼻腔炎など（小児）

・小児：1 日 1 回 10 mg/kg，3 日間，1 日 500 mg まで

🔑体内動態・治療域

・肝代謝型である→腎機能障害時にも減量不要

🔑処方例

[103-318]

72 歳男性。在宅医療。咳が止まらなくなり眠れない。

処方 1：アジスロマイシン錠 250 mg　1 回 2 錠（1 日 2 錠）

　　　　　1 日 1 回　朝食後　3 日分

処方 2：テオフィリン徐放錠 200 mg（12〜24 時間持続）　1 回 1 錠（1 日 2 錠）

　　　　　1 日 2 回　朝食後・就寝前　14 日分

国試のエッセンス

1. アジスロマイシンは 1 回 500 mg を 1 日 1 回 3 日間投与で有効組織内濃度が 7 日間持続。(103-318)
2. アジスロマイシン水和物は，腎機能が低下した患者へ投与する際，減量の必要性が少ない。(97-83)

8 アスコルビン酸 ㊙

（ハイシー®，シナール®）

（ビタミン製剤）

既出問題番号 104-222／103-206, 207／102-169, 310／101-51／99-105／96-181

効能・適応／用法・用量

①ビタミンC欠乏症の予防

②毛細管出血，光線過敏性皮膚炎など

- 内服：1日50〜2000 mg，1〜数回分服
- 注射：1日50〜2000 mg，1〜数回分割，皮下注・筋注・静注

その他

- 内服患者において，尿糖検査が偽陰性になる場合がある。

本書の利用法
30回以上
29〜20回
19〜10回
9〜5回
4回以下
薬効別編

8 アセチルコリン塩化物

（オピソート®）

（ムスカリン受容体刺激薬）

既出問題番号	104-27, 28, 33, 151／103-151／101-151／100-154／95-2

$C_7H_{16}ClNO_2$　分子量：181.66

🔖作用機序

- 血管内皮細胞のムスカリン受容体（M_3）を刺激し，内皮由来血管弛緩因子（NO など）が遊離されて，血管平滑筋が弛緩する。このため，血圧は一過性に下降する。
- 副交感神経を興奮させる。また，ニコチン受容体刺激作用をもつ。

🔖効能・適応／用法・用量

- 冠動脈造影検査時の冠れん縮の誘発

🔖禁　忌

- 気管支喘息，甲状腺機能亢進症，重篤な心疾患，消化性潰瘍，アジソン病，消化管または膀胱頸部に閉塞，てんかん，パーキンソニズム，妊婦

🔖その他

- 骨格筋のニコチン N_M 受容体を刺激し，筋収縮反応を生じる。
- アトロピン処置後，大量のアセチルコリン静注によりニコチン様作用に起因した血圧上昇作用の発現がみられることがある。
- ヘキサメトニウムは，自律神経節のニコチン N_N 受容体においてアセチルコリンと競合的に拮抗し，伝達を遮断する。
- 塩基性水溶液中では容易に加水分解され，酢酸とコリンになる（酸性条件では比較的安定）。

8 アセチルシステイン 局

（ムコフィリン®）

（去痰薬／アセトアミノフェン中毒解毒薬）

既出問題番号　104-32, 272／102-208／101-159／98-237／97-35, 235／95-150

$C_5H_9NO_3S$　分子量：163.19

作用機序

- 構造内の SH 基が粘液ムコタンパクの-S-S-結合を開裂して，低分子化し，速やかに喀痰の粘度を低下させる。
- アセトアミノフェン中毒における肝障害，腎障害は，N-アセチル-p-ベンゾキノンイミン（NAPQI）が引き起こすとされている。NAPQI はグルタチオン抱合反応によって代謝され，メルカプツール酸として尿中に排泄されるが，アセトアミノフェンの大量服用によって NAPQI が過剰産生されると，グルタチオンが枯渇する。アセチルシステインは，グルタチオンの細胞膜透過性前駆体であり，アセトアミノフェンのグルタチオン抱合による代謝を促進させることにより解毒作用を示す。

効能・適応／用法・用量

①気管支喘息，慢性気管支炎などの去痰：単独あるいは他の薬剤と混ぜて気管内へ注入または噴霧吸入

②アセトアミノフェン過量摂取時の解毒：初回に 140 mg/kg，次いでその 4 時間後から 70 mg/kg を 4 時間毎に 17 回，計 18 回経口投与。

国試のエッセンス

1. アセチルシステインは，ムコタンパク質のジスルフィド結合（-S-S-）を切断して低分子化し，喀痰の粘度を低下させる。(97-35[改])

8 アミノフィリン水和物 局

（ネオフィリン®）

（気管支拡張薬／心不全治療薬）

既出問題番号 ▶ 102-200／101-211, 341／99-64, 82, 274, 277／95-136

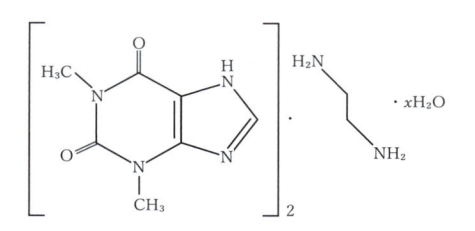

🔎作用機序

- cAMP の分解酵素であるホスホジエステラーゼを抑制し，細胞内 cAMP 濃度を上昇させることによって，気管支拡張作用を示す。アデノシン受容体拮抗作用もあるとされる。
- テオフィリンにエチレンジアミンを加えて溶解性の向上を図ったもの（85%のテオフィリンと 15%のエチレンジアミン塩）→テオフィリンのプロドラッグではない。

🔎効能・適応／用法・用量

①気管支喘息，喘息性気管支炎，慢性気管支炎，肺気腫，アナフィラキシーショックの際の呼吸困難

- 内服：1 日 300～400 mg，3～4 回分服，小児：1 回 2～4 mg/kg，1 日 3～4 回
- 注射：1 回 250 mg，1 日 1～2 回，5～10 分かけて緩徐に静注・点滴静注，小児：1 回 3～4 mg/kg を静注。投与間隔 8 時間以上，必要に応じて点滴静注，1 日 12 mg/kg まで

🔎体内動態・治療域

- 有効血中濃度：8～20 μg/mL

本書の利用法　30回以上　29〜20回　19〜10回　**9〜5回**　4回以下　薬効別編

343

[102-200]

64 歳男性。COPD と診断。チオトロピウム臭化物水和物とサルメテロールキシナホ酸塩の吸入を継続的に行っている。2 年後，呼吸困難と発熱，肺からラ音聴取。

処方：アミノフィリン注射液 250 mg

　　　　注射用プレドニゾロンコハク酸エステルナトリウム 20 mg

　　　　上記を生理食塩液 250 mL に溶解し，点滴静注内投与

- 静注は生理食塩液および糖液で希釈し，緩徐に行う。
- アミノフィリン注射液の pH は 8〜10。緩衝性が強く他薬を pH 8〜10 に近づける性質があるため，配合変化に注意
- 乳糖との配合で黄色に変色するので，賦形剤にはデンプンを用いる。
- リチウムの排泄を促進するため，リチウム過量投与の解毒薬として用いる。

国試のエッセンス

1. 肺炎を発症していると予想される。細菌性肺炎あるいは非定型肺炎に推奨されるのはマクロライド系抗生物質であるアジスロマイシン水和物とベンジルペニシリンカリウム。(102-200)
2. ぜん鳴や呼吸困難に対して，アミノフィリンが有用である。(99-64)

本書の利用法

30回以上

29〜20回

19〜10回

9〜5回

4回以下

薬効別編

8 アムホテリシンB 局

(アムビゾーム®, ファンギゾン®)

(抗真菌薬)

既出問題番号 ▶ 104-162, 301／97-262, 263, 276, 277／96-217, 240

作用機序

- 感受性真菌の細胞膜のエルゴステロールに結合→真菌細胞膜を障害し, 細胞膜の透過性を高め, 細胞質成分を漏出させることで菌を死滅させる。

効能・適応／用法・用量

①真菌感染症（注射剤）, ②消化管におけるカンジダ異常増殖（シロップ剤）

- 内服：消化管におけるカンジダ異常増殖：1回50〜100 mg（力価）を1日2〜4回 食後経口投与
- 注射（点滴静注）：深在性真菌症の第一選択薬：1日1回2.5 mg/kgを1〜2時間かけて点滴静注

体内動態・治療域

- 消化管からほとんど吸収されない。

相互作用

- 強心配糖体（ジゴキシン, ジギトキシンなど）の毒性（不整脈など）⬆
- アミノグリコシド系抗菌薬, バンコマイシン, シクロスポリン, ガンシクロビル, タクロリムスなど；腎障害⬆
- 副腎皮質ホルモン剤：低カリウム血症⬆

重大な副作用

- 腎障害, 低カリウム血症, 投与時関連反応（リポソーム製剤）

[97-262〜263]

56 歳男性。骨髄内臍帯血移植が行われた。移植後，真菌感染症が疑われ，以下の処方について主治医から医薬品情報管理室に相談があった。

処方：注射用アムホテリシン B リポソーム製剤　50 mg／バイアル　3 バイアル

　　　注射用水　36 mL

　　　ブドウ糖注射液 5%　250 mL

　　　　　1 回　昼　4 時間かけて点滴静注

🍷その他

・注射剤には，注射用アムホテリシン B と注射用アムホテリシン B リポソーム製剤（副作用で問題となる腎臓への分布量を低下）がある。

〈アムホテリシン B リポソーム製剤〉

・溶解液を加えて振とうし，添付のフィルターでろ過して，静注用希釈液を調製する。

・沈殿物・異物が認められた場合は，使用しない。

・各々のバイアルについて新たなフィルターを使用する。

・投与する場合は 1〜2 時間以上かけて点滴静注する。

・投与中あるいは投与後に発熱，悪寒，悪心などが発現しないかを観察する。

・投与期間中は，腎機能を定期的にモニターする。

・溶解剤として生理食塩液や電解質液は使用不可→沈殿が生じるため，**注射用水**または 5%ブドウ糖液を使用する。

国試のエッセンス

1. アムホテリシン B は，真菌細胞膜のエルゴステロールに結合し，真菌細胞膜を障害する。(97-263[改])

2. アムホテリシン B 注射用 50 mg を 5%ブドウ糖液 500 mL に溶解・混合して投与する。(96-217)

8 アルベカシン硫酸塩 局

（ハベカシン®）

（アミノグリコシド系抗菌薬）

既出問題番号	103-232／102-200, 274, 275／101-196／98-262, 263／97-83

🦴作用機序

・各種のアミノグリコシド不活性化酵素に安定で，細菌のリボソーム30Sサブユニットに結合し，タンパク質の合成を阻害する。

🦴効能・適応／用法・用量

①敗血症，肺炎

・1日1回150〜200 mg，30分〜2時間かけ点滴静注。必要に応じ2回分割，静注困難時は筋注，原則14日間，小児：1日1回4〜6 mg/kg，30分かけ点滴静注。必要に応じ2回分割

🦴体内動態・治療域

・腎排泄である→腎障害時には投与量の減量を要す。

🦴重大な副作用

・第8脳神経障害（めまい，耳鳴，難聴）→中止が原則

　※腎障害患者，高齢者，長期投与者は要注意

・腎障害→中止

🦴処方例

[102-274]

73歳男性。メチシリン耐性黄色ブドウ球菌（MRSA）肺炎の治療目的でアルベカシン硫酸塩の投与が開始された。

処方：点滴静注　アルベカシン硫酸塩注射液　150 mg

　　　　生理食塩液　100 mL

　　　　　1日1回　30分かけて投与　7日連日投与

投与開始から3日目に血中アルベカシン濃度の測定依頼があり，測定の結果，トラフ値は3.5 μg/mL，ピーク値（点滴終了30分後採血）は15 μg/mL であった。

検査値（3日目）：白血球数9,500 /μL，CRP 4.8 mg/dL，血清クレアチ

ニン 2.84 mg/dL

🔴 その他

・MRSA の治療において，考慮すべき検査項目として，最小発育阻止濃度
（MIC）と尿中ミクログロブリン（血漿タンパクの一種で低分子であり，
健常人ではほとんどが尿細管で再吸収されるが，腎機能に異常があると尿
中の排泄量が上昇する）があげられる。

国試のエッセンス

1. トラフ値が高いため，2 μg/mL 以下になるように調整が必要。
   (102-274)
2. MRSA に対するアルベカシンの抗菌作用機序として，細菌のリボ
   ソーム 30S サブユニットに結合し，タンパク質の合成を阻害する。
   (98-263)

8 イマチニブメシル酸塩

(グリベック®)

(抗悪性腫瘍薬)

既出問題 番号 ▶ 101-165, 222, 270, 271／100-333／99-40／97-222, 223

🔖作用機序

- 分子標的薬（染色体転座により生成するキメラタンパク質を標的にする）。フィラデルフィア染色体由来 Bcr-Abl チロシンキナーゼを阻害し，白血病細胞のシグナル伝達を阻害する。

🔖効能・適応／用法・用量

① 慢性骨髄性白血病（CML）：慢性期；1 日 1 回 400 mg を食後に経口投与。なお，1 日 1 回 600 mg まで増量可。

② フィラデルフィア染色体陽性急性リンパ性白血病：1 日 1 回 600 mg を食後に経口投与。

🔖禁　忌

- 妊婦または妊娠している可能性のある婦人

🔖体内動態・治療域

- 肝代謝型薬物（主に，CYP3A4 で代謝される）
- TDM 対象薬である。（CML 患者に対するイマチニブの最小有効濃度は 1000 ng/mL 以上）

🔖相互作用（⇧：本薬の作用増強，⇩：本薬の作用減弱）

- ⇧マクロライド系抗菌薬（エリスロマイシン，クラリスロマイシン），アゾール系抗真菌薬，グレープフルーツジュース→CYP3A4 活性を阻害するため，血中濃度⬆
- ⇩CYP3A4 を誘導する薬剤（カルバマゼピン，リファンピシン，フェノバルビタール，St. John's wort：セイヨウオトギリソウ含有食品など）：血中濃度⬇

- 骨髄抑制
- 嘔気・嘔吐

⬤その他
- 消化管刺激作用を最低限に抑えるため，食後に多めの水で服用する。

国試のエッセンス

1. イマチニブは，Bcr-Abl チロシンキナーゼを阻害し，抗悪性腫瘍作用を示す。(99-40[改])

本書の利用法
30回以上
29〜20回
19〜10回
9〜5回
4回以下
薬効別編

8 エゼチミブ

(ゼチーア®)

(脂質異常症治療薬)

既出問題番号	104-160／102-160, 181／100-37／99-331／98-35／97-161, 216

🔖作用機序

- 小腸上部の刷子縁膜上に存在するコレステロールトランスポーター Niemann-Pick C1 Like 1（NPC1L1）を阻害することにより，胆汁性および食事性コレステロールの吸収を抑制する。肝臓でのコレステロール合成が代償的に亢進するため，スタチン系薬物との併用が有効である。

🔖効能・適応／用法・用量

- 高コレステロール血症，家族性高コレステロール血症，ホモ接合体性シトステロール血症：1回10 mgを1日1回食後経口投与

🔖禁　忌

- HMG-CoA還元酵素阻害剤を併用する場合，重篤な肝機能障害のある患者

🔖相互作用 （⇩：本薬の作用減弱）

- ⇩陰イオン交換樹脂（コレスチミド，コレスチラミンなど）：血中濃度の低下がみられた。本剤が陰イオン交換樹脂と結合し，吸収が遅延あるいは減少する可能性があるので，陰イオン交換樹脂の投与前2時間あるいは投与後4時間以上の間隔をあけて投与する。

🔖重大な副作用

- 横紋筋融解症

[97-216〜217]

40歳女性。高コレステロール血症の改善のため，処方1で治療を行っていたが，治療効果不十分のため，処方2が追加となった。

処方1：ロスバスタチンカルシウム錠5 mg　1回1錠（1日1錠）
　　　　　　1日1回　夕食後　28日分

処方2：エゼチミブ錠10 mg　1回1錠（1日1錠）
　　　　　　1日1回　夕食後　28日分

8 エンタカポン

（コムタン®）

（パーキンソン病治療薬）

既出問題番号 104-250／103-165／102-157／100-25，250／98-30／97-210／96-183

作用機序
- カテコール-*O*-メチルトランスフェラーゼ（COMT）阻害薬であり，レボドパの代謝を阻害する。

効能・適応／用法・用量
- レボドパ・カルビドパ又はレボドパ・ベンセラジド塩酸塩との併用によるパーキンソン病における症状の日内変動（wearing-off 現象）の改善：1回 100～200 mg を経口投与。1日 8 回を超えないこと（必ずレボドパ・カルビドパ又はレボドパ・ベンセラジド塩酸塩と併用する）。

相互作用
- COMT により代謝される薬剤（アドレナリン，ノルアドレナリン，ドパミンなど）：心拍数増加，不整脈，血圧変動があらわれるおそれがある。
- 選択的 MAO-B 阻害剤（セレギリン）：血圧上昇などを起こすおそれがある。

重大な副作用
- 悪性症候群，横紋筋融解症
- 前兆のない突発的睡眠，傾眠，起立性低血圧など

本書の利用法

30回以上

29～20回

19～10回

9～5回

4回以下

薬効別編

●処方例————

[97-210〜211]

53歳男性。進行期パーキンソン病の患者。

処方：レボドパ・カルビドパ配合錠 100 mg　　1回2錠（1日6錠）

　　　エンタカポン錠 100 mg　　　　　　　　1回2錠（1日6錠）

　　　ペルゴリドメシル酸塩錠 250 μg　　　　1回1錠（1日3錠）

　　　アマンタジン塩酸塩錠 50 mg　　　　　　1回2錠（1日6錠）

　　　　1日3回　朝昼夕食後

　　　セレギリン塩酸塩錠 2.5 mg　　　　　　 1回2錠（1日4錠）

　　　　1日2回　朝昼食後

8 オランザピン

(ジプレキサ®)

(抗精神病薬／双極性障害治療薬)

既出問題番号 ▶ 104-342／103-294／102-297／101-187／100-296, 297／97-189, 246

🔖作用機序

- セロトニン 5-HT$_2$ 受容体遮断作用やドパミン D$_2$ 受容体遮断作用を含め、多くの受容体への作用を併せもつことから、多元作用型受容体標的化抗精神病薬（MARTA）と呼ばれる。統合失調症の陽性症状のみならず、陰性症状なども改善し、錐体外路系の副作用は弱い。

🔖効能・適応／用法・用量

①統合失調症
- 1 日 1 回 5〜10 mg より開始、維持 1 日 1 回 10 mg
- 注射（統合失調症における精神興奮）：1 回 10 mg 筋注、効果不十分：前回投与から 2 時間以上あけて 1 回 10 mg まで追加可、追加含め 1 日 2 回まで

②双極性障害における躁症状の改善
- 1 日 1 回 10 mg

③双極性障害におけるうつ症状の改善
- 1 日 1 回 5 mg より開始、1 日 1 回 10 mg に増量（就寝前）、最大 1 日 20 mg

④抗悪性腫瘍薬（シスプラチンなど）投与に伴う消化器症状（悪心・嘔吐）
- 1 日 1 回 5 mg、最大 1 日 10 mg、6 日間を目安

🔖処方例

[103-294]

26 歳男性。統合失調症でハロペリドールを服用中であったが、副作用があり以下の処方に変更。

処方：オランザピン錠 10 mg　1 回 1 錠（1 日 1 錠）
　　　　　1 日 1 回　就寝前　7 日分

[101-187]

58 歳男性。21 歳の時統合失調症を発症し精神科への入退院を繰り返している。検査の結果耐糖能異常あり。

処方1：ハロペリドール錠1 mg　1回2錠（1日6錠）
　　　　　1日3回　朝昼夕食後　14日分

処方2：オランザピン錠5 mg　1回1錠（1日1錠）
　　　　　1日1回　朝食後　14日分

処方3：フルニトラゼパム錠2 mg　　1回1錠（1日1錠）
　　　　　酸化マグネシウム錠250 mg　1回1錠（1日1錠）
　　　　　1日1回　就寝前　14日分

処方4：フルバスタチン錠20 mg　1回1錠（1日1錠）
　　　　　1日1回　夕食後　14日分

参照：p.239（クロルプロマジン塩酸塩）

🖊その他──────────────────────────────

〈警告〉著しい血糖値の上昇から，糖尿病性ケトアシドーシス，糖尿病性昏
　　　睡などの重大な副作用が出現し，死亡の可能性がある→患者および
　　　その家族に十分説明し，口渇，多飲，多尿，頻尿などの症状があら
　　　われた場合には，直ちに投与を中止し，医師の診察を受けるよう指
　　　導する。

・下垂体前葉ドパミン D_2 受容体遮断による高プロラクチン血症（乳汁分泌
　促進）の副作用は，リスペリドンに比べ弱い。

国試のエッセンス

1.　オランザピンは著しい血糖値上昇を引き起こす可能性があるため，
　耐糖能異常がある患者への投与は直ちに中断する必要がある。
　（101-187）

8 カルボプラチン 局

（パラプラチン®）

（抗悪性腫瘍薬）

既出問題 番号 104-326／103-164／101-235，332／100-165／98-222，223／97-265

🔖作用機序

- カルボプラチンは白金化合物で，DNA1 本鎖内および 2 本鎖間に白金架橋を形成して DNA 鋳型機能を障害させるとともに，細胞分裂を阻害することにより，がん細胞の増殖を抑制する。

🔖効能・適応／用法・用量

①頭頸部がん，肺小細胞がん，卵巣がん，子宮頸がんなど

- 1 日 1 回 300〜400 mg/m^2 を点滴静注，少なくとも 4 週間休薬（1 コース）

②小児悪性固形腫瘍（神経芽腫，肝芽腫，中枢神経の胚細胞腫瘍など）

- （IFM，VP-16 併用時）635 mg/m^2 を 1 日間点滴静注又は 400 mg/m^2 を 2 日間点滴静注，3〜4 週間休薬，1 歳未満・体重 10 kg 未満の小児は投与量に十分配慮

③小児悪性固形腫瘍（網膜芽腫）

- （IFM，VP-16 併用時）560 mg/m^2 を 1 日間点滴静注，3〜4 週間休薬，ただし，36 か月齢以下には 18.6 mg/kg

④乳がん

- 1 日 1 回 300〜400 mg/m^2 を点滴静注，少なくとも 3 週間休薬（1 コース），投与量に応じて 250 mL のブドウ糖，生理食塩水に混和，30 分以上かけ点滴静注

🔖処方例

参照：p.291（パクリタキセル）

🔖その他

- 腎機能が低下していると，副作用が強くあらわれることがあるため，減量を考慮すること
- 本薬投与時，投与量に応じて 250 mL 以上のブドウ糖注射液または生理食

357

塩液に混和し，30 分以上かけて点滴静注する。

本書の利用法

30回以上

29〜20回

19〜10回

9〜5回

4回以下

薬効別編

8 カンゾウ
（漢方薬）

既出問題番号 ▶ 104-222／102-212, 213／101-214, 215, 324／99-251／98-261

🔖 相互作用

- ループ系利尿薬，チアジド系利尿薬，グリチルリチン酸含有製剤，カンゾウ含有製剤との相互作用による低カリウム血症，血圧上昇に注意が必要である。

🔖 重大な副作用

- カンゾウ（甘草）の主成分であるグリチルリチン酸により低カリウム血症，血圧上昇，Na・体液貯留，浮腫などの偽アルドステロン症があらわれることがある。また，低カリウム血症によりミオパシーを呈することがある。

クロニジン塩酸塩 ⓛ

（カタプレス®）

（降圧薬）

作用機序

- 延髄・血管運動中枢に存在する交感神経節後線維終末のアドレナリンα_2受容体（G_iタンパク質共役型）を刺激し，中枢性に交感神経活動を抑制，またノルアドレナリンの遊離を抑制することによって降圧作用を示すと考えられている。

効能・適応／用法・用量

- 各種高血圧（本態性高血圧，腎性高血圧）：1回75〜150 mg　1日3回経口投与

重大な副作用

- 起立性低血圧，眠気

その他

- 急に服用を中止した場合，血圧上昇，頻脈，神経過敏，不安感，頭痛などのリバウンド現象があらわれることがある。

国試のエッセンス

1. クロニジンは，交感神経節後線維終末のアドレナリンα_2受容体を刺激することで交感神経終末からのノルアドレナリン遊離を抑制する。（103-152, 97-152, 96-122）

本書の利用法
30回以上
29〜20回
19〜10回
9〜5回
4回以下
薬効別編

8 サラゾスルファピリジン 局

（アザルフィジン®EN，サラゾピリン®）

（炎症性腸疾患治療薬／抗リウマチ薬）

$C_{18}H_{14}N_4O_5S$　分子量：398.39

🖊 作用機序

〈潰瘍性大腸炎〉

- 投与の約 1/3 は小腸でそのままの形で吸収されるが，大部分は大腸に移行し，腸内細菌で還元反応により 5-アミノサリチル酸（抗潰瘍性大腸炎作用）とスルファピリジンに分解，吸収される。5-アミノサリチル酸は潰瘍部位に吸着し，抗炎症作用により効果をあらわす。

〈関節リウマチ〉

- T 細胞やマクロファージにおけるサイトカイン（IL-1，IL-2，IL-6）産生を抑制して，関節リウマチ患者の異常な抗体産生を抑制する。また，滑膜細胞の活性化や炎症性細胞の浸潤などを抑制するとともに，多形核白血球の活性酸素産生も抑制する。

🖊 効能・適応／用法・用量

- 潰瘍性大腸炎，限局性腸炎，関節リウマチ
- 潰瘍性大腸炎：普通錠 1 日 2〜4 g，4〜6 回に分服
- 関節リウマチ：腸溶錠 1 日 1 g，2 回（朝・夕食後）に分服

🖊 禁　忌

- サルファ剤又はサリチル酸製剤に対し過敏症の既往歴のある患者

🔖**重大な副作用**————————————————————

- 再生不良性貧血，汎血球減少症，無顆粒球症，肝機能障害，急性腎不全，ネフローゼ症候群など

🔖**その他**————————————————————

- 潰瘍性大腸炎の軽症時に用いられる。重症時には副腎皮質ステロイド製剤が第一選択薬となる。
- 本剤の成分により皮膚，爪および尿・汗などの体液が黄色〜黄赤色に着色することがある。また，ソフトコンタクトレンズが着色することがある。

8 サリドマイド

(サレド®)

(抗悪性腫瘍薬)

既出問題番号 ▶ 104-312, 313／103-335, 337／101-76, 316／100-76／97-181

🖊作用機序

血管新生を抑制。TNF-α・IL-6・IL-2 および IFN-γ 産生を亢進。NK 細胞増加，T 細胞の増殖を促進。アポトーシス誘導などにより抗がん作用を発揮する。

🖊効能・適応／用法・用量

- 再発または治療抵抗性の多発性骨髄腫：1 日 1 回 100 mg を就寝前に経口投与（最大 1 日 400 mg）

🖊禁　忌

- 妊婦または妊娠している可能性のある婦人

🖊その他

- かつて薬害で問題になった薬剤である。本来は，睡眠鎮静薬として開発され，日本でも妊婦の不眠症，つわり止めなどに用いられたが，1960（昭和 35）年ごろ，出生児に四肢欠損，耳の障害などの先天異常（サリドマイド胎芽病：アザラシ肢症など）を引き起こした。
- 授乳を避ける（乳汁中に移行するため）。
- サリドマイド製剤は，「サリドマイド製剤安全管理手順」TERMS®（Thalidomide Education and Risk Management System）に基づいて厳格な管理の下，使用される。
- 製薬会社に登録した医師のみが処方する。
- 本剤の管理上の責任を担う薬剤師を，製薬会社に登録する。
- 入院中は，適切に薬剤管理を行うことのできる者（医師，薬剤師など）が，処方医師および責任薬剤師などと協力して，本剤の数量管理を行う。（自己管理させない）
- 服用中は，服用開始 4 週間前から服用終了 4 週間後まで必ず避妊する。
- 服用の必要がなくなった場合は，不要薬を調剤元の医療機関の責任薬剤師

などへ返却する。

8 スルピリド 局

（ドグマチール®，アビリット®）

（消化性潰瘍治療薬／抗精神病薬）

既出問題番号	103-295／101-30, 246, 247／98-57／97-36／96-195／95-126

🖊作用機序

- ドパミン D_2 受容体（G_i タンパク共役型）の遮断→アセチルコリンの遊離を促進させるため，胃運動を亢進させる。

- α_1 受容体遮断作用（降圧，立ちくらみ），ムスカリン受容体遮断作用（口渇，便秘，排尿困難，眼圧上昇），H_1 受容体遮断作用（眠気）なども有する。

🖊効能・適応／用法・用量

- 統合失調症：内服は 1 日 300〜600 mg　分服（1 日 1200 mg まで）

- うつ病，うつ状態：1 日 150〜300 mg　分服（1 日 600 mg まで）

- 胃・十二指腸潰瘍：内服は 1 回 50 mg　1 日 3 回

  ※薬用量は「胃・十二指腸潰瘍＜うつ病，うつ状態＜統合失調症」の順に多くなる。

🖊重大な副作用

- 乳汁分泌，高プロラクチン血症

- 錐体外路症状

国試のエッセンス

1. スルピリドは，高プロラクチン血症を起こす危険性のある薬物である。(98-57)

365

（睡眠障害改善薬／非ベンゾジアゼピン系睡眠薬）

効能・適応／用法・用量

①不眠症

・麻酔前投与

・1回 7.5〜10 mg，就寝前又は麻酔前，10 mg を超えない

相互作用

・エリスロマイシン，イトラコナゾールなど CYP3A4 を阻害する薬剤とは併用注意である。

処方例

参照：p.169（イコサペント酸エチル），p.195（アルファカルシドール）

その他

・非ベンゾジアゼピン系であるがベンゾジアゼピン系薬と同様に GABA$_A$ 受容体に結合する超短時間型睡眠薬。ベンゾジアゼピンω_1 受容体に対する選択性は低い。向精神薬には分類されない。

国試のエッセンス

1. ゾピクロンは，ベンゾジアゼピン結合部位であるω_1 およびω_2 受容体に結合する。(101-155)

8 ダントロレンナトリウム水和物 局

（ダントリウム®）

（末梢性骨格筋弛緩薬）

既出問題番号	103-30／102-335／101-151／99-154／98-154／97-29／96-124／95-124

🔖作用機序

- リアノジン受容体を遮断し，筋小胞体から Ca^{2+} の遊離を抑制することにより，筋弛緩作用を発揮する（脱共役作用）。
- 骨格筋終板の膜電位に影響を与えないが，筋の張力変化を抑制する。

🔖効能・適応／用法・用量

①脳血管障害，脳性（小児）麻痺，痙性脊髄麻痺など。末梢性筋弛緩作用

②全身こむら返り

- 内服：1日1回25 mgより開始，1週ごとに25 mgずつ増量（1日2〜3回分服）最大量1日150 mg，1日3回
- 注射：初回1 mg/kg静注，症状改善が認められないとき，1 mg/kg追加投与，総量7 mg/kgまで

③悪性症候群（静脈内投与後）

- 内服：1回25〜50 mg，1日3回
- 注射：初回量40 mg静注，症状改善が認められないとき，20 mgずつ追加，総量1日200 mg/kg，7日間まで

🔖処方例

[102-335]

2歳男児。体重13 kg。

処方：ダントロレンナトリウム水和物カプセル25 mg

　　　　1回0.2カプセル（1日0.4カプセル）

　　　　1日2回　朝夕食後　14日分

国試のエッセンス

1. 小児の場合カプセル剤を開封する指示がでることがあるため計算できるようにしておく必要がある。(102-335)

8 チオ硫酸ナトリウム水和物

(デトキソール®)

(シアンおよびヒ素中毒解毒薬)

既出問題
番号　104-133／103-123, 240／102-96, 316／98-23／96-88／
95-150

作用機序

・シアン化合物中毒に対する解毒作用は，毒性が弱く尿中に排泄されやすい
チオシアン酸塩を生成することによる。

効能・適応／用法・用量

・シアンおよびシアン化合物による中毒，ヒ素剤による中毒
・静脈内注射（注射速度はできるだけ遅くする）

その他

・還元作用はあるが，酸化作用はない。
・亜硝酸ナトリウム（もしくは亜硝酸アミル）と併用する方法が有効である。

国試のエッセンス

1. チオ硫酸ナトリウムは，シアン中毒の解毒剤として用いられる。
　（98-23[改]）
2. シアン化物を摂取したときには，亜硝酸ナトリウムとチオ硫酸ナトリウムの投与が有効である。（96-88）

368

8 八味地黄丸エキス 局

ハチ ミ ジ オウガン

（漢方薬）

既出問題番号 104-214, 338／100-234／99-246／98-212, 213／96-37／95-37

効能・適応／用法・用量

- 疲労，倦怠感の著しいものの腎炎，糖尿病，前立腺肥大

重大な副作用

- 胃部不快感，食欲不振，腹痛などの消化器症状

処方例

[98-212〜213]

40歳女性。糖尿病治療を行っていたところ，下肢のしびれの訴えがあり，八味地黄丸エキス顆粒が処方された。

処方：八味地黄丸エキス顆粒　1回2.5g（1日7.5g）

　　　　　1日3回　朝昼夕食前　7日分

その他

- ジオウ（地黄），サンシュユ（山茱萸），サンヤク（山薬），タクシャ（沢瀉），ブクリョウ（茯苓），ボタンピ（牡丹皮），ケイヒ（桂皮），ブシ（附子）の8種類の生薬で構成されている。
- 附子に含まれるアルカロイドは毒性の高いジテルペン系のアコニチン
- 八味地黄丸の構成生薬の1つである附子は減毒のために高圧蒸気処理による修治を行うと，エステル部分が加水分解し，毒性が減じられる。
- 本剤には附子が含まれているので，小児などには慎重に使用する。
- ボタンピに駆瘀血作用があるため，妊婦または妊娠の可能性のある人には投与しないことが望ましい。
- 身体を温める作用があるので，冷えのある患者に使用する。

本書の利用法

30回以上

29〜20回

19〜10回

9〜5回

4回以下

薬効別編

1. 八味地黄丸エキス顆粒の使用法および使用上の注意に，「流早産の危険性があるので，妊婦には使用しないことが望ましい」がある。(98-212)

2. 八味地黄丸エキス顆粒の使用法および使用上の注意に，「主な副作用は，胃部不快感，食欲不振，腹痛などの消化器症状である」がある。(98-212)

8　パロキセチン塩酸塩水和物 ⓛ
（パキシル®）

（抗うつ薬（SSRI））

既出問題番号	104-216, 217／103-221／100-156／99-258, 259／98-31／96-126

作用機序

- 選択的セロトニン再取り込み阻害薬（SSRI）。
- セロトニンの再取り込みを阻害（セロトニントランスポーター阻害）することにより、シナプス間隙で増加したセロトニンは、神経終末のセロトニン自己受容体（5-HT$_{1D}$受容体）のダウンレギュレーションを引き起こしてセロトニン遊離を促進させるとともに、シナプス後膜のセロトニン受容体（5-HT$_2$受容体）のダウンレギュレーションも引き起こす。

効能・適応／用法・用量

①うつ病、うつ状態、②パニック障害→予防を目的として継続的に服用する。

①うつ病・うつ状態：1回20〜40 mg　1日1回夕食後に経口投与
②パニック障害：1回30 mg　1日1回夕食後に経口投与（1日30 mgを超えない）

禁　忌

- MAO阻害剤を投与中あるいは投与中止後2週間以内の患者、ピモジドを投与中の患者

体内動態・治療域

- 肝代謝型薬物（主としてCYP2D6で代謝）

相互作用

〈併用禁忌〉

- MAO阻害剤（セレギリン塩酸塩）：セロトニン症候群があらわれることがある。
- ピモジド：QT延長、心室性不整脈（torsades de pointes を含む）などの重篤な心臓血管系の副作用があらわれるおそれがある。

・セロトニン症候群，悪性症候群，SIADH など

・三環系抗うつ薬に比べて抗コリン作用の少ない抗うつ薬である。

本書の利用法

30回以上

29〜20回

19〜10回

9〜5回

4回以下

薬効別編

8 ブチルスコポラミン臭化物 局

（ブスコパン®）

（鎮痙薬）

〈関連薬：スコポラミン臭化水素酸塩水和物局〉

既出問題番号 104-183／101-160, 324／100-154／99-29, 242／97-109, 290

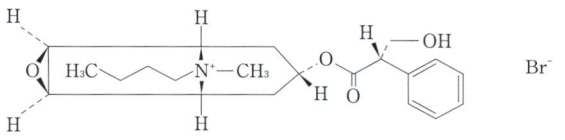

C₂₁H₃₀BrNO₄　分子量：440.37

$C_{21}H_{30}BrNO_4$　分子量：440.37

作用機序

- 四級アンモニウム塩の抗コリン薬であり，ムスカリン M_3 受容体（G_q タンパク質共役型）においてアセチルコリンと競合的に拮抗し，鎮痙作用，消化管運動抑制作用，胃酸分泌抑制などを示す。

効能・適応／用法・用量

- 消化管疾患，胆道系疾患などにおける痙れんおよび運動機能亢進：1回 10〜20 mg を 1 日 3〜5 回経口投与
- 下痢に起因する腹痛にも有効

禁　忌

- 出血性大腸炎，緑内障，前立腺肥大による排尿障害，重篤な心疾患，麻痺性イレウス

重大な副作用

- 口渇，排尿障害，心悸亢進，顔面紅潮など

その他

- スコポラミンはロートコン，ベラドンナコン（ナス科）の成分であり，アミノ酸，酢酸-マロン酸，シキミ酸経路により生合成される。
- スコポラミンはトロパン骨格をもつ→一般にオルニチンから生合成される。
- スコポラミンのアミノ基をブチル化して 4 級アンモニウム誘導体にすると

中枢作用が減弱し，末梢選択性の高い{ブチルスコポラミン臭化物}となる。

- {ハシリドコロ}による中毒は，ヒヨスチアミンやスコポラミンなどのアルカロイドにより起こる。

8 フルニトラゼパム 局

（サイレース®）

（ベンゾジアゼピン系睡眠薬）

既出問題番号	103-248, 249／102-320／101-187／100-155／98-84／97-293／95-215

🖊作用機序

・ベンゾジアゼピン系のマイナー・トランキライザーであり，Cl^-チャネル内蔵型 $GABA_A$ 受容体機能を亢進することにより，神経活動を抑制する。中間型（半減期 24 時間以内）の睡眠薬である。

🖊効能・適応／用法・用量

①不眠症（入眠障害，早期覚醒型不眠）

・内服：1 回 0.5〜2 mg，就寝前又は手術前，高齢者には 1 回 1 mg まで

②麻酔前投与

・注射：0.02〜0.03 mg/kg，必要に応じて初回量の半量〜同量を追加可

🖊体内動態・治療域

・CYP3A4 で代謝される。

🖊相互作用（⇧：本薬の作用増強）

・⇧アルコール→中枢神経抑制作用が増強するため，併用しないように指導する。

・⇧イトラコナゾールなどの CYP3A4 阻害作用を有する薬物→代謝が阻害され，血中濃度が高くなる。

🔖**重大な副作用**────────────────────

- 呼吸抑制
- 依存性
- 眠気，ふらつき，脱力→運転などには注意すること
- 第 2 種向精神薬に指定されている→投与期間 1 回 30 日まで

🔖**処方例**────────────────────

参照：p.355（オランザピン）

8 フルマゼニル

（アネキセート®）

（ベンゾジアゼピン受容体拮抗薬）

既出問題番号 ▶ 104-32／103-157／101-159／98-160, 237, 270／96-88, 150

🔖作用機序

- GABA$_A$ 受容体のベンゾジアゼピン結合部における特異的な競合的拮抗薬であり，GABA$_A$ 受容体の Cl^- 透過性を抑制する。

🔖効能・適応／用法・用量

- ベンゾジアゼピン系薬剤の過量投与による急性中毒の解毒（鎮静の解除および呼吸抑制の改善）：初回 0.2 mg を緩徐に静脈内投与。投与後 4 分以内に望まれる覚醒状態が得られない場合は，0.1 mg を追加投与

🔖禁　忌

- 長期間ベンゾジアゼピン系薬剤を投与されているてんかん患者（痙れんが生ずることがある）

国試のエッセンス

1. フルマゼニルは，ベンゾジアゼピン受容体に結合し，ベンゾジアゼピン系薬による呼吸抑制を改善する。(98-160)

30回以上　29〜20回　19〜10回　9〜5回　4回以下　薬効別編

8 ブレオマイシン塩酸塩 ⑤

(ブレオ®)

(抗悪性腫瘍薬)

| 既出問題番号 | 103-164／102-187／100-165／99-40／97-40, 286／96-3／95-208 |

作用機序

- ブレオマイシンは二価鉄イオンをキレートし，二価鉄ブレオマイシン錯体がDNAと結合した状態でフリーラジカルを産生することにより，DNA鎖を切断して，抗腫瘍活性を示す。
- 細胞のDNA合成後期および分裂期に作用

効能・適応／用法・用量

- 悪性リンパ腫と種々の扁平上皮がん（肺がん，食道がん，皮膚がん，頭頸部がん，子宮頸がん）
- 15〜30 mg（力価）を約5〜20 mLの生理食塩液に溶解し，緩徐に静注する。1週2回を原則とし，総投与量は300 mg（力価）以下とする。

重大な副作用

- 間質性肺炎，肺線維症

その他

〈警告〉・重篤な肺症状（間質性肺炎，肺線維症）を呈し，致命的な経過をたどることがある。特に60歳以上の高齢者，および肺に基礎疾患をもつ患者への投与は十分注意する。

- 骨髄抑制（血液障害）がほとんどない→ほかの抗悪性腫瘍薬と併用しやすい。

国試のエッセンス

1. ブレオマイシンは，活性酸素を発生させ，DNA鎖を切断する。
   (103-164, 100-165)
2. ブレオマイシンの抗腫瘍活性発現には，鉄が関与する。(96-3)
3. ブレオマイシンにより，間質性肺炎が引き起こされることがある。
   (95-208[改])

8 ブロモクリプチンメシル酸塩 ㊜

（パーロデル®）

（パーキンソン病治療薬／高プロラクチン血症治療薬）

既出問題番号　104-159／103-195／101-30, 64／99-70／98-30／97-65／95-127

🔖作用機序

- 持続的なドパミン受容体刺激作用をもつ。黒質・線条体系のドパミン D_2 受容体（G_i タンパク共役型）を直接刺激して抗パーキンソン作用を示す。
- 内分泌系に対しては下垂体前葉からのプロラクチン分泌を特異的に抑制するとともに，先端巨大症患者において異常に上昇した成長ホルモン分泌を抑制する。

🔖効能・適応／用法・用量

①パーキンソン症候群：1 日 1 回 1.25 mg または 2.5 mg を朝食直後に経口投与。1 または 2 週毎に増量して維持量を定める。

②乳汁漏出症，高プロラクチン血性排卵障害，先端巨大症，下垂体性巨人症

🔖禁　忌

- 妊娠高血圧症候群，産褥期高血圧の患者〔産褥期における痙れん，脳血管障害，心臓発作，高血圧が発現するリスクが高い〕

🔖重大な副作用

- 著しい血圧下降，前兆のない突発的睡眠，傾眠があらわれることがある。

🔖その他

- パーキンソン病において，レボドパからドパミンへの変換能力が低下している患者に対しても有効である。
- ブロモクリプチンは，母乳中へ移行することは認められていない。

国試のエッセンス

1. ブロモクリプチンメシル酸塩は，乳汁分泌を抑制することから，授乳婦に投与すべきでない。(99-70[改])

ベバシズマブ

（アバスチン®）

（抗悪性腫瘍薬）

作用機序

- ヒト血管内皮増殖因子（VEGF）に対する遺伝子組換え型ヒト化モノクローナル抗体である。ヒト VEGF と特異的に結合することにより，VEGF と血管内皮細胞上に発現している VEGF 受容体との結合を阻害する。VEGF の生物活性を阻止することにより，腫瘍組織での血管新生を抑制し，腫瘍の増殖を阻害する。また，VEGF により亢進した血管透過性を低下させ，腫瘍組織で亢進した間質圧を低減する。

効能・適応／用法・用量

①治癒切除不能な進行・再発の結腸・直腸がん：他の抗悪性腫瘍剤との併用で，1 回 5 mg/kg（体重）又は 10 mg/kg（体重）を点滴静脈内注射し，投与間隔は 2 週間以上とする。

②扁平上皮がんを除く切除不能な進行・再発の非小細胞肺がん

③手術不能または再発乳がん

禁 忌

- 喀血（2.5 mL 以上の鮮血）の既往のある患者

重大な副作用

- 出血，感染症，高血圧，タンパク尿など

処方例

参照：p.73（イリノテカン塩酸塩水和物）

8 ラスブリカーゼ（遺伝子組換え）

（ラスリテック®）

（がん化学療法用尿酸分解酵素製剤）

| 既出問題番号 | 104-35／103-38, 340／102-247／101-35／100-65／99-36, 295 |

作用機序

・遺伝子組換え型尿酸オキシダーゼであり，血中の尿酸を水溶性のアラントインと過酸化水素に分解し，尿中へ排泄することにより，血中尿酸値を低下させる。

効能・適応／用法・用量

・がん化学療法に伴う高尿酸血症：0.2 mg/kg を 1 日 1 回 30 分以上かけて点滴静注
・本薬は，がん化学療法を開始する前（4〜24 時間前）に投与開始。

重大な副作用

・溶血性貧血あるいはメトヘモグロビン血症を起こすおそれがある。

その他

・腫瘍崩壊症候群は，悪性腫瘍の治療に伴って起こる緊急性の高い病態で，腫瘍の崩壊に伴って起こる細胞内からの核酸，カリウム，リンなどの血中への漏出が原因となって，高尿酸血症などが引き起こされ，急性腎不全などが起こる。

8 ラタノプロスト

（キサラタン®）

（緑内障治療薬）

既出問題番号 104-248, 249／103-306／102-298／99-190／98-246／97-200／95-143

作用機序

- プロスタグランジン $F_{2\alpha}$ 誘導体の緑内障治療薬であり，プロスタグランジン $F_{2\alpha}$ 受容体を刺激して，ぶどう膜強膜流出路から眼房水の排出を特異的に促進し，眼圧を低下させる。

効能・適応／用法・用量

①緑内障，高眼圧症

- 点眼液：1回1滴，1日1回

重大な副作用

- 虹彩色素沈着，結膜充血，角膜上皮障害

処方例

[102-298]

56歳男性。緑内障。

処方：ラタノプロスト点眼液 0.005%（2.5 mL） 1本

　　　　1回1滴　1日1回　両目点眼

　　　カルテオロール塩酸塩点眼液 2%（持続性）（2.5 mL/本） 1本

　　　　1回1滴　1日1回　両目点眼

眼圧：右 28mmHg，左 27mmHg

国試のエッセンス

1. 眼圧の正常値は 10～20 mmHg。(102-298)
2. ラタノプロストは，ぶどう膜強膜流出路からの房水の流出を促進させる。(99-190)
3. ラタノプロスト点眼液の投与により色素沈着が起こる可能性がある。(97-200)
4. ラタノプロストは，プロスタグランジン $F_{2\alpha}$ 受容体を刺激し，眼房水流出を促進する。(95-143)

8 ラミブジン

（エピビル®，ゼフィックス®）

（抗 HIV 薬／抗 HBV 薬）

既出問題番号　104-235／103-129, 162／101-40, 298／99-159／96-138／95-148

作用機序

- ヌクレオシド系逆転写酵素阻害薬であり，感染細胞内で三リン酸化されて活性型となり，核酸と競合して逆転写酵素（RNA 依存性 DNA ポリメラーゼ）を阻害する。また，ウイルス DNA に取り込まれて DNA 鎖伸長を停止する。
- HIV および B 型肝炎ウイルス（HBV）の増殖を抑制する。

効能・適応／用法・用量

①HIV 感染（エピビル®）：1 日 300 mg を 1〜2 回に分けて経口投与
②B 型慢性肝疾患における B 型肝炎ウイルスの増殖抑制：1 回 100 mg を 1 日 1 回経口投与

重大な副作用

- 血液障害，乳酸アシドーシス（全身倦怠，食欲不振，急な体重減少，胃腸障害，呼吸困難，頻呼吸など），肝毒性など

その他

- B 型肝炎ウイルス（HBV）の増殖も抑制するため，B 型肝炎にも用いられる。

既出問題番号	104-30, 306, 307／103-339／102-157, 296, 297／99-258

✐作用機序

- Na$^+$チャネルを頻度依存的，電位依存的に抑制し，神経興奮を抑制する。グルタミン酸などの興奮性神経伝達物質の遊離を抑制することで抗痙れん作用を発現する。

✐効能・適応／用法・用量

①てんかん患者の部分発作

- 1日1回25 mg，2週間。次の2週間は1日1回50 mg，5週目は1日100 mgを1〜2回分割。その後1〜2週間ごとに1日最大100 mgずつ漸増。維持：1日100〜200mg，1〜2回分割，増量は1週間以上あけ，1日最大100 mgずつ，最大1日400 mgまで，1〜2回分割

②てんかん患者の部分発作（他の抗てんかん薬で十分な効果が認められない）

- VPA併用時：隔日1回25 mg，2週間。次の2週間は1日1回25 mg，その後1〜2週間ごとに1日25〜50 mgずつ漸増。維持：1回50〜100 mg，1〜2回

- 小児：1日1回0.15 mg/kg，2週間。次の2週間は1日1回0.3 mg/kg，その後1〜2週間ごとに最大0.3 mg/kgずつ漸増。維持：本剤のグルクロン酸抱合誘導剤併用時，1回0.5〜2.5 mg/kg，併用しないとき1回0.5〜1.5 mg/kg，1日2回，最大1日200 mg

- VPA非併用時：グルクロン酸抱合誘導剤併用時：1日1回50 mg，2週間。次の2週間は1日1回50 mg，1日2回，その後1〜2週間ごとに1日100 mgずつ漸増。維持：1回100〜200 mg，1日2回

- 小児：1日1回0.3 mg/kg，1日2回，2週間。次の2週間は1日1回0.6 mg/kg，1日2回。その後1〜2週間ごとに1日最大1.2 mg/kgずつ漸増。維持：1回2.5〜7.5 mg/kg，最大1日400 mg

🔗処方例

[102-296]

45 歳女性。双極性障害。処方 1 で治療していたが，病状悪化のため処方 2 を追加。

処方 1：炭酸リチウム錠 200 mg　1 回 1 錠（1 日 2 錠）
　　　　　1 日 2 回　朝夕食後　7 日分

処方 2：ラモトリギン錠 25 mg　1 回 1 錠（1 日 1 錠）
　　　　　1 日 1 回　夕食後　7 日分

[104-306]

82 歳男性。在宅療養中にてんかんのため処方 1 を服用。今回処方 2 が追加。

処方 1：バルプロ酸 Na 徐放錠 200 mg　1 回 1 錠（1 日 2 錠）
　　　　　1 日 2 回　朝夕食後　14 日分

処方 2：ラモトリギン錠 25 mg　1 回 1 錠（1 日 1 錠）
　　　　　1 日 1 回　朝食後　7 日分（隔日投与）

> **国試のエッセンス**
>
> 1. ラモトリギンの服用により中毒性表皮壊死融解症（TEN），および Stevens-Johnson 症候群などが現れることがある。(102-296)

8 リセドロン酸ナトリウム水和物 局

（ベネット®，アクトネル®）

（骨粗しょう症治療薬／骨代謝改善薬）

既出問題番号 ▶ 102-262／101-260, 261／100-266, 267／97-296, 297／96-216

🔖 作用機序

- 第三世代のビスホスホネート製剤である。

🔖 効能・適応／用法・用量

①骨粗しょう症

- 1日1回2.5 mg もしくは週1回17.5 mg もしくは月1回75 mg

②骨ページェット病

- 1日1回17.5 mg，8週間連日投与

🔖 処方例

[101-260]

70歳女性。四肢の筋力低下，腰痛，骨粗しょう症。

処方1：リセドロン酸 Na 錠 17.5 mg　1回1錠（週1錠）

　　　　週1回　起床時　2日分

処方2：カルシトリオールカプセル 0.25 μg　1回1カプセル（1日2カプセル）

　　　　1日2回　朝夕食後　14日分

処方3：アルプラゾラム錠 0.4 mg　1回1錠（1日1錠）

　　　　1日1回　就寝前　14日分

参照：p.35（メトトレキサート）

国試のエッセンス

1. リセドロン酸はビスホスホネート製剤であり，メバロン酸代謝経路のファルネシルピロリン酸合成酵素を阻害してプレニル化を抑制し破骨細胞の機能を抑制する。(101-261)

7 インドメタシン 局

（イドメシン，インテバン®，カトレップ®）

（非ステロイド性抗炎症薬）

既出問題番号 ▶ 103-160／100-107, 108／97-7, 105／95-131, 159

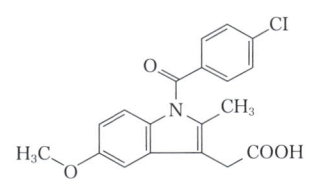

$C_{19}H_{16}ClNO_4$　分子量：357.79

🖊作用機序

- アラキドン酸代謝において，シクロオキシゲナーゼを阻害することにより，プロスタグランジンおよびトロンボキサンの生合成を抑制する。

🖊効能・適応／用法・用量

- 関節リウマチ，変形性関節症などの解熱・鎮痛・抗炎症（カプセル・坐剤）：1回25 mg　1日2回経口投与，1回25〜50 mgを1日1〜2回直腸内投与
- 手術および外傷後の腫脹の寛解（カプセル・坐剤）
- 急性上気道炎の解熱・鎮痛（カプセル）

🖊禁　忌

- 消化性潰瘍，重篤な血液の異常，重篤な肝障害，重篤な腎障害，重篤な心機能不全，重篤な高血圧症，重篤な膵炎，サリチル酸系化合物（アスピリンなど）に過敏症の既往歴，アスピリン喘息またはその既往歴，妊婦，トリアムテレンを投与中の患者

🖊体内動態・治療域

- タンパク結合：75〜90%
- エステル型グルクロン酸抱合体として胆汁中へ排泄されたあと，β-グルクロニダーゼにより脱抱合化され，再び未変化体として消化管から吸収さ

れる（腸肝循環）。

🔖**相互作用**（⇧：本薬の作用増強，　⇩：本薬の作用減弱）————————

〈併用禁忌〉⇧トリアムテレン→相互に副作用増強，急性腎障害発現

・⇧プロベネシド
・⇩アスピリン
・メトトレキサート，リチウム製剤，ジゴキシンの作用増強
・β遮断薬，ACE 阻害薬の作用減弱→プロスタグランジン合成阻害作用により，プロスタグランジン合成を介した血圧低下作用が減弱するため
・ループ利尿薬，チアジド系利尿薬の利尿降圧作用減弱
・シクロスポリン→腎毒性増強
・ワルファリンの作用増強（インドメタシンは，ワルファリンの血漿タンパク結合を競合的に阻害し，遊離型ワルファリンが増加する）→プロトロンビン時間延長

🔖**重大な副作用**————————————————————————————

・ショック，アナフィラキシー様症状，再生不良性貧血，溶血性貧血，骨髄抑制，無顆粒球症，皮膚粘膜眼症候群（Stevens-Johnson 症候群），中毒性表皮壊死症（Lyell 症候群），喘息発作（アスピリン喘息），うっ血性心不全，血管浮腫，肝機能障害，黄疸
・腎障害（急性腎不全，間質性腎炎，ネフローゼ症候群）
・消化性潰瘍，S 状結腸病変部位における潰瘍，潰瘍性大腸炎，胃腸出血，消化器症状（食欲不振，胸やけ，胃痛など）

🔖**その他**————————————————————————————————

〈注意〉

・インドール骨格およびアミド結合をもつ。
・弱酸性薬物であり，胃内 pH の上昇によりイオン形薬物の割合が増大するため，消化管からの吸収が低下する。
・COX-1 および COX-2 を非選択的に阻害する→COX-1 阻害により，胃粘膜保護に関わる PGE_2 および PGI_2 産生が阻害され，胃粘膜障害が誘発される。
・原薬，カプセル，坐薬とも劇薬に指定されている。

〈インドメタシンのプロドラッグ〉

- アセメタシンは，インドメタシンをカルボキシルメチルエステル化することによって，胃腸への直接作用を軽減する。
- インドメタシンファルネシルは，脂溶性物質ファルネソールをインドメタシンにエステル結合させたものであり，胆汁酸により可溶化され吸収が増加する。脂溶性が高いので，高脂肪食を摂取した後に服用すると吸収が増大する。

エタネルセプト
（エンブレル®）
（抗 TNFα薬／抗リウマチ薬）

既出問題番号　103-40／101-39／98-258, 259／96-131, 208／95-186

作用機序

- 遺伝子組み換え技術で作成された，完全ヒト型可溶性 TNFα/LTα受容体とヒト IgG1（Fc 領域）とからなる糖タンパク質。エタネルセプトは，ヒト TNF 可溶性レセプター部分が，過剰に産生された TNFα および LTα を，おとりレセプターとして捕捉し（レセプター結合反応），細胞表面のレセプターとの結合を阻害する。なお，エタネルセプトと TNFα および LTα との結合は可逆的である。

効能・適応／用法・用量

①既存治療で効果不十分な関節リウマチ：1 回 10～25 mg を 1 日 1 回，週に 2 回，又は 25～50 mg を 1 日 1 回，週に 1 回，皮下注射。

②既存治療で効果不十分な若年性特発性関節炎

禁　忌

- 敗血症（そのリスクを有する）や活動性結核を含む重篤な感染症の患者（症状を悪化させるおそれがある）
- 脱髄疾患およびその既往歴のある患者（中枢神経系〈多発性硬化症など〉および末梢神経系〈ギラン・バレー症候群など〉の脱髄疾患の発現や悪化が報告されている）
- うっ血性心不全患者（心不全症状の悪化および死亡が報告されている）

重大な副作用

- 結核，敗血症を含む重篤な感染症および脱髄疾患の悪化など

本書の利用法

30回以上

29〜20回

19〜10回

9〜5回

4回以下

薬効別編

🖊️処方例
―――――――――――――――――――――――――――――――

[98-258〜259]

45歳女性。関節リウマチの治療を受けていたが，既存治療では効果不十分であったため，処方変更となり以下の処方せんを持って薬局を訪れた。

処方：エタネルセプト（遺伝子組換え）皮下注（25 mg/シリンジ）　1回
　　　　25 mg

　　　　　月曜日　皮下注射（自己注射）　4本

🖊️その他
―――――――――――――――――――――――――――――――

- エタネルセプトは，細胞性免疫反応を調整する腫瘍壊死因子（TNF）の生理活性を抑制するため，投与に先立って，結核に関する十分な問診，胸部レントゲン検査およびツベルクリン反応検査を行い，結核感染の有無を確認する必要がある。

- 事前に患者に自己注射の十分な教育訓練を行い，確実に自己注射できるかどうかを確認する。

- 紅斑，発赤，疼痛，腫脹，そう痒などの注射部位反応が報告されているので，投与毎に注射部位を変えるように指導する。

国試のエッセンス

1. エタネルセプトは，TNF-α（腫瘍壊死因子-α）の作用を阻害するヒト型可溶性 TNF 受容体-Fc 融合タンパク質の生物学的製剤である。（103-40[改]）

2. エタネルセプトは，腫瘍壊死因子-α（TNF-α）と結合し，その作用を抑制する。（101-39[改]）

7 エチゾラム ㊀

（デパス®）

（ベンゾジアゼピン系（チエノジアゼピン系）抗不安薬）

既出問題番号	104-296, 297／103-27／101-155／98-260／97-293／96-221

⏚作用機序

- 強い抗不安作用を有する短時間型のベンゾジアゼピン系催眠薬である。GABA$_A$ 受容体のベンゾジアゼピン結合部位に結合し，GABA$_A$ 受容体の GABA に対する結合親和性を上昇させることにより，Cl^- 透過性を亢進する。

⏚効能・適応／用法・用量

- 神経症，うつ病：1 日 3 mg を 3 回に分けて経口投与
- 心身症，頸椎症：1 日 1.5 mg を 3 回に分けて経口投与
- 睡眠障害：1 日 1 回 1〜3 mg，就寝前に経口投与
  ※いずれも高齢者には：1 日 1.5 mg まで

⏚禁　忌

- 急性閉塞隅角緑内障の患者（抗コリン作用により, 症状を悪化させるおそれがある）
- 重症筋無力症の患者（筋弛緩作用により, 症状を悪化させるおそれがある）

⏚体内動態・治療域

- CYP2C9 および CYP3A4 で代謝される

⏚相互作用（⇧：本薬の作用増強）

- ⇧フルボキサミンマレイン酸塩
- アルコール（飲酒）：精神機能⬇，知覚・運動機能⬇

⏚重大な副作用

- 依存性（連用により），眠気，ふらつき，倦怠感など

本書の利用法

30回以上

29〜20回

19〜10回

9〜5回

4回以下

薬効別編

国試のエッセンス

1. 睡眠障害の患者にエチゾラム錠が1日常用量の範囲内である3 mg
   処方されていたが，患者が高齢者だったので副作用回避の観点から
   医師に問い合わせをした。(96-221)

7 エポエチン アルファ（遺伝子組換え）⑤

（エスポー®）

（造血薬／エリスロポエチン製剤）

既出問題番号 103-262, 263／102-291／100-265／98-257／96-142／95-142

🖉作用機序

- エリスロポエチンは**腎臓**が分泌する腎造血因子であり，赤芽球前駆細胞から赤血球への分化・増殖を促進し，赤血球数を増加させる。**サイトカインの一種**である。エポエチンアルファ，エポエチンベータは遺伝子組換え型のエリスロポエチン製剤である。

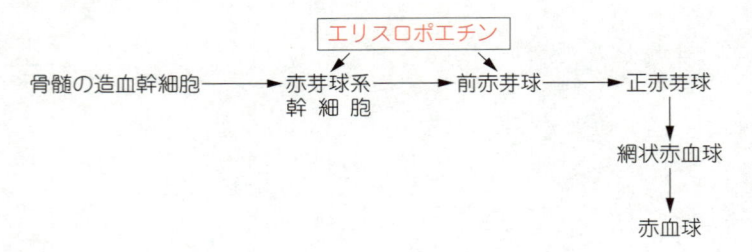

🖉効能・適応／用法・用量

- 腎性貧血

  ※腎性貧血は腎不全に伴う，腎造血因子であるエリスロポエチンの分泌低下が原因で発症する。

①エポエチン アルファ：1回3,000国際単位を週3回，できるだけ緩徐に静脈内投与する。維持量として，1回1,500国際単位を週2〜3回，あるいは1回3,000国際単位を週2回投与

②エポエチン ベータ：通常，投与初期は，1回6,000国際単位を週1回投与。維持量として，1回6,000〜12,000国際単位を2週に1回投与

本書の利用法

30回以上

29〜20回

19〜10回

9〜5回

4回以下

薬効別編

🖋重大な副作用────────────────

・赤血球増多による血液粘稠度上昇性血栓塞栓症

・脳梗塞

🖋その他────────────────

・酸素分圧↓→腎臓からエリスロポエチン分泌↑

・エポエチンアルファとエポエチンベータは，ヒト肝細胞の mRNA に由来するヒトエリスロポエチン cDNA の発現により，チャイニーズハムスター卵巣細胞で産生される 165 個のアミノ酸残基からなる糖タンパク（分子量約 30000）である。ポリペプチド鎖のアミノ酸配列は同じであるが，分子内の糖鎖にわずかな違いがある。

・貧血改善効果の目標値はヘモグロビン濃度で 10 g/dL（ヘマトクリット値で 30%）前後とする。

・エポエチンアルファ（ベータ）の効果発現には，鉄の存在が重要であり，鉄欠乏時には鉄剤を投与する。

国試のエッセンス

1. エポエチンアルファは，赤芽球前駆細胞から赤血球への分化・増殖を促進し，腎性貧血の治療に用いられる。(96-142)

7 ガランタミン臭化水素酸塩

(レミニール®)

(アルツハイマー型認知症治療薬)

既出問題番号 104-221／103-182／102-157／100-212, 213／99-256, 257

作用機序

- 中枢性コリンエステラーゼを可逆的に阻害することにより，脳内アセチルコリン量を増加させ，コリン作動性神経系を賦活する。
- ニコチン性アセチルコリン受容体の刺激作用を有する。

効能・適応／用法・用量

- 軽度および中等度のアルツハイマー型認知症における認知症症状の進行抑制：1回4 mgを1日2回経口投与。増量する際は変更前の用量で4週間以上投与後に行う（1日24 mgまで）。

体内動態・治療域

- 肝代謝型薬物（CYP2D6 および CYP3A4 で代謝される）

相互作用

- フルボキサミン，パロキセチンなど：悪心，嘔吐↑（CYP2D6 阻害作用のため）
- イトラコナゾール，エリスロマイシン：悪心，嘔吐↑（CYP3A4 阻害作用のため）

重大な副作用

- 徐脈，心ブロック，QT 延長などがあらわれることがある。

7 カルビドパ水和物 ⓛ

(ネオドパストン®配合錠，メネシット®配合錠)

(パーキンソン病治療薬)

既出問題番号 ▶ 103-209／101-228／100-250, 251／98-290, 291／97-210

🖊作用機序

- 芳香族 ∟-アミノ酸脱炭酸酵素阻害薬で，それ自体は血液脳関門を通過せず，脳内へ移行しないため，レボドパとともに投与すると，レボドパの末梢での脱炭酸反応（ドパミンへの変換）を防ぎ，脳への移行性を高めるとともに末梢での副作用を軽減する。

🖊処方例

[100-250～251]

66 歳男性。パーキンソン病と診断され，以下の薬剤で治療してきたが，最近，薬の効果持続時間が短縮してきた。

処方：レボドパ 100 mg・カルビドパ配合錠　1 回 1 錠（1 日 3 錠）

　　　トリヘキシフェニジル塩酸塩錠 2 mg　1 回 1 錠（1 日 3 錠）

　　　1 日 3 回　朝昼夕食後　30 日分

🖊その他

- カルビドパの配合により，レボドパの投与量を減量できるとともに，消化器および循環器の副作用を軽減させる。

国試のエッセンス

1. カルビドパは，末梢性芳香族 L-アミノ酸デカルボキシラーゼ阻害薬で，レボドパが末梢でドパミンに変換されるのを抑制する。
   (100-251)

クエチアピンフマル酸塩 [局]

（セロクエル®，ビプレッソ®）

（抗精神病薬（MARTA））

作用機序

・セロトニン 5-HT$_2$ 受容体遮断作用やドパミン D$_2$ 受容体遮断作用を含め，多くの受容体への作用を併せもつことから，多元作用型受容体標的化抗精神病薬（MARTA）と呼ばれる。

効能・適応／用法・用量

・統合失調症：1 回 25 mg，1 日 2～3 回より投与を開始し，1 日投与量として 150～600 mg を，2～3 回に分けて経口投与。

禁　忌

・糖尿病，糖尿病の既往歴のある患者→著しい血糖値の上昇により，糖尿病性ケトアシドーシス，糖尿病性昏睡などがあらわれる可能性あり。
・アドレナリンを投与中の患者

体内動態・治療域

・肝代謝型薬物（主に CYP3A4 で代謝される）

相互作用（⇧：本薬の作用増強，⇩：本薬の作用減弱）

〈併用禁忌〉

・アドレナリンを投与中の患者→アドレナリンの作用を逆転させ，重篤な血圧降下を起こすことがある。

⇧ CYP3A4 阻害作用を有する薬剤（イトラコナゾール，エリスロマイシンなど）：血中濃度が上昇する可能性がある。

⇩ CYP3A4 誘導作用を有する薬剤（フェニトイン，カルバマゼピン，リファンピシンなど）：血中濃度の低下がみられた。

🔖**重大な副作用**────────────────

- 高血糖，糖尿病性ケトアシドーシス，糖尿病性昏睡：血糖値の測定や，口渇，多飲，多尿，頻尿などの観察を十分に行う。
- 低血糖：脱力感，倦怠感，冷汗，振戦，傾眠，意識障害などの低血糖症状に注意する。
- 起立性低血圧（特に，治療開始初期）：立ちくらみ，めまいなどの低血圧症状があらわれた場合には減量などを行う。

🔖**その他**────────────────

- 体重増加を来すことがあるので，肥満に注意する。

本書の利用法

30回以上

29〜20回

19〜10回

9〜5回

4回以下

薬効別編

> **国試のエッセンス**
>
> 1. クエチアピンは，セロトニン 5-HT$_{2A}$ 受容体，ヒスタミン H$_1$ 受容体およびアドレナリン α$_1$ 受容体を遮断する。(103-154)

コレスチミド 局

（コレバイン®）

（脂質異常症治療薬）

作用機序

・陰イオン交換樹脂である。

・小腸内で胆汁酸と結合し，小腸からの胆汁酸の再吸収を阻害する。胆汁酸の腸肝循環を阻害することになり，不足した胆汁酸の補充にコレステロールが消費されるのでコレステロール値は低下する。肝細胞内コレステロール含量が低下することにより肝細胞膜低密度リポタンパク質（LDL）受容体数が増加して，血清から肝へのLDL取り込みが亢進する。

　　また，腸内胆汁酸低下のため，食物由来コレステロールの吸収を抑制する。

禁　忌

・胆道が完全閉塞している患者（本剤の効果を期待できない）

・腸閉塞の患者（本剤が腸管内で膨張し，腸管穿孔を起こすおそれがある）

相互作用

・ワルファリンカリウム→吸収↓（コレスチミドは陰イオン交換樹脂であり，腸管内で陰イオンとなる酸性薬物を胆汁酸の代りにイオン交換により吸着する可能性がある）

重大な副作用

・横紋筋融解症：脱力感，筋肉痛，ミオグロビン尿（褐色尿）。クレアチンキナーゼ（CK）値が上昇。

・便秘，便秘増悪による腹痛・嘔吐など→腸管穿孔，腸閉塞

処方例

[99-206〜207]

63歳男性。脂質異常症と診断され，食事療法および運動療法とともにフルバスタチンナトリウム錠20 mgによる治療を受けていたが，改善が見られず，以下の処方に変更された。

処方1：フルバスタチンナトリウム錠20 mg　1回1錠（1日1錠）
　　　　　1日1回　夕食後　14日分

処方2：コレスチミド錠500 mg　1回3錠（1日6錠）
　　　　　1日2回　朝夕食前　14日分

その他

- TGは低下させず，逆にTG値が上昇することがある。
- 温水で服用すると膨張（十分量（200 mL程度）の常温の水または冷水で服用）
- 脂溶性ビタミン（A，D，E，K）や葉酸の吸収も阻害してしまう→長期投与時はこれらの補給を考慮

本書の利用法

30回以上

29〜20回

19〜10回

9〜5回

4回以下

薬効別編

ジルチアゼム塩酸塩 ㊁

（ヘルベッサー®）

（降圧薬／狭心症治療薬／抗不整脈薬）

既出問題番号　104-154／103-252, 253／102-168／101-157／97-33／95-133

🖊作用機序

- 電位依存性 L 型 Ca²⁺ チャネル遮断→細胞内への Ca²⁺ 流入阻害
- ①血管平滑筋細胞の Ca²⁺ チャネル遮断→血管平滑筋弛緩→降圧作用，抗狭心症作用（血管拡張，冠血管れん縮⬇，後負荷⬇）
- ②洞結節，房室結節の Ca²⁺ チャネル遮断→洞結節の自動能⬇，房室結節の伝導⬇→心抑制作用（心筋の酸素消費量⬇）→抗狭心症，抗頻脈性不整脈（特に上室性に有効）

🖊効能・適応／用法・用量

①狭心症，異形狭心症

- 錠：1 回 30 mg，1 日 3 回，効果不十分：1 回 60 mg，1 日 3 回まで増量可
- カプセル：1 日 1 回 100 mg，1 日 1 回 200 mg まで増量可
- 注射：1 回 10 mg，3 分間で緩徐に静注

②本態性高血圧症

- 錠：1 回 30〜60 mg，1 日 3 回
- カプセル：1 日 1 回 100〜200 mg

- 注射：1回10 mg，1分間で緩徐に静注

🔖 禁　忌

- Ⅱ度以上の房室ブロック（Ⅰ度は慎重投与），妊婦

🔖 相互作用（⇧：本薬の作用増強，⇩：本薬の作用減弱）

- ⇧β遮断薬→心機能⬇→徐脈，房室ブロック

🔖 重大な副作用

- 徐脈（心抑制作用のため），頭痛，頭重感（血管拡張作用のため），連用で歯肉肥厚

🔖 処方例

参照：p.447（硝酸イソソルビド）

🔖 その他

- Ca拮抗薬の心抑制作用：ベラパミル＞ジルチアゼム＞ニフェジピン
- ジルチアゼム：血管選択性＋心筋選択性（血管拡張作用＋心抑制作用）
  ジヒドロピリジン系（ニフェジピンなど）：血管選択性＞心筋選択性
  フェニルアルキルアミン系（ベラパミル）：血管選択性＜心筋選択性
- 冠動脈のれん縮抑制効果あり。
- 降圧による代償性頻脈は生じにくい→心抑制作用（徐脈作用）を併せもつため
  cf. 一方ヒドララジンでは，血管拡張作用が細動脈平滑筋に対する直接作用であるため，代償性反応（心拍数増加または体内水分貯留）が強い。
- ジルチアゼムの経口用ワックスマトリックス──作用の持続化を目的（1日3回投与が可能）とした徐放性製剤
- 乳汁へ移行するという報告あり。授乳婦への服用は避ける。

国試のエッセンス

1. ジルチアゼムは，心筋細胞の Ca^{2+} チャネルを遮断することで心機能を抑制する。(104-154)

本書の利用法

30回以上

29〜20回

19〜10回

9〜5回

4回以下

薬効別編

7 スキサメトニウム塩化物水和物 ⓛ

(レラキシン)

(末梢性骨格筋弛緩薬)

既出問題番号 101-41／99-154／98-154, 337／97-29／96-124／95-124

作用機序

- 運動神経終末からアセチルコリンが遊離し，神経筋接合部において，**終板**（骨格筋細胞膜）のニコチン性アセチルコリン（N_M）受容体を刺激して持続的脱分極を引き起こす。
- ニコチン性アセチルコリン（N_M）受容体刺激作用により，骨格筋終板の膜電位を変化させ，一過性に筋収縮を**誘発**する。その後，電位依存性 Na^+ チャネルが脱分極性遮断状態に移行し，骨格筋が弛緩する（第一相遮断）。さらにニコチン性アセチルコリン（N_M）受容体刺激が続くと，N_M 受容体自身の脱感作が生じ，骨格筋が弛緩する（第二相遮断）。

効能・適応／用法・用量

- 麻酔時の筋弛緩，気管内挿管時などの筋弛緩：間欠静注あるいは持続点滴静注で用いる（作用発現が早く，持続時間が短いため）

体内動態・治療域

- 血漿中のコリンエステラーゼにより加水分解を受けて，コリンとコハク酸に分解され失活する。

相互作用（⇧：本薬の作用増強）

- ⇧コリンエステラーゼ阻害薬（ネオスチグミンなど）→遷延性無呼吸（持続性呼吸麻痺）を起こす。

  ※第１相遮断は，コリンエステラーゼ阻害薬との併用で増強される。

その他

- 毒薬である。

本書の利用法

30回以上

29～20回

19～10回

9～5回

4回以下

薬効別編

国試のエッセンス

1. スキサメトニウムは，第1相において神経筋接合部終板のニコチン性アセチルコリン受容体を刺激し，持続的脱分極を引き起こす。
(96-124)

7 セファレキシン ⓛ

(ケフレックス®, ラリキシン®)

(セフェム系抗菌薬)

既出問題番号　103-166／102-46／101-41, 164／99-44, 167／98-43

🔖作用機序
- 細菌の細胞壁合成を阻害することにより抗菌作用を示す。
- セファロスポリナーゼで容易に分解されるため, β-ラクタム環を開裂するセファロスポリナーゼを産生する細菌は, セファレキシンに対する耐性を示す。

🔖体内動態・治療域
- 小腸（上皮細胞刷子縁膜）に存在するH^+/ジペプチド輸送体※（ペプチドトランスポーター）を介して小腸上皮細胞膜を透過することで吸収される→H^+（プロトン）勾配を駆動力とする能動輸送→経口可（酸にも安定）→バイオアベイラビリティは高い。

  ※H^+/ジペプチド輸送体：β-ラクタム系抗菌薬, カプトプリルなどの薬物を輸送する輸送体である。
- ただし, 同じセファロスポリン系でもセファロチンの吸収は悪い→注射で使用
- 腎排泄型の薬物。ほとんどが代謝されず未変化体のまま尿中に排泄

🔖その他
- ドライシロップ：力価低下を防ぐため, 投与日数に関わらず, 顆粒状のまま分包し用時懸濁して用いる場合が多い。

7 セラトロダスト
（ブロニカ®）
（気管支喘息治療薬／トロンボキサン A₂ 受容体拮抗薬）

| 既出問題番号 | 104-38／101-163／100-158／99-38／98-38／96-130／95-130 |

🖊作用機序
- トロンボキサン A₂ 受容体を遮断することにより，気道過敏症の発症を抑制する。

🖊効能・適応／用法・用量
- 気管支喘息（発作予防）：1 回 80 mg を 1 日 1 回夕食後経口投与

🖊重大な副作用
- 重篤な肝機能障害

🖊その他
- 持続型であり，1 日 1 回投与（夕食後）でよい。

国試のエッセンス

1. セラトロダストの抗アレルギー作用の機序は，トロンボキサン A₂ 受容体遮断である。(98-38)

7 ドブタミン塩酸塩 ⓘ

（ドブトレックス®）

（心不全治療薬）

既出問題番号 102-152／101-63／100-182／98-153, 196／97-32／95-135

🔖 作用機序

- 心筋のアドレナリン β_1 受容体刺激→G_s タンパクが活性化され，それによりアデニル酸シクラーゼが活性化→細胞内 cAMP ↑→心収縮力 ↑

🔖 効能・適応／用法・用量

- 心原性ショックなどの急性循環不全における心収縮力増強：用時希釈し，ドブタミンとして通常，1 分間あたり 1 〜 5 μg/kg を点滴静注する。（1 分間あたり 20 μg/kg まで増量可）

🔖 重大な副作用

- 不整脈（頻脈・期外収縮など）

🔖 その他

- pH8 以上のアルカリ性の注射液（炭酸水素ナトリウム注射液，アミノフィリン注射液，フロセミド注射液など）と混合しない（pH8 以上の溶液中では，本剤の分解・着色が促進されるため）

国試のエッセンス

1. フロセミドとドブタミン塩酸塩の注射剤を投与する際には，不整脈に注意して投与する。(98-196[改])
2. ドブタミンの強心作用発現に関わる作用点は，アドレナリン β_1 受容体である。(97-32[改])
3. ドブタミンは，アドレナリン β_1 受容体を選択的に刺激し，心筋梗塞やうっ血性心不全に起因するショックに用いられる。(95-135)

7 トラネキサム酸 🈁

(トランサミン®)

(止血薬／抗プラスミン薬)

既出問題番号：102-305／100-162／98-36, 308／97-162, 248／96-12

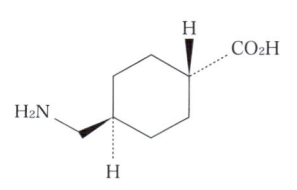

$C_8H_{15}NO_2$　分子量：157.21

🖊作用機序

・プラスミンやプラスミノーゲンのリシン結合部位と結合し，プラスミンやプラスミノーゲンがフィブリンに結合するのを阻止。→フィブリン分解を阻害する。

🖊効能・適応／用法・用量

・全身性線溶亢進が関与すると考えられる出血傾向（白血病など）

・局所線溶亢進が関与すると考えられる異常出血（鼻出血，性器出血，腎出血など）

・じん麻疹など

・トラネキサム酸として，通常成人1日750〜2,000 mgを3〜4回に分割経口投与

🖊禁　忌

・トロンビンを投与中の患者

🖊相互作用

〈併用禁忌〉トロンビン：血栓形成傾向があらわれるおそれがある。

7　ニコランジル 局

（シグマート®）

（狭心症治療薬）

| 既出問題番号 | 104-154／103-252, 253／102-32／100-334／98-158／96-134 |

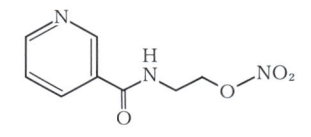

作用機序

・NO 供与体としてグアニル酸シクラーゼを活性化し，cGMP 量を増加させて太い冠血管を拡張させる。

・ATP 感受性 K+ チャネルを開口させ，細胞膜を過分極させて，細い冠血管を拡張させる。

効能・適応／用法・用量

①狭心症

・内服：1 日 15 mg，3 回分服

②不安定狭心症

・注射：生理食塩水または 5％ブドウ糖液で溶解，0.01〜0.03％溶液とし 2 mg/時点滴静注から開始，6 mg/時まで

③心不全

・注射：生理食塩水または 5％ブドウ糖液で溶解，0.04〜0.25％溶液とし 0.2 mg を 5 分かけ静注後，0.2 mg/kg で持続静注，0.05〜0.2 mg/kg/時で調整

処方例

参照：p.447（硝酸イソソルビド）

その他

・飲酒により血管拡張作用が増強し，血圧低下を引き起こすことあり。

1. ニコランジルは，ATP 感受性 K⁺チャネルを開口することで冠動脈を拡張させる。(104-154)
2. ニコランジルは血管拡張作用を示すため，頭痛を引き起こすことがある。(103-252)

本書の利用法
30回以上
29〜20回
19〜10回
9〜5回
4回以下
薬効別編

7 ヒドロクロロチアジド 局

（エカード®（配），コディオ®（配），ミコンビ®（配））

（チアジド系利尿薬／降圧薬）

既出問題番号 ▶ 103-35, 59／102-318／97-186, 206／96-238／95-139

$$H_2NO_2S \quad \overset{O_2}{\underset{Cl}{\overset{S}{\bigcirc}}} \quad \overset{NH}{\underset{H}{N}}$$

作用機序

- 遠位尿細管の Na^+-Cl^- 共輸送系を抑制→Na^+，水の再吸収↓→利尿作用
- 近位および遠位尿細管において，Ca^{2+} の再吸収を促進し，尿中への Ca^{2+} 排泄を減少させる。

効能・適応／用法・用量

①高血圧（本態性，腎性，悪性）

②浮腫（心性：うっ血性心不全，肝性，腎性）

- 1回 25〜100 mg，1日1〜2回

禁　忌

- 急性腎不全

体内動態・治療域

- 腎排泄型：大部分が未変化体で排泄される→尿中排泄量で体内動態の推測可

相互作用（⇧：本薬の作用増強，⇩：本薬の作用減弱）

- ジゴキシンの作用・副作用⬆：K^+ 排泄型利尿薬とジゴキシンなどの強心配糖体を併用すると，利尿薬による低カリウム血症により，心臓の Na^+，K^+-ATPase（Na^+ ポンプ）に対する強心配糖体の作用・副作用⬆

- 低カリウム血症（血清 K 値≦3 mEq/L）
  ＊対策：K 保持性利尿薬（スピロノラクトン，トリアムテレン，カンレノ酸カリウム）と併用する，K 製剤の投与，K 含有量の多い食品を摂取，Na 摂取の制限（Na^+-K^+交換系を促進してしまうため）→心室性不整脈に注意。特にジゴキシンの作用・副作用⬆
- 高尿酸血症（尿酸排泄⬇）
- **高血糖，脂質異常症**（低カリウム血症→インスリン分泌⬇）
- 光線過敏症

🔖処方例

参照：p.450（シルニジピン）

🔖その他

- 夜間排尿避けるため，**午前中服用**が望ましい。

7 フェニレフリン塩酸塩 ⓮

（ネオシネジン）

（散瞳薬／アドレナリン受容体刺激薬）

既出問題番号	102-152／101-63, 151／100-153／99-33／97-95／96-122

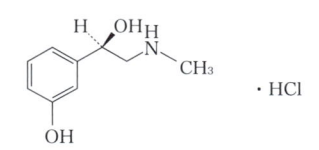

$C_9H_{13}NO_2 \cdot HCl$　分子量：203.67

🖋作用機序

- 交感神経終末の α_1 受容体（G_q タンパク共役型）を選択的に刺激することで，末梢血管の収縮に基づく昇圧作用および瞳孔散大筋の収縮による散瞳作用を示す。

🖋効能・適応／用法・用量

- 急性低血圧またはショック時の補助療法 —— 皮下注
- 診断または治療を目的とする散瞳 —— 点眼

🖋禁　忌

- 点眼液：狭隅角や前房が浅いなどの眼圧上昇の素因のある患者〔急性閉塞隅角緑内障の発作を起こすことがある〕

🖋その他

- 昇圧作用はアドレナリンより弱いが，持続的である。

国試のエッセンス

1. フェニレフリンは，アドレナリン α_1 受容体を選択的に刺激して，散瞳を引き起こす。（102-152）
2. フェニレフリンは，アドレナリン α_1 受容体を刺激し，アドレナリンより持続的に血圧を上昇させる。（96-122）

プロパンテリン臭化物 ㊜

(プロ・バンサイン®)

(抗コリン性鎮痙薬)

既出問題番号　101-246／100-154／99-167／98-34, 41／97-153／95-159

作用機序

・抗コリン作用により，消化管運動，胃酸分泌，ペプシン分泌を抑制する。

効能・適応／用法・用量

・胃・十二指腸潰瘍，胃酸過多，胃炎，腸炎，過敏性大腸症候群などにおける分泌，運動亢進および疼痛

・1回15 mg，1日3〜4回経口投与

禁　忌

・緑内障（眼圧を上昇させるため）

・前立腺肥大による排尿障害，重篤な心疾患（心悸亢進），麻痺性イレウス

重大な副作用

・排尿障害

・口渇，便秘，視力調節障害（抗コリン作用による散瞳による）→自動車の運転などに注意

その他

・胃内容物排出速度（GER）を低下させる→一般的な薬物の吸収速度は低下する。ジゴキシンのような吸収部位特異性薬物は消化管吸収を促進させる。

・血液脳関門を通過しない。そのため中枢作用はない。

7 ベタメタゾン 局

（リンデロン®，セレスタミン®）

（副腎皮質ホルモン）

既出問題番号：103-62, 306／102-276, 277, 337／101-344／96-224

作用機序

- 合成糖質副腎皮質ステロイド薬であり，ホスホリパーゼ A_2 を抑制して，細胞膜リン脂質からアラキドン酸の産生を抑制する。
- 抗アレルギー作用，抗炎症作用のほか，広範囲にわたる代謝作用を有し，また，種々の刺激に対する生体の免疫反応を抑制する。

効能・適応／用法・用量

①副腎皮質機能不全，関節リウマチ，エリテマトーデス，ネフローゼ，気管支喘息など

- 内服：成人は 0.5〜8 mg，1〜4 回分服，小児は 1 日 0.15〜4 mg，1〜4 回分服
- 注射：成人は 0.4％注，1 回 2〜8 mg，3〜6 時間毎静注，筋注，1 回 2〜10 mg，1 日 1〜2 回点滴静注，1 回 1〜5 mg 関節腔内注入，投与間隔 2 週間以上

②新生児呼吸窮迫症候群，早産が予想される妊娠 34 週までの妊婦

- 注射：1 回 12 mg，24 時間毎，計 2 回筋注

重大な副作用

- 糖尿病，消化性潰瘍，骨粗しょう症，無菌性骨壊死，免疫抑制作用による感染症の誘発，中枢性神経障害，高血圧，白内障，緑内障など→これらの副作用が出現したときは減量あるいは中止
- 多毛，満月様顔貌，皮下溢血，紫斑など→必ずしも減量，中止の適用にはならない。
- 浮腫，Na 蓄積，低カリウム性アルカローシス

[103-306]

69歳女性。四肢の皮膚疾患。他院でラタノプロスト点眼液を処方されている。

処方1：ベタメタゾン・*d*-クロルフェニラミンマレイン酸塩配合錠　1回1
　　　　錠（1日2錠）
　　　　　1日2回　朝夕食後　5日分

処方2：エピナスチン塩酸塩錠20 mg　1回1錠（1日1錠）
　　　　　1日1回　夕食後　14日分

処方3：ベタメタゾン吉草酸エステル軟膏0.12%　5 g
　　　　　1回適量　1日2回　朝夕　四肢の患部に塗布

[102-337]

57歳女性。乾癬に罹患し，以下の処方により治療。

処方：エトレチナートカプセル10 mg　1回1カプセル（1日3カプセル）
　　　　1日3回　朝昼夕食後　14日分

　　　ベタメタゾン酪酸エステルプロピオン酸エステル軟膏0.05%　30 g
　　　　1日1回　朝　患部に塗布

　　　マキサカルシトール軟膏0.0025%　90 g
　　　　1日2回　朝就寝前　患部に塗布

参照：p.31（タクロリムス水和物）

参照：p.31（タクロリムス水和物）

🖊️その他

- ベタメタゾン吉草酸エステルとすることにより，脂溶性が高まり，経皮吸収が増大する→皮膚への吸収がよくなり，外用剤として用いられる。

国試のエッセンス

1. ベタメタゾンは抗コリン作用を有するため，服用により眼圧が上昇し，緑内障を悪化させる可能性がある。(103-307)
2. ベタメタゾンは，通常0.1%（1mg/g）の希釈散（倍散）として用いられる。(96-224)

7 ホリナートカルシウム 局

（ロイコボリン®，ユーゼル®）

（葉酸代謝拮抗薬）

既出問題番号	103-240, 262, 263／100-33, 65／99-222／98-270

作用機序

・ホリナートカルシウム（ロイコボリン：5-ホルミルテトラヒドロ葉酸）は，葉酸代謝拮抗薬（メトトレキサート）によって減少した5-ホルミルテトラヒドロ葉酸を補充し，毒性を軽減する。これをホリナート救援療法という。

効能・適応／用法・用量

・葉酸代謝拮抗薬（メトトレキサート）の毒性軽減（ホリナート・テガフール・ウラシル療法）

その他

・嘔吐，激しい下痢のある患者にはホリナートカルシウム注射剤の投与を考慮する。

・レボホリナートカルシウム（ホリナートカルシウムの l 体）は，フルオロウラシル抗腫瘍効果の増強目的で使用される。（レボホリナートは細胞内で活性型葉酸（5，10-メチレンテトラヒドロ葉酸：5，10-CH_2-THF）に還元され，FdUMP・チミジル酸合成酵素・5，10-CH_2-THF との三元複合体を形成し，チミジル酸合成酵素阻害作用を増強し，抗腫瘍効果を増強する。）

（ヒロポン®）

（中枢興奮薬／覚せい剤）

既出問題番号 103-27／101-133／99-132／98-75／97-234／95-88, 235

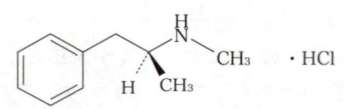

$C_{10}H_{15}N \cdot HCl$　分子量：185.69

作用機序

- シナプス小胞からノルアドレナリンを叩き出すチラミン様作用によって，交感神経終末からのノルアドレナリン遊離を促進する中枢神経刺激作用をもった交感神経興奮薬であり，強い覚醒作用，精神賦活作用などを有する。また，反復投与により薬物依存を生じる。

効能・適応／用法・用量

- ナルコレプシー，各種の昏睡，嗜眠，もうろう状態，インスリンショック，うつ病，うつ状態，統合失調症の遅鈍症
- 手術中・手術後の虚脱状態からの回復促進および麻酔からの覚醒促進
- 麻酔薬，睡眠薬の急性中毒の改善
- 錠剤：1回2.5〜5 mg，1日10〜15 mgを経口投与
- 注射剤：1日3〜6 mgを皮下又は筋肉内投与

禁　忌

①モノアミン酸化酵素阻害剤投与中又は投与後2週間以内の患者

②重篤な高血圧症，動脈硬化症，心疾患のある患者〔本剤は心収縮力を増強し，心拍出量を増加させるため，症状が悪化するおそれがある〕

③薬物乱用の既往歴のある患者〔反復投与により薬物依存を生じるので，乱用のおそれがある〕

体内動態・治療域

- 大部分は未変化体で排泄されるが，一部アンフェタミンとなって尿中に排

泄される。

- メタンフェタミンは, 塩基性物質であり, 尿が塩基性（pH が高い状態）に傾けば尿中における分子形の割合が増大し, 再吸収が増加するため, 排泄速度は低下する。
- シトクロム P450 により N-アルキル基の酸化（脱アルキル化）が起こる。

相互作用
- モノアミン酸化酵素阻害剤：増加したノルアドレナリンが, 神経終末から大量に遊離され, 高血圧クリーゼを起こすことがある。

重大な副作用
- 依存性（反復投与により薬物依存を生じるので, 観察を十分に行い, 慎重に投与する）

その他
①マオウに含有されるアルカロイドであるエフェドリンを原料として合成される。
②反復投与により薬物依存を生じる。
③精神依存性は強いが, 身体依存性はない。耐性が生じる。
④シモン反応に特異性が高い。
⑤中枢興奮作用ならびに幻覚作用があり覚せい剤に指定されている。我が国で乱用されている覚せい剤は主にメタンフェタミンである。
⑥麻薬と覚せい剤は, 鍵をかけた堅固な設備内に一緒に保管することができる。
⑦覚せい剤を摂取すると中枢神経が刺激され, 発汗の促進, 心拍数・呼吸の増加, 血圧の上昇, 瞳孔の散大, 発熱, 筋肉の硬直や挙動不審な行動をとるなどの症状があらわれる。
⑧覚せい剤中毒時の不安感の解消のため, ベンゾジアゼピン系のジアゼパムなどが治療に用いられることがある。

国試のエッセンス
1. メタンフェタミンは, 長期連用により精神依存を起こすが, 身体依存は生じにくい。(103-27)
2. コカイン塩酸塩末とメタンフェタミン塩酸塩錠は, 鍵をかけた堅固な設備内に一緒に保管できる。(95-235)

7	メマンチン塩酸塩

(メマリー®)

（アルツハイマー型認知症治療薬）

既出問題番号 104-221／103-45, 182／100-212, 213／99-256, 257

作用機序

- グルタミン酸 NMDA 受容体に対する非競合的拮抗作用により，細胞内への過剰な Ca^{2+} 流入を抑制，神経細胞を保護する。

効能・適応／用法・用量

- 中等度および高度アルツハイマー型認知症における認知症症状の進行抑制：1日1回5 mg から開始し，1週間に5 mg ずつ増量し，維持量として1日1回20 mg を経口投与

重大な副作用

- めまい，傾眠，便秘など

その他

- ドネペジルとの併用が可能である。

7 モンテルカストナトリウム 局

（シングレア®，キプレス®）

（ロイコトリエン受容体拮抗薬）

既出問題番号	104-69／103-270／101-159／100-39／99-246, 247／95-136

🔖 作用機序

・ロイコトリエン受容体（LTC$_4$，LTD$_4$）に選択的に結合し，拮抗作用を示す。

🔖 効能・適応／用法・用量

①気管支喘息

・細粒：1歳〜6歳未満は1日1回4 mg/包，就寝前

②アレルギー性鼻炎

・錠・OD錠：①1日1回10 mg，就寝前，②1日5〜10 mg，就寝前

・チュアブル錠：①6歳以上の小児に1日1回5 mg，就寝前，口中溶解または噛み砕いて服用

🔖 処方例

参照：p.281（シプロフロキサシン塩酸塩）

国試のエッセンス

1. モンテルカストナトリウムは気管支喘息の長期管理薬として用いられ，発作治療薬（リリーバー）としては用いられない。(104-69)

7 ラクツロース 局

（モニラック®, カロリール®, リフォロース®）

（高アンモニア血症用薬／生理的腸管機能改善薬）

既出問題番号　102-292, 293, 312／100-88／99-159, 184／98-162

🖊作用機序

- ラクツロースの大部分は消化吸収されることなく下部消化管に達し, 腸内細菌により分解されて乳酸, 酢酸などを遊離し腸内を酸性にする。そのため大腸菌などのアンモニア産生菌の生育が抑制される。

🖊効能・適応／用法・用量

- 高アンモニア血症による精神神経障害, 手指振戦, 脳波異常の改善。また, 浸透圧性下剤としても用いられる。
- 1 日 30〜60 mL を 3 回に分けて経口投与

🖊禁　忌

- ガラクトース血症の患者（本剤はラクツロースのほか, ガラクトースおよび乳糖を含有する）

🖊処方例

[99-218〜219]

57 歳男性。身長 165 cm, 体重 70 kg。20 歳代前半よりほぼ毎日, 日本酒にして 1 日 3 合（540 mL）程度の飲酒を続けている。1 年ほど前に下肢のむくみを自覚し, 近医を受診した結果, 肝機能障害を指摘されたが放置していた。最近, 全身の倦怠感を強く感じるようになり来院した。非代償性肝硬変と診断された。

処方 1：スピロノラクトン錠 25 mg　1 回 1 錠（1 日 2 錠）
　　　　　1 日 2 回　朝昼食後　14 日分

処方 2：フロセミド錠 40 mg　1 回 1 錠（1 日 1 錠）
　　　　　1 日 1 回　朝食後　14 日分

処方 3：ラクツロースシロップ 65%　1 回 10 mL（1 日 30 mL）
　　　　　1 日 3 回　朝昼夕食後　14 日分

処方 4：カゼイ菌散　1 回 1 g（1 日 3 g）

　　　　　　1 日 3 回　朝昼夕食後　14 日分

処方 5：イソロイシン・ロイシン・バリン顆粒 4.15 g　1 回 1 包（1 日 3
　　　　包）

　　　　　　1 日 3 回　朝昼夕食後　14 日分

🍥その他
・剤形として，散剤，液剤（シロップ剤），ゼリー製剤もある。

本書の利用法

30回以上

29〜20回

19〜10回

9〜5回

4回以下

薬効別編

国試のエッセンス

1．ラクツロースは消化管内の pH を低下させる。(102-293)
2．ラクツロースは，腸内細菌により分解されて有機酸を生成し，血中
　アンモニア濃度を低下させる。(99-159[改])

（ザンタック®）

（消化性潰瘍治療薬／ヒスタミン H_2 受容体拮抗薬）

既出問題番号 　102-250, 310／101-64／98-84／97-65／96-121, 181

・HCl
及び C* 位幾何異性体

🖊作用機序

- 胃粘膜壁細胞のヒスタミン H_2 受容体を遮断し，強力な胃酸分泌抑制作用を示す。ほかにペプシン分泌抑制作用を有する。

🖊効能・適応／用法・用量

①胃潰瘍，十二指腸潰瘍，逆流性食道炎

- 内服：1 回 150 mg，1 日 2 回（朝食後，就寝前），又は 1 日 1 回 300 mg，就寝前
- 注射：1 回 50 mg，1 日 3〜4 回静注，筋注，点滴静注

②急性胃炎，慢性胃炎の急性増悪期

- 内服：1 回 75 mg，1 日 2 回（朝食後，就寝前）又は 1 日 1 回 150 mg，就寝前
- 注射：1 回 100 mg，1 日 2 回点滴静注

③麻酔前投与

- 内服：1 回 150 mg，1 日 2 回（手術前日就寝前，麻酔導入 2 時間前）
- 注射：1 回 50 mg，麻酔導入 1 時間前静注，筋注，5％ブドウ糖液または生理食塩水に混合し，点滴静注，長時間の手術の場合は 6 時間ごとに 50 mg 追加投与

🖊処方例

参照：p.219（テルミサルタン）

🖋その他────────────

- 肝薬物代謝酵素（CYP）に影響を及ぼさないので，ジアゼパム，プロプラノロール，テオフィリン，ワルファリンなどとの薬物相互作用を認めない。
- パクリタキセル注射液による重篤な過敏症を回避するために，デキサメタゾンリン酸エステルナトリウム注射液，ジフェンヒドラミン塩酸塩錠およびラニチジン塩酸塩注射液が前投与される。
- ラニチジン塩酸塩内服患者において，尿タンパク検査が偽陽性になる場合がある。

国試のエッセンス

1. ラニチジン塩酸塩内服患者において，尿タンパク検査が偽陽性になる場合がある。(96-181)

本書の利用法

30回以上

29〜20回

19〜10回

9〜5回

4回以下

薬効別編

7 リスペリドン 局

（リスパダール®）

（抗精神病薬（SDA））

既出問題番号　104-342／102-220／100-252, 253, 296／97-246, 247

作用機序

- セロトニン 5-HT$_2$ 受容体およびドパミン D$_2$ 受容体の遮断作用を有する非定型抗精神病薬である。セロトニン・ドパミン・アンタゴニスト（SDA）であり，統合失調症に対して用いられる。

効能・適応／用法・用量

①統合失調症：1回1 mgを1日2回より開始し，徐々に増量。維持量は通常1日2～6 mgを1日2回に分けて経口投与。1日量は12 mgを超えないこと。

禁忌

- 昏睡状態の患者，バルビツール酸誘導体などの中枢神経抑制剤の強い影響下にある患者，アドレナリンを投与中の患者

体内動態・治療域

- 肝代謝型薬物（主に CYP2D6，CYP3A4 で代謝される）

相互作用

〈併用禁忌〉

アドレナリン：アドレナリンの作用を逆転させ，血圧↓

重大な副作用

- 下垂体前葉ドパミン D$_2$ 受容体を遮断してプロラクチン分泌を促進する→乳汁分泌が促進する。月経不順（高プロラクチン血症）。
- アカシジア，振戦，便秘，傾眠など

🔖処方例

［100-252〜253］

28 歳女性。統合失調症と診断され，今回，初めて以下の薬剤が処方された。

処方 1：リスペリドン口腔内崩壊錠 1 mg　1 回 1 錠（1 日 2 錠）

　　　　　1 日 2 回　朝夕食後　14 日分

処方 2：ブロチゾラム口腔内崩壊錠 0.25 mg　1 回 1 錠（1 日 1 錠）

　　　　　1 日 1 回　就寝前　14 日分

🔖その他

・ハロペリドールやフルフェナジンなどの定型抗精神病薬に比べ，錐体外路系の副作用が少ない。

7 リュープロレリン酢酸塩 ⓘ

(リュープリン®)

(抗悪性腫瘍薬)

既出問題番号 104-345／102-106, 258／101-294／97-254, 255／96-149

作用機序

- LH-RH（黄体形成ホルモン放出ホルモン）のアミノ酸配列を少し変えてある，強力な LH-RH 様作用をもつペプチド。リュープロレリンを連続投与すると，**LH-RH 受容体**がダウンレギュレート（脱感作）（受容体数↓）→性ホルモン（テストステロンおよびエストラジオール）分泌↓→効果発揮

効能・適応／用法・用量

①子宮内膜症
- 4 週に 1 回 3.75 mg 皮下注，体重の重い人，子宮腫大が高度の人は 3.75 mg 投与，初回は月経 1〜5 日目に行う。

②閉経前乳がん，前立腺がん
- 4 週に 1 回 3.75 mg 皮下注（リュープリン）

重大な副作用

- 間質性肺炎，アナフィラキシー様症状，肝障害，糖尿病

処方例

[104-345]

75 歳男性。骨粗しょう症と脂質異常症の既往あり。精密検査の結果，前立腺がんの診断を受け，ホルモン療法開始。

処方 1：リュープロレリン酢酸塩注射用キット 3.75 mg　1 キット
　　　　　4 週間に 1 回　皮下注射

参照：p.190（タモキシフェンクエン酸塩）

その他

- リュープロレリン酢酸塩を含有した乳酸・グリコール酸共重合体を用いたマイクロスフェア製剤は，作用の持続化を目的とした徐放性製剤である。

本書の利用法

30回以上

29〜20回

19〜10回

9〜5回

4回以下

薬効別編

国試のエッセンス

1. リュープロレリンは，黄体化ホルモン放出ホルモン（LH-RH）受容体の脱感作により，精巣のテストステロン合成・分泌を抑制する。(96-149)

7 レバミピド 局

(ムコスタ®)

(消化性潰瘍治療薬)

既出問題番号　104-341／103-318／100-294／98-63, 272／97-297／95-137

🖊作用機序

・胃粘膜における活性酸素の消去作用，PGE$_2$産生促進作用によって，胃粘膜の血流を増大させる。また，胃粘膜高分子糖タンパク増加を伴う胃粘液の増加，胃粘膜代謝回転の増加など，胃粘膜保護に関わる防御因子増強作用を示す。

🖊効能・適応／用法・用量

①胃潰瘍：1回100 mgを1日3回，朝夕および就寝前に経口投与

②急性胃炎，慢性胃炎の急性増悪期の胃粘膜病変（びらん，出血，発赤，浮腫）の改善：1回100 mgを1日3回経口投与

🖊処方例

[97−296〜297（改）]

68歳女性。腰痛を主訴に整形外科に通院し，以下の薬剤が処方されていた。歩行などに問題はない。腰椎骨密度は，若年成人平均値（YAM）比が1年前は67％であったのに対し，1か月前の結果は69％と改善傾向を示した。

処方1：リセドロン酸ナトリウム錠17.5 mg　1回1錠（1日1錠）
　　　　　週1回火曜日　起床時服用　2日分

処方2：ロキソプロフェンナトリウム錠60 mg　1回1錠（1日3錠）
　　　　　1日3回　朝昼夕食後　14日分

処方3：レバミピド錠100 mg　1回1錠（1日3錠）
　　　　　1日3回　毎食後　14日分

6 D-ペニシラミン

(メタルカプターゼ®)

(疾患修飾性抗リウマチ薬（DMARD）／ウィルソン病治療薬／金属中毒解毒薬)

既出問題番号　100-163／99-135／98-231, 237／96-3, 131

作用機序

- 疾患修飾性抗リウマチ薬（DMARD）の SH 基剤である。タンパク変性抑制やリソソームの膜安定化，コラゲナーゼ活性抑制作用などがある。さらに SH 基により，リウマトイド因子をはじめ免疫複合体の分子内における S-S 結合を解離させ，炎症反応を抑制する作用があり，また細胞性免疫系に T リンパ球を介して働き，免疫機能を抑制あるいは増強する免疫調節作用がある。
- 2 分子が血清銅 1 分子と結合して可溶性のキレートを形成し，尿中への銅排泄を促進させる。

効能・適応／用法・用量

①関節リウマチ：1 日 100 mg を 1 日 1～3 回食間空腹時に経口投与（600 mg/日まで）

②ウィルソン病：1 日 1,000 mg を 1～数回に分けて食前空腹時に経口投与

③鉛，水銀，銅などの金属の中毒

- 用量　ウィルソン病＞関節リウマチ

禁　忌

- 金剤が投与されている患者

相互作用（⇩：本薬の作用減弱）

〈併用禁忌〉金剤→重篤な血液障害

- 免疫抑制薬→副作用の増強
- ⇩経口鉄剤，Mg・Al を含有する制酸薬，Zn を含有する経口剤

重大な副作用

- 再生不良性貧血，白血球減少症，無顆粒球症，顆粒球減少症，好酸球増多症，血小板減少症，貧血（低色素性貧血，溶血性貧血など），汎血球減少症

- 咽頭痛, 発熱, 紫斑（造血器障害の徴候）

🔖 **処方例**

[98-231]

14歳女児。かつて新生児マススクリーニングで異常は見つからなかった。しかし，肝機能の異常が認められたため精査した結果，遺伝性疾患であるウイルソン病と診断された。

処方1：ピリドキサールリン酸エステル水和物錠 10 mg　1回1錠（1日3錠）

　　　　1日3回　朝昼夕食後　28日分

処方2：ペニシラミンカプセル 200 mg　1回1カプセル（1日3カプセル）

　　　　酢酸亜鉛水和物カプセル 25 mg　1回1カプセル（1日3カプセル）

　　　　1日3回　朝昼夕食前（1時間前）　28日分

🔖 **その他**

- 関節リウマチにおける効果発現には1～2か月を要する（遅効性抗リウマチ薬）。

6 *l*-イソプレナリン塩酸塩 ⓐ

（プロタノール®L, イソメニール®）

（気管支拡張薬）

既出問題番号 ▶ 101-63, 151, 292, 293／100-26／99-29

$C_{11}H_{17}NO_3 \cdot HCl$　分子量：247.72

🔖作用機序

- 非選択的 β 受容体刺激（$\alpha < \beta$, $\beta_1 > \beta_2$）による速やかな気管支拡張作用を有する。
- β_1 受容体（G_s タンパク共役型であり，アデニル酸シクラーゼを活性化する）に作用して心収縮力を増強して，心拍出量を増加する。また心臓の刺激伝導系に作用して心拍数を増加するとともに，β_2 作用により末梢血管の抵抗を減少して各組織や臓器の血流量を増大する。平均血圧は低下

🔖効能・適応／用法・用量

- Adams-Stokes 症候群（徐脈型）の発作時（高度の徐脈，心停止を含む）あるいは発作反復時
- 心筋梗塞や細菌内毒素などによる急性心不全
- 手術後の低心拍出量症候群
- 気管支喘息の重症発作時
- 内耳障害に基づくめまい

🔖重大な副作用

- 重篤な血清カリウム値の低下

6 アミノ安息香酸エチル ⓛ

(局所麻酔薬)

既出問題番号　103-98, 345／102-154／101-6／99-195／96-13

効能・適応／用法・用量

①胃炎，胃潰瘍に伴う疼痛・嘔吐（末（内用））

②痔核・裂肛の症状緩解（坐剤）

禁忌

・メトヘモグロビン血症が報告されているため，乳幼児には使用しない（末（内用），坐剤）。

その他

・カフェインと分子間相互作用による複合体を形成することにより，加水分解が抑制され，安定化される。

国試のエッセンス

1. アミノ安息香酸エチル末（内用）は，メトヘモグロビン血症を起こすことがあるため，乳児には投与禁忌である。(99-195)

6 アミノ酸

（アミゼット®B，プロテアミン®）

（輸液／アミノ酸製剤）

既出問題番号 ▶ 100-328／99-107／98-227／96-227／95-216，227

作用機序

・血清タンパク質濃度をはじめとする血液生化学指標を良好に維持し，窒素平衡を改善し，体タンパク合成並びに創傷治癒を促進する。

効能・適応／用法・用量

・低タンパク血症 低栄養状態 手術前後のアミノ酸補給
・中心静脈投与：1日 400〜800 mL を高カロリー輸液法により中心静脈内に持続点滴注入する。
・末梢静脈投与：1回 200〜400 mL を緩徐に点滴静注する。

禁　忌

①肝性昏睡又は肝性昏睡のおそれのある患者（アミノ酸代謝が十分に行われないため，症状が悪化する），②重篤な腎障害のある患者又は高窒素血症の患者（水分の過剰投与に陥りやすく，症状が悪化するおそれがある。また，アミノ酸の代謝産物である尿素などが滞留し，症状が悪化するおそれがある），③アミノ酸代謝異常症の患者（投与されたアミノ酸が代謝されず，症状が悪化するおそれがある）

処方例

[99−288〜289（改）]

65 歳女性。身長 160 cm，体重 50 kg。34 歳時に子宮筋腫の手術を受け輸血された。55 歳から C 型慢性肝炎による代償期肝硬変の診断で近医に通院していた。今回，以下の薬剤が追加となった。

処方：アミノレバン EN 配合散*　50 g/包　1回1包（1日3包）

　　　　1日3回　朝昼夕　水に溶解して食事と共に服用　7日分

＊アミノレバン EN 配合散：アミノ酸，糖質，ビタミン，微量元素を含んだ肝不全用経口栄養剤の商品名

- タンパク質（アミノ酸）の 1 g あたりのカロリーは，4 kcal として計算する。
- 脳症を伴う肝不全時には，Fischer 比（分岐鎖アミノ酸/芳香族アミノ酸）の高いアミノ酸製剤が使用される。
- 肝性脳症の治療は，分岐鎖アミノ酸（BCAA）輸液によるアミノ酸代謝の是正とアンモニアなどの中毒物質の除去である。
- 分岐鎖アミノ酸製剤（BCAA）はフィッシャー比を上昇させる。
- 注射用ナファモスタットメシル酸塩はアミノ酸輸液製剤との混合を避ける。
- 微量元素製剤は，アミノ酸と混合しても配合変化は生じない。
- ブドウ糖輸液とアミノ酸輸液の混合により，メイラード反応が起こり褐色に着色する場合がある。
- ダブルバッグ式の栄養輸液製剤は，メイラード反応を避けるために糖質とアミノ酸を隔壁で分けた構造になっている。

〈アミノレバン EN 配合散について〉

- 調整する際は，水又は温湯（約 50℃）を約 180 mL 入れ，アミノレバンEN 配合散 1 包を加えて溶かす。この場合，溶解後の液量は約 200 mL（約 1 kcal/mL）となる。
- 調製後 10 時間以内に使用する。（細菌繁殖のため）
- 溶解後の浸透圧が高いので，下痢に注意する。
- 主成分は分岐鎖アミノ酸である。

本書の利用法
30回以上
29〜20回
19〜10回
9〜5回
4回以下
薬効別編

6 エトスクシミド 局

（ザロンチン®，エピレオプチマル®）

（抗てんかん薬）

| 既出問題番号 | 104-30／103-32／102-30／101-328／98-156／97-31 |

及び鏡像異性体

🖊作用機序

・視床ニューロンの T 型 Ca²⁺ チャネルを遮断して T 電流（低閾値 Ca^{2+} 電流）を抑制する。

・ペンテトラゾールにより誘発した筋痙れんを完全に抑制する。この抗痙れん作用は，トリメタジオンの作用に類似する。

🖊効能・適応／用法・用量

①定型欠神発作（小発作），小型（運動）発作

・エトスクシミドとして 1 日 450〜1000 mg，2〜3 回分服，小児：1 日 150〜600 mg，1 日 3 回分服

🖊処方例

[101-328]

5 歳女児。欠神発作（てんかん小発作）と診断。

処方：エトスクシミド散 50％　1 回 90 mg（1 日（90×2）mg）【原薬量】

　　　　1 日 2 回　朝夕食後　7 日分

　　　　実秤取量（7 日分）　エトスクシミド散 50％　2.5 g

国試のエッセンス

1. エトスクシミドは，T 型 Ca²⁺ チャネルを遮断し，欠神発作を抑制する。(98-156)

6 エトポシド 局
(ラステット®S, ベプシド®)
(抗悪性腫瘍薬)

既出問題番号 101-165／99-264, 301／96-149, 204／95-149

作用機序
- 細胞周期のS期後半からG_2期で, トポイソメラーゼII*を阻害（DNAの2本鎖を同時に切断）する。結果としてDNA鎖切断を誘発し, 抗悪性腫瘍作用をあらわす。
- *トポイソメラーゼIIは, DNAの二重らせんの巻き方を調節する酵素である。

効能・適応／用法・用量
- 小細胞肺がん
- 悪性リンパ腫
- 5日連続投与, 3週休薬を1クール（点滴静注または経口投与）
- 投与量は体表面積から算出
- エトポシドは, 急速静注では降圧・不整脈が生じるので, 30～60分かけてゆっくり投与する。

重大な副作用
- 骨髄抑制, 間質性肺炎

処方例
[99-300～301（改）]
62歳女性。身長160 cm, 体重45 kg。体表面積1.5 m²。20歳から60歳まで1日10本喫煙していた。精査の結果, 病期分類T2N2M0の肺がん（病理組織型X）と診断され, がん化学療法を実施することになった。
臨床検査所見:
【末梢血検査】WBC 4,300/μL, Hb 10.4 g/dL, Plt 15万/μL
【生化学検査】クレアチニンクリアランス 75 mL/min
【腫瘍マーカー】CEA4.8 ng/mL（正常値5 ng/mL以下）, SCC 0.2 ng/mL（正常値1.5 ng/mL未満）, NSE 69.9 ng/mL（正常値9 ng/mL以下）

1日目

処方1：点滴静注　エトポシド注 150 mg
　　　　　ブドウ糖 5%注射液 500 mL
　　　　　　　主管より約 120 分間で注入
処方2：点滴静注　カルボプラチン注射液 500 mg
　　　　　ブドウ糖 5%注射液 250 mL
　　　　　　　主管より約 60 分間で注入

2日目および3日目

処方1：点滴静注　エトポシド注 150 mg
　　　　　ブドウ糖 5%注射液 500 mL
　　　　　　　主管より約 120 分間で注入

🩸その他

- ポドフィルム根に含有されるポドフィロトキシン（リグナン）の構造を基にして開発された。
- 小細胞肺がんには，シスプラチンとエトポシドの併用療法（PE 療法）が適応となる。
- エトポシドは結晶析出性があるので，希釈して（0.4 mg/mL 以下）使用する。
- エトポシドは，可塑剤として DEHP（フタル酸 2-エチルヘキシル）を用いたポリ塩化ビニル（PVC）製の点滴セット，カテーテルを使用した場合，DEHP が溶出するので，PVC 製のキットなどの使用を避ける。

本書の利用法

30回以上

29〜20回

19〜10回

9〜5回

4回以下

薬効別編

（バラクルード®）

（抗ウイルス化学療法剤）

既出問題番号　104-235／103-162／102-300／100-184／99-159, 298

作用機序

- グアノシンヌクレオシド類縁体。体内でリン酸化体となりデオキシグアノシン三リン酸と競合し、B 型肝炎ウイルスの DNA ポリメラーゼを阻害してウイルスの増殖を抑制する。

効能・適応／用法・用量

- B 型肝炎ウイルスの増殖抑制：通常、1 回 0.5 mg を 1 日 1 回空腹時（食後 2 時間以降かつ次の食事の 2 時間以上前）に経口投与

体内動態・治療域

- 腎排泄型薬物。クレアチニンクリアランスに応じて、投与間隔を調節する。

重大な副作用

- 肝機能障害、乳酸アシドーシスなど

その他

- 作用はラミブジンより強力である。

国試のエッセンス

1. エンテカビルは、DNA ポリメラーゼを阻害し、B 型肝炎ウイルスの増殖を抑制する。(99-159)

6　ゲムシタビン塩酸塩

（ジェムザール®）

（抗悪性腫瘍薬）

既出問題番号　102-187／101-270／99-165, 234／98-185／97-286

作用機序

- 細胞内でリン酸化されて活性型となる。三リン酸化物（dFdCTP）は，dCTP と競合しながら DNA ポリメラーゼにより DNA 鎖に取り込まれた後，細胞死（アポトーシス）を誘発する。また二リン酸化物（dFdCDP）は，リボヌクレオチドレダクターゼを阻害することにより，細胞内 dCTP 濃度を低下させ，間接的に DNA 合成を阻害する。

効能・適応／用法・用量

- 膵がん，非小細胞肺がん：1 回 1,000 mg/m^2 を 30 分かけて点滴静注し，週 1 回投与を 3 週連続し，4 週目は休薬する（1 コース）。

重大な副作用

- 好中球減少症，間質性肺炎

国試のエッセンス

1. 膵がんの化学療法として，ゲムシタビン塩酸塩が用いられる。
   (98-185)

6 ゴセレリン酢酸塩

（ゾラデックス®）

（抗悪性腫瘍薬）

既出問題番号　103-163／102-191／101-161／100-260, 261／97-187

🔖作用機序

・黄体形成ホルモン放出ホルモン（LH-RH）アゴニストである。

・反復投与によりテストステロン分泌あるいはエストロゲン分泌を抑制する。

🔖効能・適応／用法・用量

①子宮内膜症：1.8 mg 含有デポ製剤を前腹部に 4 週（28 日）ごとに 1 回皮下投与する。

②前立腺がん，閉経前乳がん（エストロゲン依存性）：3.6 mg 含有デポ製剤を前腹部に 4 週（28 日）ごと，あるいは，10.8 mg 含有デポ製剤を前腹部に 12〜13 週ごとに 1 回皮下投与する。

・エストロゲン依存性の閉経前乳がん

🔖重大な副作用

・頭重感，めまい，ほてり感，抑うつ

・エストロゲン低下により，骨粗しょう症と同様の症状（骨塩量の低下）

🔖処方例

[100-260〜261]

68 歳男性。骨転移のある前立腺がんと診断され，以下の薬剤が処方された。

処方 1：ゴセレリン酢酸塩デポ 3.6 mg　1 回 3.6 mg
　　　　　4 週ごとに 1 回　前腹部に皮下注射

処方 2：ゾレドロン酸水和物注射液 4 mg　1 回 4 mg
　　　　　4 週ごとに 1 回　点滴静注

処方 3：ビカルタミド口腔内崩壊錠 80 mg　1 回 1 錠（1 日 1 錠）
　　　　　1 日 1 回　朝食後　14 日分

処方 4：ジクロフェナクナトリウム坐剤 25 mg　1 回 1 個
　　　　　痛い時　28 回分

本書の利用法

30回以上

29〜20回

19〜10回

9〜5回

4回以下

薬効別編

◆その他
- 投与開始初期に，男性では血中テストステロン，女性では血中エストラジオールの一過性の上昇を認める。この時期に骨性疼痛の一過性増悪がみられることがある。

国試のエッセンス

1. ゴセレリンは，持続的投与によりゴナドトロピン放出ホルモン（GnRH）受容体の脱感作を引き起こし，卵胞刺激ホルモン（FSH）や黄体形成ホルモン（LH）の分泌を抑制する。(101-161)
2. ゴセレリン酢酸塩は，骨塩量の低下を引き起こす。(97-187)

6 サルポグレラート塩酸塩 ⑤

(アンプラーグ®)

(抗血小板薬)

既出問題番号　104-36／103-258／101-181, 251／99-162／97-327

作用機序

・血小板膜のセロトニンの 5-HT$_2$ 受容体への競合阻害により，セロトニンによって増強される血小板凝集を抑制し，細胞内 Ca^{2+} 濃度上昇を抑制する抗血小板薬である。

効能・適応／用法・用量

①慢性動脈閉塞症に伴う潰瘍，疼痛，冷感などの虚血性諸症状の改善

・サルポグレラート塩酸塩として 1 回 100 mg，1 日 3 回食後

処方例

参照：p.221（ドネペジル塩酸塩）

その他

・手術による大量出血のリスクを回避するための手術前の投与中止は約 1 日前である。

国試のエッセンス

1. サルポグレラートはセロトニン 5-HT$_2$ 受容体遮断により血小板凝集抑制作用を示す。(104-36)

6 硝酸イソソルビド 局

（ニトロール®）

（狭心症治療薬）

既出問題番号　103-179／102-32／99-320／97-33, 336／95-206

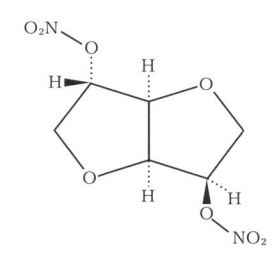

🖊 作用機序

- NO 供与体：NO を遊離→グアニル酸シクラーゼを活性化→cGMP ⬆→細胞内 Ca^{2+} ⬇→血管平滑筋弛緩

🖊 効能・適応／用法・用量

①狭心症，心筋梗塞，その他の虚血性心疾患

- 内服：1 回 5〜10 mg，1 日 3〜4 回（舌下または内服）

②急性心不全（静脈拡張→心臓への静脈還流⬇→前負荷⬇→心臓の仕事量⬇），不安定狭心症

- 注射：そのままもしくは希釈し，0.05〜0.001％溶液とし，1.5〜8 mg/時，点滴静注

③不安定狭心症

- 注射：そのままもしくは希釈し，0.05〜0.001％溶液とし，2〜5 mg/時，点滴静注
- 貼付剤（テープ剤）：1 回 1 枚，24 時間または 48 時間ごとに胸部，上腹部，背部のいずれかに貼付。発作寛解には不適。予防に用いる。

🖊 禁　忌

- 注射：頭部外傷または脳出血（頭蓋内圧上昇）
- 注射，内服：閉塞隅角緑内障（眼圧上昇）

447

- 内服：高度な貧血（血圧低下により貧血症状）

相互作用（⇧：本薬の作用増強）

〈併用禁忌〉⇧シルデナフィル，バルデナフィル→過度の血圧低下

重大な副作用

- 血圧低下，起立性低血圧，めまい，顔面紅潮，動悸，頭痛（血管拡張作用による。鎮痛薬を服用して継続可。1〜2週間で痛みは軽減することが多い）

処方例

[103-252]

76歳女性。狭心症。歯科治療中である。

処方1：リシノプリル水和物錠10 mg	1回1錠（1日1錠）
アスピリン腸溶錠100 mg	1回1錠（1日1錠）
ボノプラザンフマル酸塩錠10 mg	1回1錠（1日1錠）
ジルチアゼム塩酸塩徐放カプセル100 mg	1回1カプセル（1日1カプセル）

　　　　　1日1回　朝食後　28日分

処方2：ロスバスタチンカルシウム錠2.5 mg　1回1錠（1日1錠）

　　　　　1日1回　夕食後　28日分

処方3：ニコランジル錠5 mg　1回1錠（1日3錠）

　　　　　1日3回　朝昼夕食後　28日分

処方4：硝酸イソソルビドテープ40 mg　1回1枚（1日1枚）

　　　　　1日1回　起床時　28日分

その他

- 普通錠：舌下投与した硝酸イソソルビドは口腔粘膜から速やかに吸収される。ニトログリセリンが揮発性であるのに対し（1〜2か月で交換），本剤は常温で2年以上有効
- 徐放剤：狭心症発作時には不可（即効性なし）。長期連用による耐性あり。かまない（かむと一過性に血中濃度⇧）。
- 貼付剤：狭心症発作時には不可（即効性なし）。肝での初回通過効果受けにくい。長期連用による耐性あり。
- スプレー：狭心症発作の寛解

- 口腔内貼付剤：狭心発作への即効性なし。飲み込まないように指導する。
- 狭心症発作時，舌下錠やスプレーを使用する時は，血圧低下により倒れてしまうことがあるため座って使用
- 崩壊試験：通常，錠剤の崩壊試験は，試験液に水を用い，補助盤を入れ，30 分間行うが，舌下錠の場合，試験時間は 2 分間である。
- 下記の中での同じ適応症の薬剤の組合せは可能である。

労作性狭心症	硝酸薬，Ca 拮抗薬，β 遮断薬
安静狭心症 （血管れん縮性狭心症）	硝酸薬，Ca 拮抗薬 （※ β 遮断薬は使用不可）

- ポリ塩化ビニル（PVC）やポリプロピレンが材質の輸液セットに主薬が吸着され，含量低下を起こしやすい。そのため，PVC が使われていない（PVC フリー）ポリエチレン（PE）製の輸液セットを使用する。

国試のエッセンス

1. リシノプリル水和物が処方されているため空咳を起こすことがある。リシノプリルならびにジルチアゼムの降圧作用によりふらつく可能性あり。(103-252)
2. 硝酸イソソルビド注射液を 5%ブドウ糖注射液で希釈して点滴静注する際に，ポリエチレン製の輸液セットを使用する。(97-336)
3. 硝酸イソソルビド徐放カプセル 20 mg を服用している患者には，シルデナフィルクエン酸塩は併用禁忌の薬剤となる。(99-320)
4. 硝酸イソソルビドの経口投与は，バルデナフィル塩酸塩水和物を服用中の患者，頭部外傷の患者，高度の貧血患者には禁忌である。(95-206)

6 シルニジピン ㊙
（アテレック®，アテディオ®（配））
（降圧薬）

既出問題番号　103-70／102-318／101-157／100-256, 257／99-32

🗝作用機序

- 電位依存性 L 型 Ca^{2+} チャネルのみならず，N 型 Ca^{2+} チャネルもブロックする dual action タイプの Ca 拮抗薬で，末梢血管の拡張による降圧作用だけでなく，交感神経興奮が引き起こすノルアドレナリンの過剰放出を抑制し，心拍数増加やストレス性昇圧の抑制および腎細動脈の拡張作用を発現する。

🗝効能・適応／用法・用量

①高血圧症

- 1 日 1 回 5〜10 mg，朝食後。効果不十分：1 日 20 mg まで増量可

🗝処方例

[102−318]

87 歳女性。寝たきり。

処方 1：カンデサルタンシレキセチル錠 8 mg　　1 回 1 錠（1 日 1 錠）
　　　　シルニジピン錠 20 mg　　　　　　　　 1 回 1 錠（1 日 1 錠）
　　　　ヒドロクロロチアジド錠 25 mg　　　　　1 回 1 錠（1 日 1 錠）
　　　　タモキシフェン錠 20 mg　　　　　　　　1 回 1 錠（1 日 1 錠）
　　　　　1 日 1 回　朝食後　30 日分

処方 2：アトルバスタチン錠 10 mg　1 回 1 錠（1 日 1 錠）
　　　　　1 日 1 回　夕食後　30 日分

処方 3：酸化マグネシウム錠 250 mg　　1 回 1 錠（1 日 3 錠）
　　　　　1 日 3 回　朝昼夕食後　30 日分

国試のエッセンス

1. シルニジピンは肝臓で代謝されるため，重篤な肝障害のある患者には慎重に投与する必要がある。(103-70)

6　スプラタストトシル酸塩

（アイピーディ®）

（アレルギー性疾患治療薬）

既出問題番号 102-163／101-163, 341／99-290／98-161／95-130

作用機序

- 肥満細胞からのケミカルメディエーター遊離抑制作用に加えて，ヘルパーT細胞（Th2細胞）からのIL-4，IL-5の産生抑制に基づくIgE抗体産生抑制作用および好酸球浸潤抑制作用を併せもつ抗アレルギー薬である。

効能・適応／用法・用量

①気管支喘息，アトピー性皮膚炎，アレルギー性鼻炎

- 成人：1回100 mg，1日3回食後。小児：1回3 mg/kg，1日2回，3歳以上5歳未満は1回37.5 mg，5歳以上11歳未満は1回75 mg，11歳以上は1回100 mg

処方例

[101−341]

8歳男児。喘息でかかりつけ医から以下の処方が出ている。

処方1：スプラタストトシル酸塩シロップ用5%　1回1.5 g（1日3 g）

　　　　　1日2回　朝夕食後　30日分

処方2：ツロブテロールテープ1 mg　1回1枚

　　　　　1日1回　就寝前　胸部に貼付　30日分（全30枚）

処方3：フルチカゾンプロピオン酸エステルドライパウダーインヘラー50 μg60吸入　1本

　　　　　1回1吸入　1日2回　朝夕吸入

その他

- 抗コリン作用はない。

国試のエッセンス

1. スプラタストは，IL-4やIL-5の産生を抑制し，IgEの産生を抑制する。（101-163）

スルファメトキサゾール・トリメトプリム

（バクタ®（配），バクトラミン®（配））

（サルファ剤）

既出問題番号　104-189, 300／103-86, 161／99-195／96-198

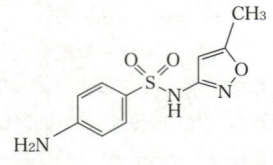

C₁₀H₁₁N₃O₃S　分子量：253.28

$C_{10}H_{11}N_3O_3S$　分子量：253.28

効能・適応／用法・用量

①肺炎，慢性呼吸器病変の二次感染など

・1回2錠（2 g），1日2回

②ニューモシスチス肺炎の治療，発症抑制

・治療：1日9〜12錠（9〜12 g），3〜4回分服。小児（トリメトプリムとして）：1日15〜20 mg/kg，3〜4回分服

・発症抑制：1日1回1〜2錠（1〜2 g），連日又は週3回。小児（トリメトプリムとして）：1日4〜8 mg/kg，2回分服，連日又は週3回

重大な副作用

・再生不良性貧血，溶血性貧血

その他

・抗菌作用は静菌的

・ST合剤：スルファメトキサゾール・トリメトプリム（トリメトプリムはジヒドロ葉酸還元酵素を阻害し，葉酸合成を阻害）

　＊エイズやがんの患者の日和見感染症→2剤が葉酸合成の異なる段階を阻害するので抗菌力が強い（ニューモシスチス肺炎，トキソプラズマ肺炎に使用）。

　＊低出生体重児，新生児には投与禁忌（トリメトプリムは肝障害が大き

く，特に新生児では直接・間接ビリルビンが上昇し，高ビリルビン血症を起こし，核黄疸が生じることがある）

＊副作用：巨赤芽球性貧血，再生不良性貧血，溶血性貧血，顆粒球減少症などの血液障害

本書の利用法

30回以上

29〜20回

19〜10回

9〜5回

4回以下

薬効別編

国試のエッセンス

1. スルファメトキサゾール・トリメトプリム顆粒剤は，高ビリルビン血症を発症するおそれがあるため，新生児には投与禁忌である。
(99-195)

6 セレコキシブ

（セレコックス®）

（非ステロイド性抗炎症薬）

既出問題番号 101-252／100-262, 263／99-163／97-163／95-131

🔖作用機序

- COX-1 と比較して，炎症時に誘導される COX-2 を選択的に阻害することにより，抗炎症・鎮痛作用を示す。従来の非ステロイド性抗炎症薬に比べ，COX-1 の阻害による胃腸障害や腎障害などの副作用の頻度が低い。

🔖効能・適応／用法・用量

①関節リウマチの消炎・鎮痛：1 回 100～200 mg を 1 日 2 回，朝・夕食後に経口投与

②変形性関節症，腰痛症，肩関節周囲炎，頸肩腕症候群，腱・腱鞘炎の消炎・鎮痛：1 回 100 mg を 1 日 2 回，朝・夕食後に経口投与

🔖禁　忌

- アスピリン喘息，消化性潰瘍，重篤な肝障害，重篤な腎障害，重篤な心機能不全のある患者，妊娠末期の婦人

🔖体内動態・治療域

- 肝代謝型薬物（主として CYP2C9 で代謝される）

6 ドセタキセル水和物 ⓖ

（タキソテール®，ワンタキソテール®）

（抗悪性腫瘍薬）

作用機序

- 微小管の重合を促進して微小管を安定化し，細胞分裂（M期）を阻害する。

効能・適応／用法・用量

①乳がん，非小細胞肺がん，胃がん：1日1回，60 mg/m²（体表面積）を1時間以上かけて3～4週間間隔で点滴静注

②卵巣がん・子宮体がん：1日1回，ドセタキセルとして70 mg/m²（体表面積）を1時間以上かけて3～4週間間隔で点滴静注

禁忌

- 重篤な骨髄抑制，感染症を合併している患者（感染症を合併し，致命的となる場合がある）

体内動態・治療域

- 肝代謝型薬物（主にCYP3Aで代謝される）

重大な副作用

- 播種性血管内凝固症候群（DIC）

- 重篤な骨髄抑制，感染症，間質性肺炎，肝障害など

[100-330（改）]

非小細胞肺がん患者への処方

処方1：ドセタキセル注　　　100 mg

　　　　5％ブドウ糖注射液　250 mL

　　　　　60 分間で点滴静注

処方2：生理食塩液　500 mL

　　　　　90 分間で点滴静注

処方3：シスプラチン注　125 mg

　　　　生理食塩液　　　500 mL

　　　　　120 分間で点滴静注

🖊その他
- 抗がん剤の血管外漏出時の対応として，

　①留置針に残った薬液をシリンジで回収する。

　②左前腕を胸より高い位置に上げる。

　③漏出部位を冷やす。

　④漏出部位のある手や足から点滴を再開しない。

本書の利用法
30回以上
29〜20回
19〜10回
9〜5回
4回以下
薬効別編

6 トロピカミド 局

（ミドリン®M）

（散瞳薬）

作用機序

- 短時間作用型のムスカリン受容体遮断薬であり，毛様体筋や瞳孔括約筋の収縮を抑制し，散瞳を起こす。
- 毛様体筋を弛緩させるため，シュレム管が閉塞して眼圧が上昇する。

効能・適応／用法・用量

- 診断または治療を目的とする散瞳と調節麻痺

禁　忌

- 緑内障および狭隅角や前房が浅いなどの眼圧上昇の素因

その他

- 散瞳を引き起こすため，眼底検査の前処置に用いられる。
- アトロピンよりも作用時間が短い。
- 点眼後，しばらくは強い光を直接見ないように注意する。

6 ノスカピン 局

(鎮咳薬)

既出問題番号 103-157／101-324／100-161／97-35／96-136／95-38

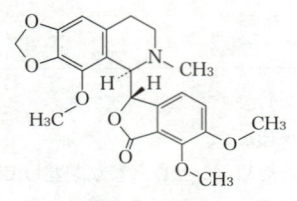

$C_{22}H_{23}NO_7$　分子量：413.42

作用機序

- 延髄の咳嗽中枢を抑制し鎮咳作用を示す。また気管支平滑筋に対してわずかに弛緩的に作用する。

効能・適応／用法・用量

- 感冒，気管支喘息，急性・慢性気管支炎などに伴う咳嗽：1回 10〜30 mg を 1 日 3〜4 回経口投与

その他

- ケシ科ケシ（*Papaver somniferum*）の成分由来のアヘンアルカロイドであり，ベンジルイソキノリン骨格をもつ。
- 鎮痛・鎮静作用はなく，耐性発現や依存性もない。また呼吸抑制も示さない。
- 鎮咳作用：コデイン＞デキストロメトルファン＞ノスカピン

国試のエッセンス

1. ノスカピンは，延髄の咳中枢を抑制して鎮咳作用を示す。(96-136)
2. 鎮咳薬として用いられるノスカピンは，アヘンに含まれるイソキノリン系アルカロイドである。(95-38)

6 肺炎球菌ワクチン

（ニューモバックス®NP）

（不活化ワクチン）

既出問題番号 ▶ 103-291／102-237／101-314, 315／99-129／96-199

🔖作用機序

- 肺炎球菌中で高頻度にみられる 23 種類の莢膜型の肺炎球菌の莢膜由来成分からなる不活化ワクチンである。

🔖効能・適応／用法・用量

- 肺炎球菌による感染症の予防（2 歳以上）：1 回 0.5 mL を筋肉内又は皮下に注射

🔖その他

- 細菌性髄膜炎の原因の約 30％が肺炎球菌であり，2013（平成 25）年 4 月 1 日の予防接種法改正により，肺炎球菌ワクチンが定期予防接種に導入された。
- 慢性呼吸不全患者の呼吸器感染症の予防に使用することもある。
- 肺炎球菌ワクチンには，沈降 13 価肺炎球菌結合型ワクチン 13（プレベナー）もある。

国試のエッセンス

1. 小児の髄膜炎による死亡や後遺症を予防することを目的として，平成 25 年から定期接種が行われることになったワクチンにインフルエンザ菌 b 型（Hib）ワクチンと小児用肺炎球菌ワクチンがある。
   (99-129)

（グラン®）

（造血薬／G-CSF 製剤）

🖊作用機序

- 好中球前駆細胞から成熟好中球までの細胞に存在する受容体に特異的に結合。結果，好中球前駆細胞に対しては，その分化・増殖を促進させ，成熟好中球に対しては，その機能を亢進させると考えられている。
- 顆粒球コロニー刺激因子（granulocyte colony-stimulating factor：G-CSF）製剤である。

🖊効能・適応／用法・用量

- 骨髄移植時の好中球数の増加促進：施行翌日／5 日後から 300 mg/m^2 を 1 日 1 回点滴静注
- がん化学療法や再生不良性貧血に伴う好中球減少症：好中球数 1,000/mm^3 未満で発熱あるいは好中球数が 500/mm^3 未満が観察された時から 1 日 1 回 50 mg/m^2 を静脈内投与

🖊重大な副作用

- 骨痛，発熱，腰痛など

6 フェキソフェナジン塩酸塩 ⓖ

（アレグラ®，ディレグラ®（配））

（アレルギー性疾患治療薬）

既出問題番号 ▶ 103-62／102-195／101-206，344／99-38，268

作用機序

- 肥満細胞や好塩基球からのケミカルメディエーター遊離抑制作用およびヒスタミン H_1 受容体遮断作用を併せもつ。

効能・適応／用法・用量

①アレルギー性鼻炎，じん麻疹，皮膚疾患に伴うそう痒

- 1回60 mg，1日2回，小児：12歳以上は1回60 mg，1日2回，7歳以上12歳未満は1回30 mg，1日2回，
- ドライシロップ：6か月以上2歳未満は1回15 mg，1日2回，2歳以上7歳未満は1回30 mg，1日2回

処方例

参照：p.31（タクロリムス水和物），p.244（セフジニル）

その他

- テルフェナジンの活性代謝物を製剤化したものであり，エリスロマイシンやケトコナゾールと併用しても，**QT延長**のおそれはない。
- 血液-脳関門をほとんど通過しないため，眠気などの副作用は0.5%であり，添付文書にも自動車運転に対する注意はない。

フェノフィブラート

（リピディル®，トライコア®）

（脂質異常症治療薬）

作用機序

・ペルオキシソーム増殖剤応答性受容体α（PPARα）を刺激して，リポタンパク質リパーゼ（LPL）活性を増大させるフィブラート系脂質異常症治療薬である。TG（中性脂肪）低下作用が強いが，高密度リポタンパク質（HDL）は増加させる。

効能・適応／用法・用量

①高脂血症（家族性含む）

・1日1回106.6〜160 mg，1日160 mgまで

処方例

参照：p.158（クロピドグレル硫酸塩）

参照：p.158（クロピドグレル硫酸塩）

国試のエッセンス

1. フェノフィブラートは，ペルオキシソーム増殖剤応答性受容体（PPAR）αを刺激する。(98-35)

6 プラゾシン塩酸塩 局

（ミニプレス®）

（降圧薬／排尿障害治療薬）

既出問題番号　103-34／102-27／99-185／98-33／97-190／96-194

🔖作用機序

- 選択的 α_1 受容体遮断作用があり，末梢血管拡張を示し血圧低下を促す。また膀胱括約筋に α_1 受容体が多いため，括約筋弛緩による排尿改善を促す。
- シナプス前膜の α_2 受容体遮断作用がないため，交感神経終末からのノルアドレナリン遊離の増大を促さない——交感神経終末にはノルアドレナリンの遊離を調節する α_2 受容体（自己調節受容体）が存在している。選択性のない α 遮断薬を用いると α_2 受容体が遮断され，ノルアドレナリンの遊離を促進する。
  - ＊遊離したノルアドレナリン→ α_2 受容体（シナプス前膜）刺激→ノルアドレナリン遊離抑制
  - ＊ α_2 受容体遮断薬→遊離したノルアドレナリンが存在しても α_2 受容体刺激を受けない→ノルアドレナリン遊離促進

🔖効能・適応／用法・用量

①本態性および腎性高血圧症：1日 1〜1.5 mg を 2〜3 回に分けて経口投与（1日 6 mg まで漸増）

②前立腺肥大症に伴う排尿障害：1日 1〜1.5 mg を 2〜3 回に分けて経口投与（1日 6 mg まで漸増）

＊急激な血圧低下を避けるため，初めの 1〜2 週は最小量とする。

🔖体内動態・治療域

- 肝代謝型薬物

🔖重大な副作用

- 頻脈，動悸，起立性低血圧

🔖その他

- β 刺激作用や α_2 遮断によるノルアドレナリン遊離促進作用がないので，

心臓への副作用が少ない。

- 排尿障害治療薬として用いる際，血圧低下作用が有害作用となる患者には，タムスロシンのようなα_{1A}受容体遮断薬を選択する。これはプラゾシンのような血管平滑筋に存在するα_{1B}受容体遮断作用がないので，血圧への影響が少ない。

国試のエッセンス

1. プラゾシンは，血管平滑筋のアドレナリンα_1受容体の選択的遮断により，降圧作用を示す。(98-33)

6 フルバスタチンナトリウム

（ローコール®）

（脂質異常症治療薬）

既出問題番号　102-160／101-187／99-206, 207／98-35／96-146

作用機序

- ヒドロキシメチルグルタリル CoA（HMG-CoA）還元酵素を阻害して，コレステロールの合成を抑制する。そのため肝コレステロール・プールの減少と，肝細胞膜に存在する低密度リポタンパク質（LDL）受容体数の増加をもたらす。結果として血清から肝への LDL 取り込みを亢進させて，血清中の LDL を低下させる。

効能・適応／用法・用量

①高コレステロール血症，家族性高コレステロール血症

- 1 日 1 回 20〜30 mg，夕食後，20 mg より開始。重症：1 日 60 mg まで

重大な副作用

- 横紋筋融解症：筋肉痛，脱力感，血中および尿中ミオグロビン上昇，CK 上昇

処方例

参照：p.355（オランザピン）

作用機序

・酸性ヘパリンの中和

効能・適応／用法・用量

・ヘパリンナトリウムの過量投与時の中和

・ヘパリン過量投与時の中和：ヘパリン1,000単位に対して，本剤1.0～
　1.5 mL（プロタミン硫酸塩として10～15 mg）を投与。通常1回につき
　本剤5 mLを超えない量を，生理食塩液又は5％ブドウ糖注射液100～
　200 mLに希釈し，10分間以上をかけて徐々に静脈内投与。

その他

・インスリンの添加剤として使用されている。（例：イソフェンインスリン
　ヒト製剤。プロタミンが，インスリンと溶解性の低い複合体を形成し，皮
　下組織におけるインスリンの解離が遅延することで血中への移行が緩徐と
　なり，血糖降下作用が持続する）

国試のエッセンス

1. ヘパリンナトリウムの過量投与により出血が生じた場合には，プロ
　　タミン硫酸塩を投与することがある。（99-345[改]，96-150[改]）

6 フロプロピオン 局

（コスパノン®）

（副交感神経抑制・遮断薬／膵胆道・尿路系鎮痙剤）

既出問題番号　103-254, 255／102-34／100-26／98-34／95-138

🔖 作用機序

- カテコール-*O*-メチルトランスフェラーゼ（COMT）阻害作用を有する鎮痙薬であり，COMT 阻害によりアドレナリンによる胆管平滑筋弛緩作用が増強され，十二指腸内への胆汁排出が促進する。

🔖 効能・適応／用法・用量

- 肝胆道疾患（胆石症，胆のう炎，胆管炎など），膵炎，尿路結石に伴う鎮痙：1 回 40〜80mg を 1 日 3 回毎食後経口投与。

国試のエッセンス

1. フロプロピオンは，カテコール-O-メチルトランスフェラーゼ（COMT）を阻害し，Oddi 括約筋を弛緩させる排胆薬である。
   (102-34)

ベプリジル塩酸塩水和物

(ベプリコール®)

(抗不整脈薬)

既出問題番号　103-155／102-32／101-157／98-250, 251／97-157

作用機序

- クラスIV抗不整脈薬（Ca 拮抗薬）に分類される。洞房結節と房室結節の電位依存性 L 型 Ca^{2+} チャネルを遮断し，房室結節の有効不応期を延長する。

効能・適応／用法・用量

①持続性心房細動，②頻脈性不整脈（心室性）および狭心症

①持続性心房細動：1 日 100 mg から投与開始し，効果が不十分な場合は 200 mg まで増量し，1 日 2 回に分けて経口投与。

②頻脈性不整脈および狭心症：1 日 200 mg を 1 日 2 回に分けて経口投与

禁　忌

- うっ血性心不全，高度の刺激伝導障害（房室ブロック，洞房ブロック，著明な洞性徐脈，著明な QT 延長のある患者
- イトラコナゾール，テラプレビル，アミオダロン塩酸塩（注射）などを投与中の患者

体内動態・治療域

- 肝代謝型薬物

相互作用

〈併用禁忌〉

- イトラコナゾール，テラプレビルなど：心室頻拍などの重篤な副作用を起こすおそれがある。（CYP に対する阻害作用）
- アミオダロン塩酸塩（注射）：併用により Torsades de pointes を起こすことがある

重大な副作用

- QT 延長，心室頻拍（Torsades de pointes を含む），間質性肺炎など

🥄処方例

[98-250〜251]

69歳女性。近医より紹介され，不整脈の精密検査目的で入院することになり，以下の処方薬を持参した。クレアチニンクリアランスは60 mL/minであり，ASTおよびALTはそれぞれ30，35 IU/Lであった。

処方1：カルベジロール錠2.5 mg　1回2錠（1日2錠）
　　　　　1日1回　朝食後

処方2：シベンゾリンコハク酸塩錠100 mg　1回1錠（1日3錠）
　　　　　1日3回　朝昼夕食後

処方3：ワルファリンカリウム錠0.5 mg　1回3錠（1日3錠）
　　　　　1日1回　昼食後

処方4：ラベプラゾールナトリウム錠10 mg　1回1錠（1日1錠）
　　　　　ベプリジル塩酸塩水和物錠50 mg　　1回1錠（1日1錠）
　　　　　1日1回　朝食後

処方5：トリアゾラム錠0.125 mg　1回1錠（1日1錠）
　　　　　1日1回　就寝前

国試のエッセンス

　1．ベプリジルは，電位依存性L型 Ca^{2+} チャネルを遮断し，房室結節の有効不応期を延長する。(98-251)

6 ポビドンヨード ㊂

(イソジン®)

(消毒薬)

作用機序

- 解毒作用のあるポリビニルピロリドンにヨウ素を結合させたもので，ヨウ素を遊離することにより殺菌・消毒作用を示す。

効能・適応／用法・用量

- 咽頭炎，扁桃炎，口内炎，抜歯創を含む口腔創傷の感染予防，口腔内の消毒
- 7.5%ポビドンヨード：手術時の手洗い
- 10%ポビドンヨード：手術部位，皮膚・粘膜の創傷部位の消毒

禁　忌

- ヨウ素に対して過敏症の既往歴のある患者

その他

- 医療器具の消毒には適用できない。
- 褥瘡に対して，白糖・ポビドンヨード配合軟膏を使用することがある。

国試のエッセンス

1. ポビドンヨードは，皮膚や創傷面の消毒に使用できる。(97-345)

6 メキシレチン塩酸塩 ⓛ

（メキシチール®）

（抗不整脈薬／糖尿病治療薬）

既出問題番号 ▶ 101-57, 182／100-31／99-155／96-133, 218

作用機序

- Vaughan-Williams 分類における Na^+ チャネル遮断薬の I b 群（活動電位持続時間短縮型）に属する。
- 静止膜電位に影響を与えることなく最大脱分極速度を減少させ，また活動電位時間を短縮させることにより，有効不応期/活動電位持続時間の比を増大させる。
- 知覚神経軸索における興奮伝導を抑制することによる：1日 300 mg を 3回に分割して食後に経口投与

効能・適応／用法・用量

- 頻脈性不整脈（心室性）：1日 300〜450 mg を 3回に分けて経口投与
- 糖尿病性神経障害に伴う自覚症状（自発痛，しびれ感）の改善

禁忌

- 重篤な刺激伝導障害のある患者（刺激伝導障害の悪化，心停止を来すことがある）

体内動態・治療域

- 肝代謝型薬物（主に CYP1A2 および CYP2D6 で代謝される）

相互作用（⇧：本薬の作用増強）

- ⇧ リドカイン，プロカインアミド，アプリンジン，カルシウム拮抗剤，β受容体遮断剤：陰性変力作用と変伝導作用が相加的又は相乗的に増強することがある。

重大な副作用

- 心室頻拍，房室ブロックなど

6 ラメルテオン

（ロゼレム®）

（メラトニン受容体アゴニスト／メラトニン受容体作動薬）

作用機序

- ラメルテオンはメラトニン MT1 および MT2 受容体を刺激して，睡眠覚醒リズムを調節する。体内時計を改善して生理的な睡眠をもたらす。

効能・適応／用法・用量

①不眠症における入眠困難の改善

- 1 回 8 mg，就寝前

処方例

[103-250]

45 歳男性。最近肩こりや腰痛がひどく寝つきも悪い。不安感が強く仕事に行けない。

処方 1：ロラゼパム錠 1 mg　　　1 回 1 錠（1 日 3 錠）

　　　　チザニジン塩酸塩錠 1 mg　1 回 1 錠（1 日 3 錠）

　　　　　　1 日 3 回　朝昼夕食後　7 日分

処方 2：ラメルテオン錠 8 mg　1 回 1 錠（1 日 1 錠）

　　　　　　1 日 1 回　就寝前　7 日分

国試のエッセンス

1. ラメルテオンやロラゼパムは催眠薬なので，服用後は車の運転や機械の操作は避けるように指導 (103-250)
2. ラメルテオンは，メラトニン受容体を介して効果を発現する不眠症の適応を有する薬物である。(99-61)
3. ラメルテオンは，メラトニン受容体を刺激し，睡眠覚醒リズムを調節する。(98-155)

アナストロゾール

（アリミデックス®）

（抗悪性腫瘍薬）

既出問題番号 104-254／103-163／102-191／101-294／97-187

作用機序

- アロマターゼ阻害作用により，閉経後，副腎由来のアンドロゲンから脂肪組織や乳がん細胞でエストロゲンが産生されるのを抑制する。エストロゲンが乳がん細胞を増殖させる作用をもち，閉経後は卵巣ではなく脂肪細胞などが主なエストロゲン産生部位になることから，閉経後の乳がんに用いられる。

効能・適応／用法・用量

①閉経後乳がん

- 1日1回1 mg

国試のエッセンス

1. アナストロゾールは，アロマターゼ阻害薬である。閉経後，乳がんに使用する。(104-254)

5 オルメサルタン メドキソミル 局

（オルメテック®，レザルタス®（配））

（降圧薬／アンジオテンシンⅡ受容体拮抗薬）

既出問題番号　103-246, 247／102-332／100-57／97-333

作用機序

- ARB である。

効能・適応／用法・用量

①高血圧症

- 1日1回 10〜20 mg，1日5〜10 mg から開始

処方例

[103-246]

66歳男性　内科で処方1と処方2を出されている。

処方1：オルメサルタン メドキソミル錠 20 mg　　1回1錠（1日1錠）
　　　　シタグリプチンリン酸塩水和物錠 50 mg　　1回1錠（1日1錠）
　　　　アスピリン腸溶錠 100 mg　　　　　　　　1回1錠（1日1錠）
　　　　ラベプラゾールナトリウム錠 5 mg　　　　1回1錠（1日1錠）
　　　　　1日1回　朝食後　28日分

処方2：イコサペント酸エチル粒状カプセル 900 mg　1回1包（1日2包）
　　　　　1日2回　朝夕食後　28日分

参照：p.532（グリチルリチン酸）

その他

- ACE 阻害薬に多くみられる空咳の副作用がほとんどない。その他の副作用も比較的少なく，長期維持療法に適している。

国試のエッセンス

1. 前立腺肥大症の治療薬であるナフトピジルはα₁受容体の遮断効果により降圧作用を引き起こすため，オルメサルタン メドキソミルとの併用で血圧降下を引き起こすおそれがある。(103-246)

5 カナマイシン硫酸塩 ⓛ
（アミノグリコシド系抗菌薬）

既出問題番号　103-45／102-292, 293／99-184／98-210

作用機序
- 細菌リボソームの **30S** および **50S** と結合し，細菌のタンパク質合成を阻害。結果として細胞分裂の増殖過程を阻止し，殺菌効果を示す。

効能・適応／用法・用量
- 抗菌スペクトルが広い。
- 注射剤：グラム陽性菌（とくに球菌），グラム陰性菌（とくに桿菌），結核菌などによる各種感染症：1 日 1〜2 g（力価）を 1〜2 回に分けて筋注
- 経口剤：大腸菌，赤痢菌，腸炎ビブリオによる感染性腸炎：1 日 2〜4 g（力価）を 4 回に分割経口投与

体内動態・治療域
- 消化管吸収はほとんどされない。内服薬での使用は，吸収されずに消化管内における殺菌効果を期待している。腸肝循環も示さない。

相互作用（⇧：本薬の作用増強，⇩：本薬の作用減弱）
- 腎毒性を有する薬剤（シクロスポリン，アムホテリシン B など）→腎障害⬆
- 腎毒性および聴器毒性を有する薬剤（バンコマイシン，エンビオマイシン，またはシスプラチンなどの白金含有抗悪性腫瘍薬）→腎障害⬆，聴器障害⬆
- ループ利尿薬（フロセミド，エタクリン酸，アゾセミドなど）→腎障害⬆，聴器障害⬆

重大な副作用
- 第 8 脳神経障害（耳鳴，難聴，めまいなど），**腎障害**
- ビタミン欠乏症（ビタミン K ⬇，ビタミン B ⬇）

その他
- 内服（適応外処方）：高アンモニア血症，肝性脳症（アンモニア産生腸内

細菌の殺菌によりアンモニアの発生を抑制する）

本書の利用法

30回以上

29〜20回

19〜10回

9〜5回

4回以下

薬効別編

カルペリチド

(ハンプ®)

(心不全治療薬)

作用機序

- α型ヒト心房性ナトリウム利尿ペプチドの受容体（ANP受容体：グアニル酸シクラーゼ内蔵型受容体）に結合し，膜結合型グアニル酸シクラーゼを活性化させることにより細胞内cGMPを増加させ，結果として，血管拡張作用，利尿作用などを発現すると考えられている。

効能・適応／用法・用量

- 急性心不全（慢性心不全の急性増悪期含む）：注射用水5mLに溶解し，必要に応じて生理食塩液又は5%ブドウ糖注射液で希釈し，カルペリチドとして1分間あたり0.1μg/kgを持続静脈内投与する。なお，1分間あたり0.2μg/kgまで増量できる。

禁忌

- 重篤な低血圧，又は心原性ショックのある患者〔降圧作用により，病態を悪化させる可能性がある〕
- 脱水症状の患者（利尿作用により病態をさらに悪化させる可能性がある）

相互作用

- フロセミド：利尿⬆
- PDE5阻害薬（シルデナフィルクエン酸塩など）血圧低下⬇

重大な副作用

- 血圧低下，過剰利尿による電解質異常など

その他

- 亜硫酸塩（亜硫酸水素ナトリウムなど）を含有する製剤とは，混合せずに別の静脈ラインから投与（加水分解される）

本書の利用法

30回以上

29〜20回

19〜10回

9〜5回

4回以下

薬効別編

国試のエッセンス

1. カルペリチドは，グアニル酸シクラーゼを活性化し，利尿作用と血管拡張作用を示す。(98-157[改])
2. カルペリチドは，心房性ナトリウム利尿ペプチド受容体を介して利尿作用を発現する。(95-132)

5 球形吸着炭細粒

（クレメジン®）

（尿毒症毒素吸着剤）

既出問題番号　103-196, 197／102-181／100-264, 265

作用機序

- 球形吸着炭細粒は，内服により慢性腎不全における尿毒症毒素を消化管内で吸着し，便とともに排泄されることにより，尿毒症症状の改善や透析導入を遅らせる。

効能・適応／用法・用量

- 慢性腎不全における尿毒症症状の改善および透析導入の遅延通常：1日6gを6回に分割し，経口投与。

重大な副作用

- 便秘，食欲不振，悪心・嘔吐，腹部膨満感などの消化器症状

処方例

[100-264〜265]

65歳男性。糖尿病性腎症により入院した。血糖コントロールのためのインスリン製剤の他，以下の薬剤が処方された。

処方1：球形吸着炭細粒分包2g　1回1包（1日3包）

　　　　1日3回　朝昼夕食後2時間　7日分

処方2：ロサルタンカリウム錠50 mg　1回1錠（1日1錠）

　　　　1日1回　朝食後　7日分

処方3：フェロジピン錠2.5 mg　1回1錠（1日2錠）

　　　　1日2回　朝夕食後　7日分

処方4：ダルベポエチンアルファ（遺伝子組換え）注射液20 μg

　　　　1回20 μg　静脈内投与

その他

- 他剤を併用する場合，同時服用は避ける。（本剤は吸着剤であるため）
- 固体のまま消化管を通過するため，胃潰瘍や食道静脈瘤の治療を行っていないかを確認する。

- 床に大量にこぼした場合には，転倒の原因となることがあるため，早めに濡れたタオルで拭き取るよう指導する。
- クレメジン®細粒はそのままの形状で糞便中に排泄される。
- 袋型オブラートや服薬補助ゼリーの使用による影響はうけない。

本書の利用法

30回以上

29〜20回

19〜10回

9〜5回

4回以下

薬効別編

🖊作用機序

- ビグアニド構造を有する化合物の中で最も強力な殺菌剤。ビグアニド構造が菌体膜への結合に寄与している。グラム陰性菌に対する抗菌作用がやや落ちること，芽胞形成菌，結核菌，ある種の真菌類に対しては無効であり，ウイルスに対する効果も不確実なことなどである。

🖊効能・適応／用法・用量

- 手術時の手洗い（4％水溶液），手指・皮膚の消毒（0.1～0.5％水溶液），手術部位（手術野）の皮膚消毒，医療用具の消毒（0.1～0.5％水溶液または0.5％エタノール溶液），皮膚の創傷部位の消毒，手術室・病室・家具・器具・物品などの消毒（0.05％水溶液），結膜嚢の洗浄・消毒（0.05％以下の水溶液）

🖊禁　忌

- 腟，膀胱，口腔などの粘膜面

🖊その他

- 希釈しても消毒力は失われず，速やかな殺菌効果を示し（15～30秒），消毒後も殺菌作用が持続する。皮膚に対する刺激作用もほとんどない。
- 石ケン類は本剤の殺菌作用を弱めるので，予備洗浄に用いた石ケンは十分洗い落としてから使用する必要がある。また作成した希釈溶液は時間の経過とともに殺菌効果が減弱するので，1日1～2回新しい溶液と取り換える必要がある。

5 ジソピラミド 局

（リスモダン®）

（抗不整脈薬）

既出問題番号 103-155／102-168／100-288, 289／96-218

🔖作用機序

- Vaughan-Williams 分類の Ia 群（活動電位持続時間延長型）に属す。
  - ①Na⁺チャネル抑制（I群すべてに共通）→心筋細胞膜活動電位最大立ち上がり速度⬇→伝導⬇
  - ②K⁺チャネル抑制→活動電位持続時間延長→不応期延長
  - ※①②の作用より，頻脈性不整脈に対して用いられる。

🔖効能・適応／用法・用量

- 期外収縮，発作性上室性頻脈，心房細動（ほかの抗不整脈薬が使用できないか，または無効の場合）：1回100 mgを1日3回経口投与

🔖禁 忌

- 緑内障，うっ血性心不全，高度の房室ブロック・洞房ブロックのある患者
- バルデナフィル，アミオダロン（注射）を使用中の患者

🔖体内動態・治療域

- α_1-酸性糖タンパクは主に塩基性薬物と結合する血漿タンパクである。血漿中での含有量は少ないものの，塩基性薬物のタンパク結合率に及ぼす影響は大きい。α_1-酸性糖タンパクは，関節リウマチなどの炎症性疾患，心筋梗塞あるいは外傷などで血漿中濃度が顕著に上昇する場合がある。ジソピラミドは塩基性薬物であるため，心筋梗塞後にα_1-酸性糖タンパクの血漿中濃度が増加すると，そのタンパク結合が増加して非結合形薬物の割合が減少し，肝代謝，腎排泄による消失の割合が減少する。その結果ジソピラミドの全身クリアランスが低下する。

🔖相互作用

- バルデナフィル塩酸塩水和物：QT延長
- アミオダロン塩酸塩（注射剤）：Torsades de pointes

- 低血糖
- 抗コリン作用あり→緑内障悪化，排尿障害⬆，口渇，複視など

処方例

[100-288～289]

66歳男性。高血圧，心房細動とアレルギー性鼻炎のため，内科から下記の薬剤が処方されていた。最近，歩行すると足が痛くなるようになったため，外科を受診したところ，下肢静脈瘤と診断され，1か月後に手術を行うことになった。

処方1：ジソピラミドリン酸塩徐放錠150 mg　1回1錠（1日2錠）
　　　　　1日2回　朝夕食後　14日分

処方2：ワルファリンカリウム錠1 mg　　　　　　1回2錠（1日2錠）
　　　　　ランソプラゾール口腔内崩壊錠15 mg　　1回1錠（1日1錠）
　　　　　ニフェジピン徐放錠20 mg（24時間持続）1回1錠（1日1錠）
　　　　　1日1回　朝食後　14日分

処方3：レボセチリジン塩酸塩錠5 mg　1回1錠（1日1錠）
　　　　　1日1回　就寝前　14日分

5 脂肪乳剤
（イントラリポス®）
（20%脂肪乳剤）

既出問題番号 ▶ 104-339／103-330／102-228，229／100-328

🔖 作用機序
経静脈的に投与された脂肪乳剤は，経口投与された脂肪とほぼ同様に全身で代謝され，筋肉などの組織でエネルギー源として利用されるか，あるいは脂肪組織に取り込まれ，中性脂肪に再合成されて貯蔵される。十分な熱量補給の結果，体たん白質その他窒素源の消費抑制，アミノ酸の利用促進，窒素平衡の改善を図る。さらに，生体膜の構成成分や生理活性物質としても利用される。

🔖 効能・適応／用法・用量
術前・術後，急・慢性消化器疾患，消耗性疾患などにおける栄養補給：1日250 mL（ダイズ油として20%液）を3時間以上かけて点滴静注する。体重1 kg当たり1日脂肪として2 g（本剤10 mL）以内とする

🔖 禁　忌
①血栓症の患者（凝固能亢進により症状が悪化する），②重篤な肝障害・高脂血症のある患者（症状が悪化する），③重篤な血液凝固障害のある患者（出血傾向があらわれる），④ケトーシスを伴った糖尿病の患者（ケトーシスが亢進する）

🔖 重大な副作用
・血管外漏出により皮膚壊死や皮膚潰瘍を起こす可能性がある。

🔖 処方例
参照：p.209（高カロリー輸液剤）

🔖 その他
・リノール酸，リノレン酸など必須脂肪酸を豊富に含んでおり，必須脂肪酸欠乏症に有効である。
・中鎖脂肪酸は長鎖脂肪酸に比べてエネルギーに変換されやすいが，我が国で使用されている脂肪乳剤はダイズ油由来（大部分は長鎖脂肪酸）のもの

である。
- 脂肪乳剤中のトリアシルグリセロールは，リポタンパク質リパーゼにより グリセロールと脂肪酸に分解され組織に吸収される。
- 脂肪乳剤中の脂質 1 g あたりのエネルギー量は約 9 kcal である。
- 脂肪乳剤には乳化剤として卵黄レシチンが含まれている。
- 投与時には，他の注射剤を混合しない。
- 脂肪乳剤投与時は，インライン（微生物濾過）フィルターを使用しない。
- ポリカーボネート製の三方活栓にひび割れを生じさせることがあるので，薬液漏れに注意する。
- 可塑剤として DEHP［フタル酸ジ（2-エチルヘキシル）］を含まない輸液セットを使用する。

5 シルデナフィルクエン酸塩

(バイアグラ®, レバチオ®)

(勃起不全改善薬／血管拡張薬)

既出問題番号 ▶ 103-151／102-28／99-320／97-158／96-194

🖊作用機序

- PDE5（ホスホジエステラーゼ・アイソザイム type 5）を阻害することにより，cGMP の分解を抑制。結果，一酸化窒素（NO）の自然な血管拡張作用を増幅し，性的刺激に対する勃起反応性を高める。性的刺激に対して勃起反応が起こるのは，陰茎海綿状体の細動脈の平滑筋が弛緩するためである。これは局所血管を支配している神経から NO が放出されることによって働く。NO は細胞内の cGMP を増加させることによって平滑筋の血管拡張を引き起こす。cGMP は PDE5 により非活性の non-cyclic GMP に変換され作用を失う。

🖊効能・適応／用法・用量

- 勃起不全：1 日 1 回 25〜50 mg を性行為の約 1 時間前に経口投与
- 肺動脈性肺高血圧症：1 回 20 mg を 1 日 3 回経口投与

🖊禁 忌

- 硝酸薬，NO 供与薬（ニトログリセリン，亜硝酸アミル，硝酸イソソルビドなど）投与中→併用で降圧作用が増強
- 心血管系障害，肝障害，低血圧または治療による管理がされていない高血圧患者，6 か月以内に脳梗塞・脳出血・心筋梗塞の既往歴のある患者など

🖊体内動態・治療域

- 肝代謝型薬物（主に，CYP3A4 で代謝される）

🖊相互作用（⇧：本薬の作用増強，⇩：本薬の作用減弱）

〈併用禁忌〉硝酸薬および NO 供与薬（ニトログリセリン，亜硝酸アミル，硝酸イソソルビドなど）：降圧作用⬆
- ⇧ CYP3A4 阻害薬（リトナビル，エリスロマイシン，シメチジン，イトラコナゾールなど）
- ⇩ CYP3A4 阻害薬（ボセンタン，リファンピシンなど）

🔴 重大な副作用

・血管拡張，潮紅

本書の利用法
30回以上
29〜20回
19〜10回
9〜5回
4回以下
薬効別編

5 ソタロール塩酸塩

（ソタコール®）

（抗不整脈薬）

既出問題番号　104-31／103-155／102-31／97-157, 335

🔖 **作用機序**

- K⁺チャネル遮断作用とアドレナリンβ受容体遮断作用を併せもつ抗不整脈薬（Vaughan-Williams 分類第Ⅲ群）。有効不応期を延長させる。

🔖 **効能・適応／用法・用量**

①生命に危険のある心室頻脈，心室細動の再発性不整脈で他の抗不整脈薬が無効か使用できない場合。

- 1日80 mgから開始し，効果不十分には1日320 mgまで漸増，2回分服

🔖 **禁忌**

- 先天性または後天性の QT 延長症候群のある患者

国試のエッセンス

1. ソタロールは Vaughan Williams 分類の第Ⅲ群に分類され，K⁺チャネルを遮断。（104-31）

5 ダルテパリンナトリウム
（フラグミン®）

（抗凝血薬／低分子ヘパリン製剤）

既出問題番号　103-159／101-36／100-38／99-37／97-162

🔖作用機序
- 低分子ヘパリン製剤（平均分子量約 5,000）
- ヘパリンと同程度のアンチトロンビンIII結合能（抗凝血作用）をもち，血液凝固第 Xa 因子を選択的に阻害する。
- 抗第IIa（トロンビン）因子作用は弱い

🔖効能・適応／用法・用量
①血液体外循環時の灌流血液の凝固防止（血液透析）
②播種性血管内凝固症候群（DIC）：1 日量 75 国際単位/kg を 24 時間かけて静脈内に持続投与

🔖重大な副作用
- 出血，血小板減少，血栓症など

🔖その他
- ヘパリンに比べて血中半減期は約 2 倍なので，抗凝血作用の作用持続時間が長い。

国試のエッセンス

1. ダルテパリンの凝固因子阻害活性は，第IIa 因子よりも第Xa 因子を強く阻害する。（100-38）
2. ダルテパリンは，アンチトロンビンIII に結合し，Xa 因子の活性を阻害する。（97-162）

5 ナファモスタットメシル酸塩 ⑮

（フサン®）

（膵疾患治療薬／タンパク分解酵素阻害薬）

既出問題番号　103-159／101-36／99-198, 199／98-34

作用機序
- タンパク分解酵素阻害薬。トリプシン，カリクレインを阻害するとともに，Oddi 括約筋に作用して弛緩作用を示す。

効能・適応／用法・用量
- 膵炎の急性症状
- 播種性血管内凝固症候群（DIC）

① 急性・慢性膵炎の急性増悪時：1 回 10 mg を 5%ブドウ糖注射液 500 mL に溶解し，約 2 時間前後かけて 1 日 1～2 回静脈内に点滴注入。

② 播種性血管内凝固症候群（DIC）：1 日量を 5%ブドウ糖注射液 1,000 mL に溶解し，毎時 0.06～0.20 mg/kg を 24 時間かけて静脈内に持続注入

重大な副作用
- 血小板減少，高カリウム血症，低ナトリウム血症など

その他
- 製品 pH3.82 の酸性注射剤のため，アルカリ性薬剤と配合し pH 8.64 以上になると白濁する。
- 生理食塩液，無機塩類を含む溶液を直接加えると白濁，あるいは結晶が析出する可能性がある。→溶解には 5%ブドウ糖液，注射用水を用いる。
- アミノ酸輸液に含まれる亜硫酸塩によって加水分解を受ける。
- 血管外漏出により，注射部位に炎症を起こすことがある。

国試のエッセンス

1. 注射用ナファモスタットメシル酸塩の投与により，高カリウム血症が現れることがある。(99-198)
2. ナファモスタットは，急性膵炎の治療に用いられるタンパク質分解酵素阻害薬である。(98-34)

ナフトピジル ㊁
（フリバス®）
（排尿障害治療薬）

| 既出問題番号 | 103-246, 247／102-271／99-28／96-140 |

🔖作用機序

- 前立腺・尿道のアドレナリンα₁受容体を選択的に遮断し，前立腺・尿道の平滑筋収縮を抑制することにより，尿道内圧を低下させ，前立腺肥大症に伴う排尿障害を改善する。

🔖効能・適応／用法・用量

- 前立腺肥大症に伴う排尿障害：1回25 mgを1日1回食後経口投与。1日最高投与量は75 mgまで。

🔖相互作用

- 利尿薬・降圧薬：降圧作用⬆
- ホスホジエステラーゼ5阻害薬（シルデナフィルなど）：症候性低血圧

🔖重大な副作用

- 肝機能障害，起立性低血圧など

国試のエッセンス

1. ナフトピジルは，アドレナリンα₁受容体遮断作用があり，前立腺肥大に伴う排尿困難に用いられる。(96-140)

5　ピリドキシン塩酸塩 局

（アデロキシン®）

（ビタミン B₆ 製剤）

既出問題番号　104-222／103-345／102-310／101-37／96-150

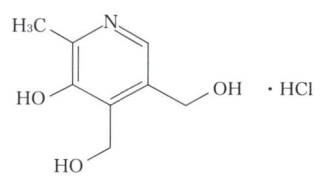

$C_8H_{11}NO_3 \cdot HCl$　分子量：205.64

作用機序

- ビタミン B₆ 製剤。肝臓でピリドキサール 5′-リン酸となって活性をあらわし，細胞，ミトコンドリア内における B₆ 酵素群の補酵素として，生体内のタンパク質，アミノ酸代謝に関与する。

効能・適応／用法・用量

①ビタミン B₆ 欠乏症（イソニアジド投与によるものを含む）の予防および治療（口角炎，口唇炎，舌炎，視神経炎，末梢神経炎など）
- ピリドキシン塩酸塩として：1 日 10〜100 mg

相互作用（⇧：本薬の作用増強，⇩：本薬の作用減弱）

- レボドパの作用⬇

その他

- フロセミドはピリドキシン注射液との配合により，溶解度が減少して白色沈殿を起こす。
- ビタミン製剤は光により分解するため遮光保存とする。

国試のエッセンス

1. イソニアジドの副作用による末梢神経炎には，ピリドキシン塩酸塩を用いる。（96-150［改］）

<table>
<tr><td>5</td><td></td></tr>
</table>

5 プランルカスト水和物 ㊀

(オノン®)

(ロイコトリエン受容体拮抗薬)

既出問題番号　104-38／102-163, 278／101-206／96-238

✎作用機序

- ロイコトリエン受容体に選択的に結合して拮抗作用を示し，気道収縮などを抑制する。

✎効能・適応／用法・用量

①気管支喘息（発作予防）→すでに起こっている喘息発作を寛解する薬ではない。

②アレルギー性鼻炎

　※じん麻疹には適応はない。

①②とも1日450 mgを2回に分けて経口投与

✎処方例

[102-278～279]

33歳女性。鼻づまりの症状が続いていたため，耳鼻科を受診したところ，花粉症と診断された。

処方1：プランルカストカプセル112.5 mg　1回2カプセル（1日4カプセル）

　　　　　1日2回　朝夕食後　14日分

処方2：エバスチン錠10 mg　1回1錠（1日1錠）

　　　　　1日1回　朝食後　14日分

処方3：フルチカゾンプロピオン酸エステル点鼻液50μg　56噴霧用1本

　　　　　1回各鼻腔に1噴霧　1日2回　朝夕　噴霧

処方4：トラマゾリン塩酸塩点鼻液0.118%　10mL

　　　　　鼻閉時　1回各鼻腔に1噴霧　1日4回まで

国試のエッセンス

1. プランルカストは，ロイコトリエン受容体を遮断する。(102-163)
2. プランルカストは，既に起こっている喘息発作を寛解する薬ではない。(96-238)

フルタミド 局

（オダイン®）

（抗悪性腫瘍薬）

既出問題番号　103-37／101-34／99-291／97-289／96-233

作用機序

- 非ステロイド性アンドロゲン受容体拮抗遮断薬である。活性代謝物のヒドロキシフルタミドが，前立腺腫瘍上皮でのアンドロゲン受容体に拮抗的に作用（遮断）し，ステロイド受容体，とくにアンドロゲン作用を抑制することにより抗悪性腫瘍作用を示す。

効能・適応／用法・用量

- 前立腺がん：1回 125 mg を1日3回食後に経口投与

禁　忌

- 肝障害のある患者

重大な副作用

〈警告〉・劇症肝炎などの重篤な肝障害が発症し，本薬との関連性が否定できない死亡例が報告されているため，定期的（少なくとも1か月に1回）に肝機能検査を行うなど，患者の状態を十分に観察すること

　　　　・副作用として肝障害が発生する場合があることをあらかじめ患者に説明するとともに，食欲不振，悪心・嘔吐，全身倦怠感，そう痒，発疹，黄疸などがあらわれた場合には，本薬の服用を中止し，直ちに受診するよう患者を指導すること

- ステロイド受容体遮断によって，間質性肺炎による発熱・乾性咳嗽・呼吸困難（拘束性障害）が生じることや，狭心症，心筋梗塞からの全身倦怠感が生じることがあるため，そのような場合には服薬を中止して，すぐに受診すること

国試のエッセンス

1. フルタミドは前立腺がん治療に用いるアンドロゲン受容体遮断薬である。（101-34）

本書の利用法

30回以上

29〜20回

19〜10回

9〜5回

4回以下

薬効別編

5 メロペネム水和物 ⑤

（メロペン®）

（カルバペネム系抗菌薬）

| 既出問題番号 | 103-232, 267／102-260／101-164／97-83 |

🖊作用機序

・ペニシリン結合タンパク（PBPs）に高い親和性を示し，細菌の細胞壁合成（細胞壁ペプチドグリカンの架橋形成）を阻害する。

🖊効能・適応／用法・用量

①一般感染症：1日0.5〜1g（力価）を2〜3回に分割し，30分以上かけて点滴静注

②発熱性好中球減少症：1日3g（力価）を3回に分割し，30分以上かけて点滴静注

🖊禁　忌

・バルプロ酸ナトリウムと併用すると，血中バルプロ酸濃度が低下。てんかん発作が再発するおそれがある。

🖊体内動態・治療域

・主として腎臓より排泄される。

（ガスモチン®）

（胃・腸機能改善薬／セロトニン関連薬）

🔖作用機序

- 選択的なセロトニン 5-HT$_4$ 受容体刺激薬であり，消化管内在神経叢に存在する 5-HT$_4$ 受容体を刺激し，アセチルコリンの遊離を促進して消化管運動促進作用および胃排泄促進作用を示すと考えられている。

🔖効能・適応／用法・用量

①慢性胃炎に伴う消化器症状（胸やけ，悪心・嘔吐）

- 1 回 5 mg，1 日 3 回，食前又は食後

国試のエッセンス

1. モサプリドは，セロトニン 5-HT$_4$ 受容体を刺激して消化管運動亢進作用を示す。(104-33)

4　5-アミノサリチル酸

（ペンタサ®）

（炎症性腸疾患治療薬）

既出問題番号　104-288, 289／103-327／99-308

作用機序

- 炎症性細胞から放出される活性酸素を消去し，炎症の進展と組織の障害を抑制する。LTB4 の生合成を抑制し，炎症性細胞の組織への浸潤を抑制する。

効能・適応／用法・用量

- 潰瘍性大腸炎
- 潰瘍性大腸炎（重症を除く），クローン病：1 日 1,500〜2,250 mg を 3 回に分けて食後経口投与（ペンタサ®）

禁　忌

- サリチル酸エステル類又はサリチル酸塩類に対する過敏症の既往歴のある患者（交差アレルギーを起こす可能性有り）

重大な副作用

- 下痢，血便など

その他

- メサラジンは小腸上部で吸収されるため大腸まで薬が到達するように制御する必要がある。
- 放出調節製剤であることより，かまずに服用する。また，乳鉢による混合粉砕は避ける。
- 潰瘍性大腸炎に使用されるサラゾスルファピリジンは大腸の腸内細菌によりアゾ結合が切断されメサラジンへと変換され作用発現する。

4 アバタセプト

（オレンシア®）

（抗リウマチ薬／T 細胞選択的共刺激調節剤）

既出問題番号　104-37／103-40／101-39，297

🔖作用機序
・アバタセプトは抗原提示細胞表面の CD80/CD86 に結合することで CD28 を介した共刺激シグナルを阻害する。その結果，関節リウマチの発症に関与する T 細胞の活性化およびサイトカイン産生を抑制する。

🔖効能・適応／用法・用量
・関節リウマチ（既存治療で効果不十分）：患者の体重に基づいた用量を 1 回投与量として点滴静注する。初回投与後，2 週，4 週に投与し，以後 4 週間の間隔で投与を行う。

🔖禁　忌
・重篤な感染症の患者（症状を悪化させるおそれがある）

🔖重大な副作用
・重篤な感染症，間質性肺炎など

🔖その他
・投与に先立って結核に関する十分な問診および胸部レントゲン検査などを行い，適宜胸部 CT 検査などを行うことにより，結核感染の有無を確認する。
・投与に先立って肝炎ウイルス感染の有無を確認する。
・投与中および投与中止後 3 か月間は，生ワクチン接種をしない（ワクチン接種により感染する潜在的リスクがあるため）。

4 アリスキレンフマル酸塩

(ラジレス®)

(降圧薬／直接的レニン阻害薬)

既出問題番号 ▶ 103-156／102-158／101-185, 272

作用機序

- アリスキレンは，レニン-アンジオテンシン系（RAS）サイクルの起点となるレニンを強力かつ選択的に阻害することにより，アンジオテンシノーゲンからアンジオテンシン I への変換を遮断し，血漿レニン活性，アンジオテンシン I およびアンジオテンシン II の濃度を低下させ，持続的な降圧効果を発揮する。

効能・適応／用法・用量

- 高血圧症：1 日 1 回 150〜300 mg を経口投与する。

禁　忌

- 妊婦又は妊娠している可能性のある婦人（ARB 並びに ACE 阻害剤で，妊娠中期〜末期に投与された患者に胎児・新生児死亡，羊水過少症，胎児・新生児の低血圧などがあらわれたとの報告有り）
- イトラコナゾール，シクロスポリンを投与中の患者，ACE 阻害剤又は ARB を投与中の糖尿病患者

相互作用 （⇧：本薬の作用増強）

〈併用禁忌〉

⇧イトラコナゾール・シクロスポリン：血中濃度が上昇するおそれがある。（本剤の P-糖タンパク（Pgp）を介した排出がこれらの薬剤により抑制されると考えられる。）

重大な副作用

- 血管浮腫，高カリウム血症，腎機能障害など

国試のエッセンス

1. アリスキレンは，アンジオテンシン I の産生を抑制する。(102-158)

エスタゾラム 局

(ユーロジン®)

(ベンゾジアゼピン系睡眠薬)

既出問題番号	103-248, 249／102-155／98-155

🖊作用機序

- GABA$_A$受容体複合体のベンゾジアゼピン結合部位に作用し，大脳辺縁系および視床下部における情動機構を抑制する。

🖊効能・適応／用法・用量

①重症筋無力症

- 1回1〜4 mg

②麻酔前投与

- 手術前夜：1回1〜2 mg，麻酔前：1回2〜4 mg

🖊相互作用（⇧：本薬の作用増強）

〈併用禁忌〉・⇧リトナビル（シトクロム P450（CYP）に対する競合的阻害により血中濃度が上昇し，過度の鎮静や呼吸抑制を起こすため，併用は禁忌）

4 キョウニンエキス
（キョウニン水）

（鎮咳去痰薬）

🔖作用機序

・鎮咳去痰薬として古くから使用される。
・キョウニン水にはエタノールが含まれるため，ジスルフィラム，シアナミド，カルモフール，プロカルバジン投与中の患者には禁忌（アルコール反応を起こすおそれがある）

🔖効能・適応／用法・用量

①急性気管支炎に伴う咳嗽および喀痰喀出困難
・1 日 3 mL，3〜4 回分服

🔖その他

・キョウニン水を定量するとシアン化水素が検出される（およそ 0.10 W/V%　製品により含量は異なる）

本書の利用法

30回以上

29〜20回

19〜10回

9〜5回

4回以下

薬効別編

4 精製白糖・ポビドンヨード配合軟膏

(イソジン®シュガーパスタ軟膏)

(褥瘡・皮膚潰瘍治療剤)

既出問題番号　103-189, 198, 199／102-219

作用機序

- 褥瘡表面などから分離される細菌・真菌（黄色ブドウ球菌, 表皮ブドウ球菌, 大腸菌, 緑膿菌, カンジダなど）に強い抗菌作用を示す。

［構成（イソジン®シュガーパスタ軟膏）］

- 1 g 中に精製白糖 700 mg, ポビドンヨード 30 mg

効能・適応／用法・用量

①褥瘡・皮膚潰瘍（熱傷潰瘍, 下腿潰瘍）

- 症状および病巣の広さに応じて適量を使用する。潰瘍面を清拭後, 1日1～2回ガーゼにのばして貼付するか, 又は患部に直接塗布し, その上をガーゼで保護する。

その他

- 眼科用に使用しない
- 多剤と混合して使用しない

本書の利用法

30回以上

29〜20回

19〜10回

9〜5回

4回以下

薬効別編

4 セフジトレン ピボキシル ⓛ

（メイアクト MS®）

（セフェム系抗菌薬）

既出問題番号 ▶ 102-210, 211／101-331／96-225

🔖作用機序

・経口用セフェム系抗菌薬である。

🔖効能・適応／用法・用量

①皮膚感染症，急性気管支炎，肺炎，膀胱炎，中耳炎，副鼻腔炎など

・1回 100 mg，1日3回，食後。重症：1回 200 mg，1日3回食後。小児（細粒）：1回 3 mg/kg（肺炎，中耳炎，副鼻腔炎は 6 mg/kg まで）1日3回食後。成人：1日用量を超えない

🔖処方例

[102-210]

1歳男児。耳鼻科を受診。中耳炎と診断。

処方：セフジトレン　ピボキシル細粒 10%　1回 0.5 g（1日 1.5 g）
　　　　　1日3回　朝昼夕食後　5日分

国試のエッセンス

1. 小児，乳幼児においてピボキシル基を有する抗菌剤の投与により低カルニチン血症に伴う低血糖が現れることがある。痙れん，意識障害が出たときは投与中止，受診。(102-210)

505

ソラフェニブトシル酸塩

(ネクサバール®)

(抗悪性腫瘍剤／キナーゼ阻害剤)

既出問題番号 　101-65, 222, 338／100-333

◢作用機序

- 腫瘍進行に関与する C-Raf，正常型および変異型 B-Raf キナーゼ活性，並びに c-KIT などの受容体チロシンキナーゼ活性を阻害する。さらに腫瘍血管新生に関係する血管内皮増殖因子（VEGF）受容体を阻害することで血管新生を抑制する。腫瘍細胞の ERK（extracellular signal-related kinase：MAP キナーゼの 1 種）リン酸化を抑制し，アポトーシスを誘導。

◢体内動態・治療域

- 主に肝臓で代謝され，ヒトにおいては CYP3A4 による第 I 相酸化的代謝ならびに UGT1A9 による第 II 相グルクロン酸抱合反応により代謝される。

◢効能・適応／用法・用量

①根治切除不能又は転移性の腎細胞がん，切除不能な肝細胞がん，根治切除不能な甲状腺がん

- 1 回 400 mg，1 日 2 回

◢処方例

[101-338]

54 歳男性。腎細胞がん治療のため入院。退院時に以下の処方が出た。

処方 1：ソラフェニブトシル酸塩錠 200 mg　1 回 2 錠（1 日 4 錠）
　　　　　1 日 2 回　朝夕食後　14 日分

処方 2：白色ワセリン　100 g
　　　　　1 回適量　1 日 4 回　手，足に塗布

◢その他

- 妊婦又は妊娠している可能性のある女性は禁忌

本書の利用法

30回以上

29〜20回

19〜10回

9〜5回

4回以下

薬効別編

国試のエッセンス

1. ソラフェニブは手足症候群，剝脱性皮膚炎，中毒性表皮壊死融解症（TEN），皮膚粘膜眼症候群（Stevens-Johnson 症候群）などが現れることがあるので副作用発現時は皮膚科受診の指導が必要。(101-338)

4 チアラミド塩酸塩 局

（ソランタール®）

（塩基性非ステロイド性抗炎症薬）

既出問題番号　103-160／101-38／99-208／95-131

効能・適応／用法・用量

・関節炎，腰痛症，急性上気道炎などの鎮痛・消炎：1 回 100 mg を 1 日 3 回経口投与

　※痛風発作にはインドメタシン，ナプロキセンなどの酸性非ステロイド性抗炎症薬が第一選択薬である。

その他

・塩基性 NSAIDs であり，シクロオキシゲナーゼ阻害作用はほとんどない。

4 チンピ 局

（漢方薬）

既出問題番号　102-212, 213／101-110／98-108

その他

・チンピ（陳皮）の温メタノール抽出液にリボン状マグネシウムおよび塩酸を加えると，液は赤紫色を呈する。チンピに含まれるヘスペリジンに基づくフラボノイドの呈色反応である。

4 テリパラチド（遺伝子組換え）

（フォルテオ®）

（骨粗しょう症治療薬）

既出問題番号 ▶ 103-37／102-161／99-63, 216

🔖作用機序

- テリパラチドは，内因性のヒト副甲状腺ホルモン（PTH，パラソルモン）の活性部分である N 末端側フラグメントであり，34 個のアミノ酸で構成されている遺伝子組換え PTH（1-34）である。1 日 1 回の投与頻度で間欠的に投与すると，前駆細胞から骨芽細胞への分化が促進され，骨芽細胞のアポトーシスが抑制されて，骨梁ならびに皮質骨の内膜および外膜面において骨芽細胞機能が活性化され，破骨細胞機能を上回るため，骨形成が促進される。

🔖効能・適応／用法・用量

①骨折の可能性が高い骨粗しょう症

- 1 日 1 回 20 μg を皮下注，投与は 24 か月間まで

4 トラマドール塩酸塩

（トラマール®，ワントラム®，トラムセット®）

（疼痛治療剤／非麻薬性鎮痛薬）

既出問題番号　103-302／102-156／101-336／99-155

🖋作用機序

・トラマドールは，麻薬拮抗性鎮痛薬である。オピオイドμ受容体刺激作用だけではなく，セロトニン・ノルアドレナリンの再取り込みを阻害し，下行性疼痛抑制系を賦活する。非麻薬性鎮痛薬（麻薬ではない鎮痛薬）として扱う。

🖋効能・適応／用法・用量

①非オピオイドで治療困難な疼痛を伴う，各種がん，慢性疼痛における鎮痛

・内服：1日100〜300 mg，4回分服，1回100 mg，1日400 mgを超えない

・注射：1回100〜150 mg筋注，必要に応じ4〜5時間ごとに反復（増減）

4 トリアムテレン 🏥
(トリテレン®)

(K 保持性利尿薬)

既出問題番号 ▶ 104-156／103-35／101-158／98-159

🔖作用機序

- 遠位尿細管から集合管に直接作用し Na⁺チャネルを遮断。結果として Na⁺-K⁺交換系を抑制し利尿作用を示す（Na⁺は排泄，K⁺は体内に保持される）。

🔖効能・適応／用法・用量

①高血圧症（本態性，腎症など），心性浮腫（うっ血性心不全），腎性・肝性浮腫

- 1 日 90～200 mg，2～3 回分服

🔖重大な副作用

- 高カリウム血症などの電解質異常

🔖その他

- アルドステロンとは無関係なので，アルドステロン分泌低下時も有効である →スピロノラクトンはアルドステロン受容体を遮断し，Na⁺-K⁺交換系を抑制する。
- K 保持性利尿薬は，併用するチアジド系利尿薬やループ利尿薬による K⁺の尿中排泄を抑制する。
- 夜間排尿を避けるため午前中投与が望ましい。

国試のエッセンス

1. トリアムテレンは，遠位尿細管から集合管において Na⁺チャネルを遮断し，Na⁺の再吸収を抑制する。(98-159)

4 ニンジン 局
（漢方薬）

既出問題番号 103-109／102-212／101-110／99-108

🖊その他

・ニンジン（人参）は，精油成分としてパナキシノール，ダンマラン系トリテペノイドサポニンであるギンセノシド Rg_1 を含む。

4 ビカルタミド

（カソデックス®）

（前立腺がん治療剤）

既出問題番号 103-246／101-294／100-260, 261

作用機序

- 標的細胞中のアンドロゲン受容体の細胞質から核への移行を阻害し，前立腺がんに対する増殖抑制作用を示す

体内動態・治療域

- 主に肝臓で代謝され，ヒトにおける主代謝反応は水酸化反応およびグルクロン酸抱合である。

効能・適応／用法・用量

①前立腺がん

- 1日1回80 mg

その他

- 小児（男児）は，生殖器官の正常発育へ影響を及ぼすおそれあり。

プソイドエフェドリン塩酸塩
（ディレグラ®）

（α交感神経刺激薬）

既出問題番号　101-324, 325, 343／98-308

🔖作用機序

- プソイドエフェドリン塩酸塩は，α受容体を刺激し，鼻粘膜の血管平滑筋を収縮させ，血流を減少させることにより，鼻粘膜の充血や腫脹を軽減し，強い鼻閉改善効果を示す。

🔖効能・適応／用法・用量

- アレルギー性鼻炎（ディレグラ®：フェキソフェナジン塩酸塩とプソイドエフェドリン塩酸塩の配合錠）

＊OTC 医薬品では，鼻炎用内服薬やかぜ薬に配合されている。

🔖禁　忌

- 尿閉のある患者（症状が悪化するおそれがある）
- 重症の高血圧・重症の冠動脈疾患の患者（症状が悪化するおそれがある）

🔖相互作用

- 選択的 MAO-B 阻害剤（セレギリン）：血圧上昇などが起こるおそれがある。

🔖その他

- 末梢血管を収縮させて鼻閉の改善を目的として用いられる（気管支拡張作用による鎮咳作用を主な目的とするメチルエフェドリン塩酸塩やエフェドリンなどと異なる）。
- プソイドエフェドリンは，競技会時に禁止される興奮薬に該当するので，うっかりドーピングに注意する。

4 フルルビプロフェン 🏥

（フロベン®）

（非ステロイド性抗炎症薬）

既出問題番号　103-85／102-169, 202／99-171

🖊作用機序
- プロスタグランジン生合成阻害作用

🖊効能・適応／用法・用量
- 関節リウマチ，変形性関節症などの消炎・鎮痛：1回 40 mg を 1 日 3 回経口投与

🖊禁　忌
- 消化性潰瘍のある患者（プロスタグランジン合成阻害作用による胃粘膜防御能の低下により，消化性潰瘍を悪化）
- 重篤な腎障害のある患者（プロスタグランジン合成阻害作用による腎血流量の低下などにより，腎障害をさらに悪化）
- アスピリン喘息（非ステロイド性消炎鎮痛剤などによる喘息発作の誘発）のある患者（喘息発作を誘発することがある）
- 妊娠後期の婦人

🖊相互作用
〈併用禁忌〉ロメフロキサシン，ノルフロキサシン，プルリフロキサシン→重篤な中枢性痙れんを引き起こすことがある。

🖊その他
〈プロドラッグ〉フルルビプロフェンアキセチルは，リピッドマイクロスフェア製剤であり，カルボキシエステラーゼにより加水分解されてフルルビプロフェンが生じる。

4 ベラプロストナトリウム 局

(ドルナー®, プロサイリン®)

(抗血小板薬)

既出問題番号　103-34／101-36／99-162／97-158

作用機序

- プロスタグランジンI_2（プロスタサイクリン：PGI_2）誘導体の経口剤。血小板および血管平滑筋の PGI_2 受容体（プロスタノイド IP 受容体）を刺激→アデニル酸シクラーゼ活性化→細胞内 cAMP ⬆と Ca^{2+} 流入⬇により抗血小板作用，血管拡張作用を示し，末梢循環障害を改善する。

効能・適応／用法・用量

① 慢性動脈閉塞症に伴う潰瘍・疼痛および冷感の改善：1 日 120 mg を 3 回に分けて経口投与

② 原発性肺高血圧症

禁　忌

- 出血している患者（出血↑）

重大な副作用

- 出血傾向，頭痛，顔面潮紅

国試のエッセンス

1. ベラプロストは血管平滑筋細胞においてサイクリック AMP（cAMP）を増やすことで血管拡張作用を示す。(103-34[改])
2. ベラプロストは，血小板のプロスタノイド IP 受容体を刺激して，血小板凝集を抑制する。(101-36[改])

本書の利用法

30回以上

29〜20回

19〜10回

9〜5回

4回以下

薬効別編

4 マオウ

（漢方薬）

既出問題番号 102-89／101-214, 215／98-261

🔖 相互作用

・マオウ（麻黄）が含まれているため、マオウ含有製剤、エフェドリン類含有製剤、MAO阻害剤、カテコールアミン製剤、甲状腺製剤などの交感神経刺激作用を有する医薬品との相互作用に注意が必要である。

4 ミコフェノール酸モフェチル

（セルセプト®）

（免疫抑制薬）

既出問題番号 103-278／101-188／100-216／96-201

効能・適応／用法・用量

①腎移植後の難治性拒絶反応

・1回1500 mg，1日2回12時間毎，食後

②腎移植時拒絶反応抑制

・1回1000 mg，1日3000 mgまで。1日2回12時間毎，食後

・小児：1回300〜600 mg/m²，1日2回12時間毎，食後は最大2000 mgまで

③心・肝・肺・膵移植時拒絶反応抑制

・1回500〜1500 mg，1日2回12時間毎，注意深く増減

④ループス腎炎

・投与開始時は原則ステロイド併用：1回250〜1000 mg，1日2回12時間毎，食後は最大1日3000 mgまで

・小児：1回150〜600 mg/m²，1日2回12時間毎，食後は最大2000 mgまで

国試のエッセンス

1. 腎移植時に免疫抑制薬として，副腎皮質ステロイド薬，アザチオプリン，タクロリムス水和物，ミコフェノール酸モフェチルなどが使用される。（96-201）

4 メトプロロール酒石酸塩 ⓖ

（ロプレソール®，セロケン®）

（降圧薬／狭心症治療薬／抗不整脈薬）

既出問題番号 103-151／101-329／96-194／95-200

🖊作用機序

- 選択的 β_1 受容体遮断薬である。β_1 受容体の遮断作用により，心機能を抑制し，心筋の酸素消費量を減少させる。また，腎傍糸球体細胞からのレニン分泌を抑制する。
- β_1 受容体遮断により，刺激伝導速度を低下させ，刺激閾値を増大させる。

🖊効能・適応／用法・用量

①本態性高血圧症（軽症〜中等症）

- 1 日 60〜120 mg，3 回分服，1 日 240 mg まで増量可

②狭心症，頻脈性不整脈

- 1 日 60〜120 mg，2〜3 回分服

🖊禁　忌

- 高度の徐脈

🖊体内動態・治療域

- 肝代謝型

　├─肝初回通過効果大→経口投与のバイオアベイラビリティ低い（ただし内服薬あり）。

　└─肝障害時，減量の必要あり。

　※高齢者：肝固有クリアランス⬇，肝血流量⬇→$t_{1/2}$⬆→AUC⬆

- 血漿タンパク非結合率⬆→分布容積⬆
- 脂溶性が高く肝抽出率の大きな β 遮断薬は，食事により消化管の血液量が増加すると，肝で初回通過効果を受ける割合が減少する→血中濃度上昇

🖊相互作用（⇧：本薬の作用増強）

- ⇧交感神経系に対し抑制的に作用するほかの薬剤（レセルピンなど），Ca 拮抗薬（ベラパミル，ジルチアゼム）
- 血糖降下薬→血糖降下薬の作用増強。また低血糖症状をマスク

519

重大な副作用

- 喘息症状誘発・悪化（しかし気管支喘息患者には禁忌ではなく，慎重投与である），徐脈

処方例

参照：p.109（ランソプラゾール）

その他

- β_1 選択性が強いため，気管支喘息，コントロール不良の糖尿病患者に使用できる（肺血管などの β_2 受容体には作用しない）。

国試のエッセンス

1. メトプロロールは選択的 β_1 受容体遮断薬であるため，心筋細胞の β_1 受容体を遮断し，心筋収縮抑制作用を示す。(103-151)

4 リトドリン塩酸塩 ㊁

(ウテメリン®)

(子宮弛緩薬／切迫早産治療薬)

既出問題番号 ▶ 103-151／102-248／101-28／96-141

🖊作用機序

- 選択的アドレナリンβ_2受容体刺激薬である。
- アドレナリンβ_2受容体を刺激して，子宮平滑筋を選択的に弛緩させる（cAMP ⬆による Ca の貯蔵部位への取込み促進，子宮の異常収縮を抑える→子宮運動⬇）。

🖊効能・適応／用法・用量

①切迫早産，切迫流産

- 内服：1回 5 mg，1日3回
- 注射：50 mg を 500 mL の5%ブドウ糖液，又は 10%マルトース注射液に希釈し 50 μg/分で点滴開始。有効用量は 50～150 μg/分，毎分 200 μg まで

🖊処方例

[102-248]

26 歳女性。妊娠 30 週。妊娠高血圧症で経過観察中。切迫早産のため入院。

処方1：リトドリン塩酸塩注射液（50 mg/アンプル　1本）　50 mg

　　　　10%マルトース注射液　500 mL

　　　　30 mL/h で点滴静注

処方2：メチルドパ錠 250 mg　1回1錠（1日2錠）

　　　　1日2回　朝夕食後　3日分

国試のエッセンス

1. リトドリン塩酸塩は選択的β_2受容体遮断薬であり，重大な副作用として高血糖を起こすことがある。(102-248)

4 レボセチリジン塩酸塩

(ザイザル®)

(持続性選択 H_1 受容体拮抗・アレルギー性疾患治療剤)

既出問題番号　103-328／101-107／100-288, 289

◆作用機序

- アレルギー反応の即時相と遅発相の両相に作用する。即時相では選択的かつ強い抗ヒスタミン作用と，肥満細胞からのケミカルメディエーター遊離抑制作用によりアレルギーの諸症状を速やかに改善する。遅発相では，主に好酸球の遊走と活性化を抑制することによりアレルギー性炎症の持続と進展を抑制する。

◆体内動態・治療域

- CYP3A4 による脱アルキル化により代謝される。臨床用量での CYP1A2，2C9，3A4，UGT1A の誘導効果はなく，同じく臨床用量での CYP1A2，2C9，2C19，2D6，2E1，3A4 の阻害効果はない。

◆効能・適応／用法・用量

①アレルギー性鼻炎，じん麻疹，湿疹，皮膚炎，痒疹，皮膚そう痒症

- セチリジン塩酸塩として：1 日 1 回 10 mg，就寝前，最高 1 日 20 mg
- 小児：1 日 2 回（朝・就寝前）
- ドライシロップ：2 歳以上 7 歳未満は 1 回 2.5 mg，7 歳以上 15 歳未満は 1 回 5 mg

◆処方例

[103-328]

8 歳男児。湿疹により皮膚科を受診。

処方 1：レボセチリジン塩酸塩錠 5 mg　1 回 0.5 錠（1 日 1 錠）
　　　　　1 日 2 回　朝食後・就寝前　7 日分

◆その他

- セチリジン塩酸塩（ラセミ体）の R-エナンチオマー

本書の利用法

30回以上

29〜20回

19〜10回

9〜5回

4回以下

薬効別編

国試のエッセンス

1. レボは左旋性を意味する。(101-107)
2. セチリジンのラセミックススイッチ（キラルスイッチ）により開発
された光学活性体である（R-セチリジン）。(101-107)

アミトリプチリン塩酸塩 ⓔ

（トリプタノール®）

（三環系抗うつ薬）

既出問題番号　103-310／102-156／97-60

作用機序

・脳内のノルアドレナリンおよびセロトニンの再取り込みを抑制する。シナプス間隙にモノアミン量が増加することにより，抗うつ作用を示す。

効能・適応／用法・用量

・うつ病，うつ状態：初期 1 日 30〜75 mg，1 日 150 mg まで漸増，分割投与，まれに 300 mg まで増量する。
・夜尿症：1 日 10〜30 mg，就寝前
　※薬用量：うつ病＞夜尿症

禁忌

・緑内障（眼圧上昇）
・尿閉（前立腺疾患など）→抗コリン作用のため悪化

重大な副作用

・悪性症候群，悪心・嘔吐，食欲不振
・口渇，排尿困難，眼圧上昇（抗コリン作用による）→第一世代の三環系抗うつ薬であり，抗コリン作用は強い。
・起立性低血圧（アドレナリン α_1 受容体遮断作用による）
・眠気（ヒスタミン H_1 受容体遮断作用による）

その他

・活性代謝物はノルトリプチリンである。
・がん性疼痛において，鎮痛薬とともに鎮痛補助薬として用いることがある。

本書の利用法

30回以上

29〜20回

19〜10回

9〜5回

4回以下

薬効別編

国試のエッセンス

1. アミトリプチリンは，下行性疼痛抑制系の神経終末でのセロトニンおよびノルアドレナリン再取り込みを阻害し，痛覚情報伝達を抑制する。(102-156)

アリピプラゾール

（エビリファイ®）

（抗精神病薬／MARTA）

既出問題番号　103-154, 295／101-30

作用機序

- アリピプラゾールは，ドパミン D_2 受容体部分アゴニスト作用，ドパミン D_3 受容体部分アゴニスト作用，セロトニン 5-HT_1A 受容体部分アゴニスト作用およびセロトニン 5-HT_2A 受容体アンタゴニスト作用を併せ持つ薬剤である。

効能・適応／用法・用量

- 統合失調症：1 日 6〜12 mg を開始用量，1 日 6〜24 mg を維持用量とし，1 回又は 2 回に分けて経口投与

禁忌

- バルビツール酸誘導体・麻酔剤などの中枢神経抑制剤の強い影響下にある患者（中枢神経抑制作用が増強されるおそれがある），アドレナリンを投与中の患者

体内動態・治療域

- 肝代謝型薬物（主として CYP3A4 と CYP2D6 で代謝される）

相互作用（⇧：本薬の作用増強，⇩：本薬の作用減弱）

- ⇧ CYP 2D6 阻害作用を有する薬剤（パロキセチンなど）
- ⇧ CYP 3A4 阻害作用を有する薬剤（イトラコナゾールなど）
- ⇩ CYP 3A4 誘導作用を有する薬剤（カルバマゼピン，リファンピシンなど）

重大な副作用

- 糖尿病性ケトアシドーシス，低血糖，不眠，体重増加など

その他

- アリピプラゾール水和物持続性注射剤は，4 週に 1 回，臀部筋内または三角筋内に投与する。

本書の利用法

30回以上

29〜20回

19〜10回

9〜5回

4回以下

薬効別編

国試のエッセンス

1. アリピプラゾールは，ドパミン D_2 受容体およびセロトニン5-HT_{1A} 受容体に対して部分刺激薬として作用する。(103-154)
2. アリピプラゾールはドパミン D_2 受容体の部分刺激薬で，統合失調症の陽性症状と陰性症状を改善する。(101-30)

3 イプラグリフロジン L-プロリン
（スーグラ®）

（糖尿病治療薬／SGLT2 阻害薬）

既出問題番号　103-216／102-59, 340

作用機序

- 血中グルコースは血液循環を介して腎臓に到達した後に糸球体でろ過され，近位尿細管で再吸収される。SGLT は Na^+ の濃度勾配を駆動力としてグルコースを細胞内へ能動輸送するトランスポーターであり，ヒトにおいて近位尿細管におけるグルコース再吸収は SGLT2 による。この SGLT2 を選択的に阻害することによりグルコースの再吸収を抑制し，血液中の過剰なグルコースを体外に排出させ血糖値を低下させる。

体内動態・治療域

- 主代謝酵素はグルクロン酸抱合反応を触媒する UGT2B7 であると考えられる。

効能・適応／用法・用量

①2 型糖尿病

- 1 日 1 回 50 mg 朝食前又は朝食後。効果不十分：1 日 1 回 100 mg まで増量可

処方例

[103-216]

45 歳女性。2 型糖尿病。グリメピリド錠とボグリボース錠による薬物治療中，以下の処方を追加。

処方：イプラグリフロジン L-プロリン錠 50 mg　1 回 1 錠（1 日 1 錠）

　　　　 1 日 1 回　朝食後　14 日分

国試のエッセンス

1. SGLT-2 は主に腎臓の近位尿細管におけるグルコースの再吸収に関与。グルコース輸送体（GULT）や SGLT は単糖の輸送体でありマルトースなどの二糖類の輸送は行わない。原尿中のグルコースは SGLT2 によりほぼ 100%再吸収される。(103-216)

3 イホスファミド

（イホマイド®）

（抗悪性腫瘍薬）

既出問題番号 103-90／102-206, 207

効能・適応／用法・用量

①肺小細胞がん，前立腺がん，子宮頸がん，骨肉腫
- 1 日 1.5～3 g（30～60 mg/kg），3～5 日間連日点滴静注または静注（1 コース），3～4 週間ごとに反復

②再発又は難治性の胚細胞腫瘍（精巣腫瘍，卵巣腫瘍，性腺外腫瘍）
- 併用療法：1 日 1.2 g/m²，5 日間連日点滴静注を 1 コースとし 3～4 週間ごとに反復

③悪性骨・軟部腫瘍
- DXR 併用時：1 日 1.5～3 g/m²，3～5 日間連日点滴静注を 1 コースとし，3～4 週間ごとに反復，総投与量コース 10 g/m² 以下
- 単独投与：1 コース総投与量 14 g/m² まで点滴静注または静注，反復

④小児悪性固形腫瘍
- 併用療法：1 日 1.5～3 g/m²，3～5 日間連日点滴静注（1 コース），3～4 週ごとに反復，総投与量 1 コース 10 g/m² 以下，全治療コース 80 g/m² 以下

⑤悪性リンパ腫
- 併用療法：1 日 0.8～3 g/m²，3～5 日間連日点滴静注（1 コース）3～4 週ごとに反復，総投与量 1 コース 10 g/m² 以下，小児はコース 80 g/m² 以下

重大な副作用
- 出血性膀胱炎（排尿痛，残尿感，頻尿，血尿），排尿障害

その他
- イホスファミド投与に伴う出血性膀胱炎の発現抑制にメスナを用いることがある。

3 オーラノフィン 局

（先発品は販売中止：リドーラ®）

（疾患修飾性抗リウマチ薬（DMARD））

既出問題番号　103-40／101-39／100-163

🔖作用機序

- 自己抗体産生抑制作用および抗炎症作用を有する金製剤である。疾患修飾性抗リウマチ薬（DMARD）に分類される。

🔖効能・適応／用法・用量

①関節リウマチ（NSAIDs で効果不十分な場合）

- 1回3 mg，1日2回（朝・夕食後），1日6 mg まで

🔖禁　忌

- 妊婦：催奇形性

グリチルリチン酸

(強力ネオミノファーゲンシー®)

(肝炎治療薬)

既出問題番号 103-333／102-34／95-138

作用機序

- 11β-水酸化ステロイド脱水素酵素を阻害することによって，ヒドロコルチゾンからコルチゾンへの変換を阻害する（ヒドロコルチゾンの方がコルチゾンよりも糖質コルチコイド作用が強い）。
- T細胞からのインターフェロンγの産生とⅠ型ヘルパーT細胞を誘導し，慢性肝疾患における肝機能異常の改善に用いられる。

効能・適応／用法・用量

① 慢性肝疾患における肝機能異常改善
- 1日1回 40〜60 mg，静注，点滴静注，1日 100 mL を限度

② 小児ストロフルス，湿疹，皮膚炎，じん麻疹，皮膚そう痒症，口内炎など
- 1日1回 5〜20 mL 静注

処方例

[102-332]

73歳女性。再発非小細胞肺がんのためゲフィチニブ錠 250 mg を1日1回服用，軽度の肝機能障害が現れたため処方1が出された。3週間後，血清カリウム値の異常により処方2，高血圧症により処方3が出された。

処方1：グリチルリチン酸-アンモニウム・グリシン・DL-メチオニン配合錠
    1回2錠（1日6錠）
    1日3回　朝昼夕食後

処方2：塩化カリウム徐放錠 600 mg　1回2錠（1日4錠）
    1日2回　朝夕食後

処方3：オルメサルタン　メドキソミル錠 20 mg　1回1錠（1日1錠）
    1日1回　朝食後

その他

- 強力ネオミノファーゲンシー®静注（グリチルリチン酸モノアンモニウ

ム・グリシン・L システイン塩酸塩）は，慢性肝疾患に対して 1 日 1 回 40〜60mL を静脈内に注射または点滴静注する。用量は，年齢や症状により適宜増減するが，増量する場合は 1 日 100mL を限度とする。

本書の利用法

30 回以上

29〜20 回

19〜10 回

9〜5 回

4 回以下

薬効別編

国試のエッセンス

1. グリチルリチン酸の処方により，薬剤性偽アルドステロン症を生じた結果，低カリウム血症を伴う高血圧症を発症したと考えられる。
   (102-332)

3 サリチル酸ナトリウム 🈁

(サルソニン)

(非ステロイド性抗炎症薬)

既出問題番号 103-85, 170／102-169

🖊作用機序
- プロスタグランジン生合成阻害作用

🖊効能・適応／用法・用量
- 症候性神経痛：1回 0.5～1.0 g を 1 日 1～数回静脈内注射

🖊体内動態・治療域
- 尿がアルカリ性になると，尿細管での再吸収が低下し，その腎クリアランスは大きくなる。
- サリチル酸の尿細管再吸収速度は，尿の pH が高いほど遅くなる。

国試のエッセンス

1. アスコルビン酸の併用により，サリチル酸の尿細管からの再吸収が促進され，その腎クリアランスは小さくなる。(102-169)

本書の利用法
30回以上
29〜20回
19〜10回
9〜5回
4回以下
薬効別編

3 シナカルセト塩酸塩
（レグパラ®）
（カルシウム受容体作動薬）

既出問題番号 ▶ 103-37／101-161／98-186

作用機序
・副甲状腺のカルシウム受容体に作用することで副甲状腺ホルモン分泌を抑制する。

効能・適応／用法・用量
・維持透析下の二次性副甲状腺機能亢進症：1日1回25〜75 mgを経口投与

重大な副作用
・低カルシウム血症，QT延長，悪心・嘔吐など

国試のエッセンス
1. シナカルセトは，副甲状腺細胞のカルシウム受容体（カルシウム感知受容体）を刺激して，パラトルモンの分泌を抑制する。(103-37)
2. 維持透析下に副甲状腺機能亢進症が発症した症例には，シナカルセト塩酸塩が有効である。(98-186)

🖊作用機序

- ショウキョウ（生姜）は，熱帯アジア原産の多年性草木であり，根茎を薬用とする。薬用には辛味性の強い小生姜または中生姜が使われる。胃腸薬やかぜ薬に用いられる他，鎮嘔，鎮痛，止瀉などに用いられる漢方薬に高頻度で配合される。

3 シロドシン 局

(ユリーフ®)

(排尿障害改善薬)

🔎 作用機序

- 下部尿路組織である前立腺，尿道，および膀胱三角部の α_{1A} 受容体サブタイプに選択的に結合して交感神経系の伝達を遮断することにより，下部尿路組織平滑筋の緊張を緩和し，尿道内圧の上昇を抑制して前立腺肥大症に伴う排尿障害を改善する。

🔎 体内動態・治療域

- 主に肝臓で代謝され，代謝酵素はアルコール脱水素酵素およびアルデヒド脱水素酵素，UDP-グルクロン酸転移酵素および CYP3A4 である。ヒトにおける主代謝物はグルクロン酸抱合体。

🔎 効能・適応／用法・用量

①前立腺肥大症に伴う排尿障害

- 1回4 mg，1日2回，朝夕食後

🔎 処方例

[101-248]

55歳男性。前立腺肥大に伴う排尿障害。急に抑えきれない強い尿意を感じるとの訴えから処方2が追加。

処方1：シロドシン錠4 mg　1回1錠（1日2錠）

　　　　1日2回　朝夕食後　14日分

処方2：プロピベリン塩酸塩錠10 mg　1回1錠（1日1錠）

　　　　1日1回　朝食後　14日分

🔎 その他

P-糖タンパクの基質である。

本書の利用法

30回以上

29〜20回

19〜10回

9〜5回

4回以下

薬効別編

本書の利用法
30回以上
29〜20回
19〜10回
9〜5回
4回以下
薬効別編

3 スルファジアジン銀 _局

（ゲーベン®）

（皮膚潰瘍治療薬）

既出問題番号 ▶ 103-198, 199／102-219

🖋効能・適応／用法・用量

①外傷，熱傷および手術創などの二次感染，びらん・潰瘍の二次感染

・1日1回（1%クリーム）

国試のエッセンス

1. スルファジアジン銀クリームを塗布し，創部の水分コントロールをしつつ，壊死細胞を軟化させてから除去する。(103-197)

チペピジンヒベンズ酸塩 ⓛ

(アスベリン®)

(鎮咳薬)

既出問題番号　104-195／103-270／101-159

🖊作用機序

- 延髄の咳中枢を抑制することにより，鎮咳作用を示す。また，気管支腺分泌を亢進し気道粘膜線毛上皮運動を亢進することにより，去痰作用を示す。

🖊効能・適応／用法・用量

- 感冒，上気道炎，急性・慢性気管支炎などに伴う咳嗽および喀痰喀出困難：1日60～90 mgを3回に分けて経口投与

🖊処方例

[103-270～271]

23歳男性。マイコプラズマ肺炎と診断され，以下の薬剤が投薬された。

服用を始めて2日後，男性は夜中に眠れなくなったので，薬剤情報提供書を薬局に持参してかかりつけ薬剤師に相談した。

処方：

1. シプロフロキサシン錠200 mg　　　1回1錠（1日2錠）
　　　1日2回　朝夕食後　7日分

2. カルボシステイン錠500 mg　　　　1回1錠（1日3錠）
　　アンブロキソール塩酸塩錠15 mg　1回1錠（1日3錠）
　　チペピジンヒベンズ酸塩錠20 mg　1回1錠（1日3錠）
　　　1日3回　朝昼夕食後　7日分

3. モンテルカスト錠10 mg　　　　　　1回1錠（1日1錠）
　　　1日1回　就寝前　7日分

🖊その他

- 非麻薬性鎮咳薬である。
- 赤味がかった着色尿がみられることがある（代謝物による）。

3 ツロブテロール塩酸塩 🈭

（ホクナリン®，ベラチン®）

（気管支拡張薬）

🔖効能・適応／用法・用量

①気道閉塞性障害（気管支喘息，急性・慢性気管支炎，肺気腫）に基づく呼吸困難など諸症状の寛解

- 内服：1回1 mg，1日2回，小児：1日0.04 mg/kg，2回分服
- テープ：1日1回2 mg，胸部，背部，上腕部のいずれかに貼付。小児：1日1回，6か月～3歳未満は0.5 mg，3～9歳未満は1 mg，9歳以上は2 mg

🔖処方例

参照：p.451（スプラタストトシル酸塩）

🔖その他

- β_2受容体刺激薬であるツロブテロールの吸入は，過度に使用を続けた場合には，不整脈や心停止の危険がある。
- 早朝の気管支喘息発作の抑制のため，皮膚に用いて全身作用を期待する経皮治療システム（TTS）として使用される。

リネゾリド

（ザイボックス®）

（オキサゾリジノン系抗菌薬）

既出問題番号 103-232, 300／102-200

作用機序

- リネゾリドは細菌リボソームと結合し，翻訳過程の 70S 開始複合体の形成を妨げ，細菌のタンパク合成を阻害する。一方，ポリソームの伸長あるいはペプチド結合の合成は阻害せず，作用機序は従来の抗菌薬と異なる。

効能・適応／用法・用量

- 適応菌種はメチシリン耐性黄色ブドウ球菌（MRSA）およびバンコマイシン耐性のエンテロコッカス・フェシウムによる各種感染症
- 1 回 600 mg を 12 時間ごとに 30 分〜2 時間かけて点滴静注
- 1 回 600 mg を 12 時間ごとに経口投与

相互作用

- モノアミン酸化酵素（MAO）阻害剤（塩酸セレギリン）：両薬剤が相加的に作用し血圧上昇などがあらわれるおそれがある（非選択的，可逆的 MAO 阻害作用を有するため）。
- セロトニン作動薬：セロトニン症候群（非選択的，可逆的 MAO 阻害作用を有するため）

重大な副作用

- 血小板減少症などの骨髄抑制，代謝性アシドーシス，低ナトリウム血症，下痢など

でる順医薬品 第8版

薬効別編

区分	掲載薬効	掲載頁
がん	抗悪性腫瘍薬	545
高血圧症	降圧薬	551
	利尿薬	556
糖尿病	糖尿病治療薬	558
心疾患・脳血管障害	抗不整脈薬	561
	心不全治療薬	564
	狭心症治療薬	566
	抗血栓薬	568
精神神経疾患	抗うつ薬	571
	抗精神病薬	573
	抗てんかん薬	575
	睡眠薬	577
	抗不安薬	579
	アルツハイマー型認知症治療薬	581
	パーキンソン病治療薬	583
免疫・アレルギー疾患	抗アレルギー薬	586
	喘息治療薬	588
	抗リウマチ薬	590
	免疫抑制薬	593
	ステロイド薬	595
感染症	抗菌薬	599
	抗真菌薬	604
	抗結核薬	606
その他	解熱鎮痛消炎薬	608
	麻薬・非麻薬性鎮痛薬	610
	消化性潰瘍治療薬	612
	脂質異常症治療薬	615
	骨粗しょう症治療薬	618
	緑内障治療薬	620
	高尿酸血症治療薬	622

抗悪性腫瘍薬

医薬品名	出題回数	掲載頁
メトトレキサート（MTX）	28	35
フルオロウラシル	21	66
イリノテカン塩酸塩水和物	20	73
シクロホスファミド水和物	19	90
シスプラチン	18	102
ゲフィチニブ	13	183
タモキシフェンクエン酸塩	13	190
リツキシマブ	11	263
ドキソルビシン塩酸塩	10	285
パクリタキセル	10	291
トラスツズマブ	9	319
ビンクリスチン硫酸塩	9	327
イマチニブメシル酸塩	8	349
カルボプラチン	8	357
サリドマイド	8	363
ブレオマイシン塩酸塩	8	378
ベバシズマブ	8	380
ホリナート（レボホリナート）カルシウム	7	419
リュープロレリン酢酸塩	7	430
エトポシド	6	440
ゲムシタビン塩酸塩	6	443
ゴセレリン酢酸塩	6	444
テガフール	6	—
ドセタキセル水和物	6	455
アナストロゾール	5	474

医薬品名	出題回数	掲載頁
オキサリプラチン	5	―
セツキシマブ	5	―
フルタミド	5	496
カペシタビン	4	―
クリゾチニブ	4	―
シタラビン	4	―
ソラフェニブトシル酸塩	4	506
イホスファミド	3	529
ダサチニブ水和物	3	―
メルカプトプリン水和物（6-MP）	3	―
レトロゾール	3	―
テムシロリムス	2	―
ドキシフルリジン	2	―
パニツムマブ（遺伝子組換え）	2	―
マイトマイシン C	2	―
エピルビシン塩酸塩	1	―
ニロチニブ	1	―
ネダプラチン	1	―
ビンブラスチン硫酸塩	1	―
顆粒球コロニー刺激因子（G-CSF）製剤	0	―

悪性腫瘍の治療には抗悪性腫瘍薬が第一選択となることもあれば，手術や放射線治療との組み合わせ，手術前のがんの縮小を目的としたものなど，その治療法は多岐にわたる。抗腫瘍薬は，アルキル化薬が登場して以来，さまざまなタイプの薬が開発されている。

化学療法（主に 6 種類／ p.548 表参照）
・アルキル化薬
構造内のアルキル基が DNA の 2 本鎖に作用し架橋を形成することで，1 本鎖に分離することを抑制し，腫瘍の増殖を停止させる。アルキル化薬は，マスタード類とニトロソウレア類に分類される。

・代謝拮抗薬
DNA の構成成分と類似した化学構造を持ち，増殖の盛んながん細胞の増殖を阻害する。したがって，DNA 合成期である細胞周期 S 期に作用するものが多い。

・抗がん性抗菌剤
培養された放線菌によって産生される化合物またはその誘導体である。DNA の合成阻害や細胞膜を破壊し，効果を発揮する。

・微小管阻害薬
細胞が分裂するのに重要な微小管の働きを抑えることにより抗腫瘍効果を発揮する。

・白金製剤
DNA のグアニン残基とアデニン残基に結合し，白金架橋を形成して DNA 複製と RNA 合成を抑制する。アルキル化薬に類似した作用である。

・トポイソメラーゼ阻害薬
DNA を合成するトポイソメラーゼを阻害し，DNA の合成を阻害する。

<化学療法に用いられる代表的な抗悪性腫瘍薬とその分類>

分類		薬剤名
アルキル化薬	マスタード類	シクロホスファミド，イホスファミド，ブスルファン
	ニトロソウレア類	ニムスチン，ラニムスチン
代謝拮抗薬	葉酸代謝拮抗薬	メトトレキサート，ホリナートカルシウム，レボホリナートカルシウム
	ピリミジン代謝拮抗薬	フルオロウラシル，テガフール，ドキシフルリジン，カペシタビン
	プリン類	メルカプトプリン，フルダラビン
	シタラビン類	シタラビン，シタラビンオクホスファート水和物，ゲムシタビン
抗がん性抗菌剤	アントラサイクリン系	ドキソルビシン，ダウノルビシン，エビルビシン
	その他	ブレオマイシン，マイトマイシンC，アクチノマイシンD
微小管阻害薬	ビンカアルカロイド系	ビンクリスチン，ビンブラスチン
	タキサン系	パクリタキセル，ドセタキセル
白金製剤		シスプラチン，カルボプラチン，オキサリプラチン，ネダプラチン
トポイソメラーゼ阻害薬		イリノテカン，エトポシド

🍷分子標的治療

　化学療法では，がん細胞の増殖を抑えて治療を行うが，全身に作用するため，正常な細胞も同様に攻撃してしまい，骨髄抑制や肝腎障害，脱毛，吐き気など多くの副作用が生じる。分子標的治療薬は，がん遺伝子やがん制御遺伝子，シグナル伝達遺伝子，薬剤耐性・感受性遺伝子，アポトーシス関連因子などがん細胞に特異的に多く発現している遺伝子やタンパク質を抑制し，効果を発揮する。

〈分子標的治療に用いられる代表的な抗悪性腫瘍薬とその分類〉

分類	薬剤名
モノクローナル抗体製剤	トラスツズマブ
	リツキシマブ
	ベバシズマブ
	セツキシマブ
	ラムシルマブ
	パニツムマブ
	デノスマブ
チロシンキナーゼ阻害薬	イマチニブ
	ゲフィチニブ
	ダサチニブ
	ソラフェニブ
	ニロチニブ
その他のキナーゼ阻害薬	クリゾチニブ
	テムシロリムス
プロテアソーム阻害薬	ボルテゾミブ

🩸ホルモン療法 (p.550 表参照)

　腫瘍の中には，増殖や発育に関して特定のホルモンに依存しているものがあり，経口や注射によりそのホルモンと拮抗するホルモンを投与することでがん細胞の発育を阻止する治療法がある。「ホルモン療法」や「内分泌治療」と呼ばれ，乳がん，子宮体がん，前立腺がん，甲状腺がん，腎がんなどが対象となる。

〈ホルモン療法で用いられる代表的な抗悪性腫瘍薬とその分類〉

分類	薬剤名
抗エストロゲン薬	タモキシフェン
	トレミフェン
エストロゲン合成阻害薬	アナストロゾール
	レトロゾール
抗アンドロゲン薬	フルタミド
	ビカルタミド
卵胞ホルモン	エチニルエストラジオール
黄体ホルモン	クロルマジノン酢酸エステル
LH-RH 誘導体	リュープロレリン
	ゴセレリン

🔴 その他の抗悪性腫瘍薬

　再発又は難治性の多発性骨髄腫，らい性結節性紅斑にサリドマイドが使用される。国家試験では，抗悪性腫瘍薬に関する出題に加え，薬害やサリドマイド製剤安全管理手順に関する出題が多い。

降圧薬

医薬品名	出題回数	掲載頁
アムロジピンベシル酸塩	26	39
ロサルタンカリウム	19	98
ニフェジピン	17	122
プロプラノロール塩酸塩	17	131
エナラプリルマレイン酸塩	16	136
カンデサルタン シレキセチル	14	173
テルミサルタン	12	219
リシノプリル水和物	12	225
アテノロール	11	228
クロニジン塩酸塩	8	360
ジルチアゼム塩酸塩	7	402
シルニジピン	6	450
プラゾシン塩酸塩	6	463
オルメサルタン メドキソミル	5	475
バルサルタン	5	—
アリスキレンフマル酸塩	4	501
カプトプリル	4	—
テモカプリル塩酸塩	4	—
ビソプロロールフマル酸塩	4	—
ブナゾシン塩酸塩	4	—
メトプロロール酒石酸塩	4	519
ラベタロール	4	—
イミダプリル	3	—
ドキサゾシンメシル酸塩	3	—
フェロジピン	3	—

医薬品名	出題回数	掲載頁
マニジピン塩酸塩	3	―
アロチノロール塩酸塩	2	―
インダパミド	2	―
エホニジピン	2	―
テラゾシン塩酸塩水和物	2	―
ニカルジピン塩酸塩	2	―
レセルピン	2	―
アゼルニジピン	1	―
シラザプリル水和物	1	―
ニソルジピン	1	―

　高血圧患者の約 90％は原因不明のいわゆる「本態性高血圧」である。高血圧の治療は，診察室血圧より家庭血圧を重視して治療を進めるべきであり，すべての高血圧（140/90mmHg 以上）に対し，正常域（140/90mmHg 未満，家庭血圧では 135/85mmHg 未満）に到達することを目標とする。第 1 段階は生活習慣の修正から開始し，改善が見られない場合に第 2 段階として薬物治療を併用する。高血圧治療のエンドポイントは，単に正常域血圧まで血圧を下げることではなく，持続する高血圧によって引き起こされる心血管系障害の発生を抑制し，死亡率を減少させることにある。

　生活習慣の改善のみで降圧が不十分な場合や高リスクを伴う患者では，降圧薬を使用する。積極的適応がない本態性高血圧患者では，第一選択薬である Ca 拮抗薬，アンジオテンシンⅡ受容体拮抗薬（ARB），アンジオテンシン変換酵素（ACE）阻害薬，少量利尿薬の中から状況に応じて適切な薬剤を選択する。原則として 1 日 1 回投与を低用量から開始し緩徐な降圧を目指し，効果不十分の場合は増量，または他剤を併用する。

🩸Ca 拮抗薬

高血圧治療に広く使用される薬剤で，血管拡張作用により血管抵抗性が減少する。副作用も少ないため，第一選択薬として用いられる。ジヒドロピリジン系は末梢血管に作用して血管を拡張し，心臓に対してはほとんど作用しない血管選択性を有する。一方，ジルチアゼムなどの非ジヒドロピリジン系は心抑制作用を有するため，心不全や高度の徐脈の患者には禁忌となる。ジヒドロピリジン系はグレープフルーツジュースとの相互作用が知られるが，薬剤によってその影響は異なり，ニソルジピンでは影響が大きく，アムロジピンはほとんど影響しない。

🩸ACE 阻害薬

アンジオテンシン変換酵素（ACE）を阻害することにより血圧を低下させる。空咳の副作用に注意が必要だが，心不全改善作用や腎保護作用をもつ（p.564「心不全治療薬」の項も参照）。

🩸ARB

AT1 受容体を選択的に遮断し，血圧を低下させる。ACE 阻害薬に類似し，心不全改善作用や腎保護作用をもつ。ACE 阻害薬でみられる空咳の副作用がほとんどない（p.564「心不全治療薬」の項も参照）。Ca 拮抗薬に次いで，ARB も多く処方される。

🩸利尿薬

古くから降圧薬として使用されてきたが，糖や脂質，尿酸の代謝面の副作用から単独で使用されることが少なくなり，少量の利尿薬と ARB を併用する場合が多い（p.556「利尿薬」，p.564「心不全治療薬」の項を参照）。

🩸β遮断薬，α遮断薬，αβ遮断薬

心臓や血管の収縮に関わる交感神経の作用を遮断して降圧作用をもたらす。β遮断薬は，比較的降圧作用が弱く，心保護作用が強い。合併症のない高血圧治療の第一選択薬からは除外されている。心不全患者では，少量から投与を開始し徐々に増量することで予後を改善することができる（p.564「心不全治療薬」の項も参照）。

〈代表的な降圧薬とその分類〉

	分類	薬剤名
Ca 拮抗薬	ジヒドロピリジン系	ニフェジピン，アムロジピン，ニソルジピン，ニカルジピン，フェロジピン，シルニジピン，マニジピン，アゼルニジピン，エホニジピン
	ベンゾチアゼピン系	ジルチアゼム
レニン-アンジオテンシン系抑制薬	ACE 阻害薬	カプトプリル，イミダプリル，エナラプリル，アラセプリル，リシノプリル，テモカプリル，シラザプリル
	ARB	テルミサルタン，カンデサルタン，ロサルタン，バルサルタン，オルメサルタンメドキソミル
	レニン阻害薬	アリスキレン
利尿薬	※1	※1
交感神経抑制薬	α_1 受容体遮断薬	プラゾシン，ブナゾシン，テラゾシン，ドキサゾシン
	非選択的 β 受容体遮断薬	プロプラノロール，カルテオロール
	選択的 β_1 受容体遮断薬	アテノロール，ビソプロロール，メトプロロール
	α_1，β 受容体遮断薬	アロチノロール，ラベタロール，アモスラロール，カルベジロール
	アドレナリン作動性神経遮断薬	レセルピン
中枢性交感神経抑制薬		クロニジン
血管拡張薬		ヒドララジン

※1：p.556「利尿薬」の項参照

〈降圧薬に適した病態〉

	Ca 拮抗薬	ARB/ACE 阻害薬	サイアザイド系利尿薬	β 遮断薬
左室肥大	◯	◯		
心不全		◯ (少量から開始)	◯	◯ (少量から開始)
頻脈	◯ (非ジヒドロピリジン系)			◯
狭心症	◯			◯
心筋梗塞		◯		◯
CKD 蛋白尿−		◯	◯	
CKD 蛋白尿＋		◯		
脳血管障害慢性期		◯	◯	
糖尿病／メタボリックシンドローム		◯		
骨粗しょう症			◯	
誤嚥性肺炎		◯		

薬効別編

利尿薬

医薬品名	出題回数	掲載頁
フロセミド	25	44
スピロノラクトン	16	139
アセタゾラミド	11	226
トリクロルメチアジド	10	288
ヒドロクロロチアジド	7	413
D-マンニトール	4	—
イソソルビド	4	—
カンレノ酸カリウム	4	—
トリアムテレン	4	511
トラセミド	3	—
ブメタニド	3	—
トルバプタン	2	—
メフルシド	1	—

　利尿薬は，高血圧治療に用いられる場合とその利尿効果からうっ血性心不全，腎疾患や肝疾患による浮腫，特発性浮腫などに用いられることがある。降圧効果を目的とする場合は，サイアザイド系利尿薬が使用されることが多く，ARB＋利尿薬（ヒドロクロロチアジドまたはトリクロルメチアジド）の配合薬，Ca拮抗薬＋ARB＋利尿薬（ヒドロクロロチアジド）の配合薬が販売されている。サイアザイド系利尿薬の利尿効果は弱い。一方，利尿効果によるうっ血性心不全の治療には，ループ系利尿薬やK保持性利尿薬が使用される。

〈代表的な利尿薬の分類と適応〉

	薬剤名	適応		
		高血圧	うっ血性心不全／浮腫	その他
サイアザイド系利尿薬	トリクロルメチアジド	○	○	○
	ヒドロクロロチアジド	○	○	○
サイアザイド系類似薬	メフルシド	○	○	
ループ系利尿薬	フロセミド	○	○	○
	ブメタニド		○	○
	トラセミド		○	
	アゾセミド		○	
カリウム保持性利尿薬	スピロノラクトン	○	○	○
	トリアムテレン	○	○	
	カンレノ酸カリウム		○	○
炭酸脱水素酵素阻害薬	アセタゾラミド		○	○
浸透圧性利尿薬	イソソルビド			○
	D-マンニトール			○

薬効別編

糖尿病治療薬

医薬品名	出題回数	掲載頁
インスリン ヒト（遺伝子組換え）	28	28
メトホルミン塩酸塩	25	48
ボグリボース	20	84
グリメピリド	18	100
ピオグリタゾン塩酸塩	16	149
シタグリプチンリン酸塩水和物	13	186
グリベンクラミド	12	204
ナテグリニド	12	223
アカルボース	5	―
ミチグリニドカルシウム水和物	5	―
アログリプチン安息香酸塩	4	―
イプラグリフロジン L-プロリン	3	528
ビルダグリプチン	3	―
ミグリトール	3	―
リラグルチド（遺伝子組換え）	3	―
インスリンデテミル	2	―
トルブタミド	2	―
ダパグリフロジン	1	―
ブホルミン塩酸塩	1	―
リナグリプチン	1	―
クロルプロパミド	0	―

糖尿病のうち，約90％は2型糖尿病であり，発症原因は遺伝因子と環境因子がほぼ半々である。2型糖尿病の初期段階ではほとんど自覚症状を示すことはなく，ゆっくりと症状が進む。一方，残りの10％は1型糖尿病であり，1型糖尿病の可能性が高いのは，若年での発症や急性発症，肥満がない患者，甲状腺疾患を持つ患者，1型糖尿病の家族歴がある場合などである。新規の糖尿病患者に高頻度に認められる症状は，口渇，多飲，多尿，意図しない体重減少である。空腹時血糖が126mg/dL以上，75gOGTTの2時間血糖値200mg/dL以上，随時血糖値200mg/dL以上のいずれか，もしくはHbA1c 6.5％以上（NGSP値）を満たせば糖尿病と診断される。

　2型糖尿病で食事・運動療法で管理不十分な場合は，薬物治療が適応となる。治療薬は，経口血糖降下薬，GLP-1受容体作動薬，インスリン製剤に大別される。WHOの糖尿病治療に関する指針では，医療資源が限られている地域でも適用できるように，2型糖尿病治療ではメトホルミンを第一選択薬とし，インスリン療法においてはヒトインスリン製剤を優先的に使用することを推奨している。しかし，日本人ではインスリン分泌能が減弱した2型糖尿病患者が多く，DPP-4阻害薬の有用性と使用頻度が高くなっている。

<〈代表的な糖尿病治療薬〉

		種類	薬剤名
経口血糖降下薬	インスリン抵抗性改善	ビグアナイド薬	メトホルミン塩酸塩
		チアゾリジン薬	ピオグリタゾン塩酸塩
	インスリン分泌促進	スルホニル尿素薬	グリベンクラミド，グリクラジド，グリメピリド
		速効型インスリン分泌薬	ナテグリニド，ミチグリニド
		DPP-4 阻害薬	シタグリプチンリン酸塩水和物，ビルダグリプチン，アログリプチン，リナグリプチン，アナグリプチン，サキサグリプチン水和物，トレラグリプチン，オマリグリプチン
	糖吸収・排泄調節薬	α-グルコシダーゼ阻害薬	アカルボース，ボグリボース，ミグリトール
		SGLT2 阻害薬	イプラグリフロジン，ダパグリフロジン，ルセオグリフロジン，トホグリフロジン，カナグリフロジン，エンパグリフロジン
インスリン製剤		超速効型インスリンアナログ製剤	インスリンアスパルト，インスリンリスプロ，インスリングルリジン
		速効型ヒトインスリン製剤	ヒトインスリン
		持効型溶解インスリンアナログ製剤	インスリンデグルデク，インスリンデテミル，インスリングラルギン
		中間型ヒトインスリン製剤	ヒトイソフェンインスリン
その他		ヒト GLP-1 アナログ製剤	リラグルチド，エキセナチド，リキシセナチド，デュラグルチド

抗不整脈薬

医薬品名	出題回数	掲載頁
プロプラノロール塩酸塩	17	131
リドカイン	17	133
ベラパミル塩酸塩	16	153
アテノロール	11	228
ジルチアゼム塩酸塩	7	402
ベプリジル塩酸塩水和物	6	468
メキシレチン塩酸塩	6	471
ジソピラミド	5	483
シベンゾリンコハク酸塩	5	—
ソタロール塩酸塩	5	489
ニフェカラント塩酸塩	4	—
ビソプロロールフマル酸塩	4	—
メトプロロール酒石酸塩	4	519
キニジン硫酸塩水和物	3	—
ピルシカイニド塩酸塩水和物	3	—
プロカインアミド塩酸塩	3	—
アセブトロール塩酸塩	1	—
フレカイニド酢酸塩	1	—
プロパフェノン	1	—

不整脈は，心筋の収縮が不規則となり，心臓の拍動の速さ（心拍数）が正常範囲内にない状態のことである。大きく分類すると，脈が速くなる「頻脈性不整脈」と脈が遅くなる「徐脈性不整脈」に分けられる。頻脈性不整脈は刺激生成異常によるものであり，徐脈性不整脈の多くは興奮伝導異常によるものである（洞徐脈，洞停止などは刺激生成異常による）。不整脈の種類を下表に示した。

〈刺激生成異常と興奮伝導異常〉

刺激生成異常	洞徐脈，洞停止		徐脈性不整脈
	洞性不整脈，ペースメーカー移動		頻脈性不整脈
	洞頻脈		
	期外収縮	上室期外収縮，心室期外収縮	
	発作性頻拍	上室性頻拍，心室性頻拍	
	心房粗動，心房細動，心室細動		
	補充調律・収縮，人工ペースメーカー調律		
興奮伝導異常	洞房ブロック，心房内ブロック		徐脈性不整脈
	房室ブロック	第一房室ブロック，第二房室ブロック，完全房室ブロック	
	心室内伝導障害	一枝ブロック，二枝ブロック，三枝ブロック	
		その他の心室内伝導障害	
	WPW 症候群		

〈抗不整脈の Vaughan Williams 分類と主な適応症〉

Vaughan Williams 分類		薬剤名	主な適応
クラス	作用・性質		
I群	I a	活動電位持続時間延長	ジゾピラミド，ジベンゾリン，キニジン，プロカインアミド	期外収縮（上室性，心室性），発作性頻拍（上室性，心室性）
	I b	活動電位持続時間短縮	リドカイン[※1]，メキシレチン	リドカイン：期外収縮（上室性，心室性），発作性頻拍（上室性，心室性），メキシレチン：頻脈性不整脈（心室性）
	I c	活動電位時間不変	ピルジカイニド，プロパフェノン，フレカイニド	他の抗不整脈薬が使用できないか，または無効の頻脈性不整脈
II群		β 受容体遮断	プロプラノロール，ピンドロール，カルテオロール，ナドロール，アテノロール，アセブトロール，メトプロロール，ビソプロロール	頻脈性不整脈（上室性，心室性）
III群		K^+ チャネル遮断薬	ソタロール，ニフェカラント，アミオダロン	生命に危機がある場合で，他の抗不整脈薬が無効または使用できない心室細動，心室性頻拍，心房細動（アミオダロン）
IV群		Ca^{2+} チャネル遮断薬	ベラパミル，ジルチアゼム，ベプリジル	上室性頻脈性不整脈

※1：リドカインは急性心筋梗塞による心室性不整脈の予防にも用いられる。

薬効別編

心不全治療薬

医薬品名	出題回数	掲載頁
ジゴキシン	33	13
フロセミド※1	25	44
エナラプリルマレイン酸塩※2	16	136
スピロノラクトン※3	16	139
アミオダロン塩酸塩※4	14	167
カンデサルタン シレキセチル※5	14	173
カルベジロール	12	202
リシノプリル水和物※6	12	225
ドブタミン塩酸塩※7	7	408
カルペリチド	5	478
カプトプリル※8	4	―
デノパミン	4	―
ピモベンダン	3	―
ミルリノン	2	―
コルホルシンダロパート塩酸塩	1	―
ジギトキシン	1	―
メチルジゴキシン	1	―

※：ACE 阻害薬, ARB, 利尿剤などで心不全関連として出題されているものは以下の通り。なお, 複合問題の主文については, 1問目を記載している。
※1：〈104-252／102-290／101-182, 292／99-286／98-196, 268〉
※2：〈102-290／100-182／99-286／98-157／95-132〉
※3：〈104-252／102-290／98-268〉
※4：〈100-182〉
※5：〈102-291〉
※6：〈104-196／101-182, 275, 293〉
※7：〈100-182／98-196／97-32〉
※8：〈101-292〉

「心不全」とは病名でなく，何らかの原因で心臓の機能低下が生じ，全身に血液を十分に送り出せなくなる状態である。症状としては，息切れや呼吸困難，疲労，浮腫，動悸などがある。心不全に対する薬物療法の目的には大きく分けて2つあり，1つ目は息切れなどの症状を改善し生活の質（QOL）をよくすること，2つ目は心不全の進行を抑え生命予後を改善することである。治療に用いられる薬はさまざまなものがあり，血液循環や血管の状態をコントロールするものや，強心薬，心保護作用を持つものが広く用いられる。軽症でうっ血に基づく浮腫や呼吸困難がみられる場合は，利尿薬から治療を始める。

〈収縮機能障害による心不全における代表的な治療薬〉

ACE 阻害薬	禁忌を除くすべての患者に対する投与（無症状の患者も含む）
ARB	ACE 阻害薬に忍容性のない患者に対する投与
	ACE 阻害薬との併用
β遮断薬	有症状の患者に対する予後の改善を目的とした投与
	無症状の左室収縮機能不全患者に対する投与
	頻脈性心房細動を有する患者へのレートコントロールを目的とした投与
ミネラルコルチコイド受容体拮抗薬	ループ利尿薬，ACE 阻害薬がすでに投与されているNYHA 心機能分類Ⅱ度以上，LVEF＜35％の患者に対する投与
ループ利尿薬，サイアザイド系利尿薬	うっ血に基づく症状を有する患者に対する投与
ジギタリス	洞調律の患者に対する投与
	頻脈性心房細動を有する患者に対するレートコントロールを目的とした投与
アミオダロン	重症心室性不整脈とそれに基づく心停止の既往のある患者における投与

薬効別編

狭心症治療薬

医薬品名	出題回数	掲載頁
アムロジピンベシル酸塩	26	39
ニフェジピン	17	122
プロプラノロール塩酸塩	17	131
ニトログリセリン	16	146
ベラパミル塩酸塩	16	153
アテノロール	11	228
カルテオロール塩酸塩	9	308
ジルチアゼム塩酸塩	7	402
ニコランジル	7	411
硝酸イソソルビド	6	447
ジピリダモール	4	―
ビソプロロールフマル酸塩	4	―
メトプロロール酒石酸塩	4	519
エホニジピン	2	―
ベタキソール塩酸塩	2	―
アルプレノロール塩酸塩	1	―
亜硝酸アミル	0	―

　狭心症とは，冠動脈の何らかの病変により一過性の心筋の酸素欠乏が生じ，胸痛および周辺の随伴症状を呈する病態の総称である。狭心症は，虚血発作であり，心筋の酸素需要と供給のバランスが崩れることで一時的に酸素不足が生じるが心筋はその後，回復する。一方，心筋梗塞は冠動脈が完全に閉塞した状態が持続し，心筋が壊死してしまう状態である。狭心症は，労作により心筋の酸素消費量が増加して誘発される「労作性狭心症」と冠動脈の狭窄がないにも関わらず，冠攣縮（スパスム）によって引き起こされる「安静狭心症」に分類

される。安静狭心症は，就寝中や早朝に発作を起こすことが多い。

　治療には，狭心症のタイプに合わせた医薬品を用いるが，その目的は狭心症発作の寛解，狭心症発作の予防，心筋梗塞への移行阻止，突然死の予防である。労作性狭心症による狭心症発作時には，ニトログリセリンや硝酸イソソルビド錠剤またはスプレーの舌下頓用が行われる。予防には，硝酸薬，β遮断薬，Ca拮抗薬，抗血小板薬などがある。また，冠攣縮性の狭心症には，Ca拮抗薬が有効である。

〈治療薬の種類〉

	労作狭心症 （冠硬化）	安静狭心症 （冠攣縮）	労作・安静 狭心症	薬品名
硝酸薬	○	◎	◎	ニトログリセリン，硝酸イソソルビド，ニコランジル
β受容体遮断薬	◎	×	○	プロプラノロール，ピンドロール，カルテオロール，アテノロール，アセブトロール，メトプロロール，ビソプロロール，ベタキソロール
Ca拮抗薬	○〜◎	◎	◎	ニフェジピン，アムロジピン，ベラパミル，ジルチアゼム，エホニジピン，
抗血小板薬※	○	○	○	ジピリダモール

※：抗血小板薬は併用が望ましい。

抗血栓薬

医薬品名	出題回数	掲載頁	分類
アスピリン[※1]	36	5	抗血小板薬
ワルファリンカリウム	35	9	抗凝固薬
クロピドグレル硫酸塩	15	158	抗血小板薬
イコサペント酸エチル (EPA)[※2]	14	169	抗血小板薬
チクロピジン塩酸塩	13	193	抗血小板薬
シロスタゾール	12	213	抗血小板薬
ヘパリンナトリウム	10	298	抗凝固薬
ダビガトランエテキシラートメタンスルホン酸塩	9	313	抗凝固薬
サルポグレラート塩酸塩	6	446	抗血小板薬
アルテプラーゼ	5	—	血栓溶解薬
オザグレル塩酸塩水和物	5	—	抗血小板薬
ダルテパリンナトリウム	5	490	抗凝固薬
ナファモスタットメシル酸塩	5	491	タンパク分解酵素阻害剤
ジピリダモール	4	—	抗血小板薬
ベラプロストナトリウム	4	516	抗血小板薬
アルガトロバン水和物	3	—	抗凝固薬
ウロキナーゼ	2	—	血栓溶解薬
ダナパロイドナトリウム	2	—	抗凝固薬
トロンボモデュリン アルファ	2	—	抗凝固薬
プラスグレル	1	—	抗血小板薬

※1：アスピリンは解熱鎮痛薬としても用いられる。抗血小板薬としてアスピリンが出題されている問題は以下の通り。なお，複合問題の主文については，1問目を記載している。

〈104-208，260／103-68，183，246，252，273／102-204，304／101-216，250／100-254／99-182／98-254／97-282，294，327，333〉
※2：EPA は，脂質異常症にも用いられる。抗血小板薬として EPA が出題されている問題は以下の通り。
〈103-258／99-333〉

抗血栓薬は，作用機序の違いにより抗血小板薬，抗凝固薬，血栓溶解薬に分類される。

ずり応力と血栓症

当然のことながら，血液は血管の中を流れている。血管内腔の中心部では比較的速い流度で赤血球が流れ，血小板や白血球は血管壁近傍を比較的遅いスピードで流れている。血液には粘性があるため，このスピード差と粘性から血管壁では摩擦力，すなわち「ずり応力（Shear Stress）」が生じている。ずり応力は，血流速度に比例し，血管径に逆比例することから，血流の速い動脈や血管径の細い毛細血管では，ずり応力が高くなり，静脈など血流の遅い血管ではずり応力は低くなる。血小板の活性化には，ずり応力がシグナルになると考えられており，ずり応力の高い動脈では血小板主体の血栓が形成されやすい。したがって，動脈が原因となる脳梗塞や心筋梗塞，狭心症などの血栓予防には抗血小板薬が広く用いられる。一方，心房細動や深部静脈血栓症，肺塞栓など血流の乱れやうっ滞により生じる血栓症では凝固因子の働きが重要であるため，主に抗凝固薬が使用される。

抗血小板薬

抗血小板薬はずり応力惹起血小板凝集を抑制し，動脈硬化などによる動脈性血栓の生成を防止する。代表的な医薬品には低用量アスピリン，クロピドグレル，プラスグレル，シロスタゾール，チクロピジンなどがある。

アスピリンは抗血小板薬として広く使用されているが，副作用として消化性潰瘍が生じることがある。現在，アスピリンの投与継続の向上を目的としてランソプラゾールとの配合剤（タケルダ®）が販売されている。

また，経皮的冠動脈形成術（PCI）が適用される虚血性心疾患にクロピドグレルを使用する場合，アスピリンとの併用が必須であり，二剤抗血小板療法の服薬不良により心血管リスクイベントを著明に上昇させる危険性がある。そのため，二剤抗血小板療法の服薬アドヒアランス向上のため，クロピドグレルと

アスピリンの合剤（コンプラビン®配合錠）が発売されている。

🦴抗凝固薬

　ずり応力の低い静脈では，フィブリン血栓（凝固系の活性化）が生じやすく，血液のうっ滞が原因になることが多い。例えば，心房細動により心臓内の血液の流れが悪くなると，フィブリン血栓が生じ，それが脳に飛来して栓塞が生じると心原性脳塞栓症となる。エコノミークラス症候群も静脈の流れが滞り，生じた血栓が血流に乗り肺動脈を栓塞することで発症する。代表的な医薬品にはワルファリンカリウムやヘパリン，エドキサバン，リバーロキサバン，ダビガトランエテキシラートメタンスルホン酸塩などがある。

抗うつ薬

医薬品名	出題回数	掲載頁
イミプラミン塩酸塩	9	306
パロキセチン塩酸塩水和物	8	371
フルボキサミンマレイン酸塩	4	—
ミルナシプラン塩酸塩	4	—
アミトリプチリン塩酸塩	3	524
アモキサピン	3	—
トラゾドン塩酸塩	3	—
セルトラリン	2	—
マプロチリン塩酸塩	2	—
ミアンセリン塩酸塩	2	—
セチプチリン	1	—

本書の利用法
30回以上
29〜20回
19〜10回
9〜5回
4回以下
薬効別編

　うつ病では，気分の落ち込みや喜び・興味の減退などの症状が長く続く。抑うつ障害群は，DSM-5において大うつ病性障害，持続性抑うつ障害，月経前不快気分障害（PMDD），物質・医薬品誘発性抑うつ障害，他の医学的疾患による抑うつ障害，特定不能のうつ病性障害などに分類されるが，大うつ病性障害が「うつ病」の典型である。大うつ病性障害は，気分の落ち込みや喜び・興味の減退などの症状が1日中，ほぼ毎日，少なくとも2週間以上持続する精神疾患と定義される。

　抗うつ薬は，脳内の神経伝達系（セロトニン，ノルアドレナリン系）に作用するが，その作用機序によって三環系，四環系，選択的セロトニン再取り込み阻害薬（SSRI），セロトニン・ノルアドレナリン再取り込み阻害薬（SNRI）およびノルアドレナリン作動性・特異的セロトニン作動性抗うつ薬（NaSSA）の5つに分類される。中でも，SSRIやSNRIが第一選択として用いられる。ベンゾジアゼピン系は常用量であっても1か月以上継続使用すると依存性の

危険がある。常用量で依存になると，離脱症状が出現し，減断薬が困難になる。その他にも耐性や認知機能障害など多くの副作用が発現する可能性があり，漫然と長期投与することは避けるべきである。

〈代表的な抗うつ薬とその分類〉

分類	薬剤名
三環系抗うつ薬	イミプラミン，アミトリプチリン，クロミプラミン，アモキサピン
四環系抗うつ薬	マプロチリン，セチプチリン，ミアンセリン
非三環系抗うつ薬	トラゾドン
SSRI	フルボキサミン，パロキセチン，セルトラリン，エスシタロプラム
SNRI	ミルナシプラン，デュロキセチン
NaSSA	ミルタザピン

抗精神病薬

医薬品名	出題回数	掲載頁
クロルプロマジン塩酸塩	11	239
ハロペリドール	9	323
オランザピン	8	355
スルピリド※	8	365
クエチアピンフマル酸塩	7	398
リスペリドン	7	428
アリピプラゾール	3	526
スピペロン	2	—
ペロスピロン塩酸塩水和物	2	—
フルフェナジンマレイン酸塩	0	—

※スルピリド：101-246，98-57 は消化器系で出題

　統合失調症は，幻聴，妄想，不安・緊張，注意・判断力など知覚・思考，情動，認知機能に障害をきたす症候群である。DSM-5 では，統合失調症の症状として，①妄想，②幻覚，③まとまりのない発語，④ひどくまとまりのない，または緊張病性の行動，⑤陰性症状があげられている。治療では，薬物治療と心理社会療法を併用した包括的な治療が行われ，多くは回復するが再発しやすく慢性的な経過をとり，一部重症化することもある。青年期に発症することが多く，素因と環境因の複合的な影響が原因とされるが，詳細は明らかになっていない。しかし，出生から思春期にかけ細胞レベルでの神経発達の障害が生じ，時間をかけ基本障害が形成すると推定されている（神経発達障害仮説）。

　治療薬には，第 1 世代抗精神病薬（定型）と第 2 世代抗精神病薬（非定型）がある。第 1 世代抗精神病薬の中心的な薬理作用はドパミン遮断作用であり，統合失調症ではドパミンの機能が亢進しているのではないかという仮説に基づいた治療法である（ドパミン仮説）。しかし，ドパミン遮断薬では，陽性症状

は改善するが陰性症状はほとんど改善できない。このことから，ドパミン以外にもセロトニンやグルタミン酸なども深く関与していることが考えられる。第2世代抗精神病薬は，ドパミン遮断作用以外にもセロトニン受容体の遮断作用も有する。現在，初発精神病性障害には第2世代抗精神病薬（非定型）が第一選択となる。

〈代表的な抗精神病薬とその分類〉

	分類	薬剤名
定型抗精神病薬	フェノチアジン誘導体	クロルプロマジン，フルフェナジン
	ブチロフェノン誘導体	ハロペリドール，ブロムペリドール，スピペロン
	ベンズアミド誘導体	スルピリド
非定型抗精神病薬	SDA	リスペリドン，ペロスピロン
	MARTA	オランザピン，クエチアピン，クロザピン
	ドパミン部分刺激薬	アリピプラゾール

SDA：Serotonin Dopamine Antagonist
MARTA：multi-acting receptor targeted antipsychotics

抗てんかん薬

医薬品名	出題回数	掲載頁
フェノバルビタール	22	59
フェニトイン	20	81
バルプロ酸ナトリウム	17	125
ラモトリギン	8	384
エトスクシミド	6	439
カルバマゼピン	4	—
ガバペンチン	3	—
クロナゼパム	2	—
ゾニサミド	2	—
プリミドン	2	—
クロバザム	1	—
レベチラセタム	1	—

　てんかんとは，てんかん発作を引き起こす持続的な素因を特徴とする脳の障害であり，大脳の神経細胞の過剰な興奮により脳の発作性症状が反復性に起こる病態である。てんかんは，以下の条件のうち，いずれかの状態にあてはまる場合に診断される。

①24時間以上の間隔で2回以上の発作がある場合

②非誘発性発作が1回あり，脳卒中などの発症後，2回目の発作が起こる確率が60％以上ある場合

③てんかん症候群と診断されている場合

　てんかん発作は，脳の一部分が興奮して起こる「焦点（部分）発作」と脳の大部分または全体が興奮して起こる「全般発作」に分類される。

本書の利用法

30回以上

29〜20回

19〜10回

9〜5回

4回以下

薬効別編

```
                    ┌─────────────────┐
                    │   てんかん発作    │
                    └─────────────────┘
            ┌───────────────┴───────────────┐
    ┌───────────────┐               ┌───────────────┐
    │ 焦点（部分）発作 │               │    全般発作     │
    └───────────────┘               └───────────────┘
```

- 単純部分発作（意識障害なし）
  運動徴候または自律神経症状
  自覚的な主感覚・精神的現象
- 複雑部分発作（意識障害あり）
- 二次性全般化発作
  両側性痙れん性発作への進展

- 欠伸発作
  定型欠伸発作
  非定型欠伸発作
  特徴を有する欠伸発作
      ミオクロニー欠伸発作
      眼瞼ミオクロニー
- ミオクロニー発作
  ミオクロニー脱力発作
  ミオクロニー強直発作
- 間代発作
- 強直発作
- 強直，間代発作（すべての組み合わせ）
- 脱力発作

🔖 新規発症の焦点発作の選択薬

- 第一選択薬

  カルバマゼピン，ラモトリギン，レベチラセタム，ゾニサミド，トピラマート

- 第二選択薬

  フェニトイン，バルプロ酸ナトリウム，クロバザム，クロナゼパム，フェノバルビタール，ガバペンチン，ラコサミド，ペランパネル

🔖 新規発症の全般てんかん発作の選択薬

- 全般性強直間代発作

  第一選択薬：バルプロ酸ナトリウム

  第二選択薬：ラモトリギン，レベチラセタム，トピラマート，ゾニサミド，クロバザム，フェノバルビタール，フェニトイン，ペランパネル

- 欠神発作

  バルプロ酸，エトスクシミド，ラモトリギン

- ミオクロニー発作

  バルプロ酸，クロナゼパム，レベチラセタム，トピラマート

睡眠薬

医薬品名	出題回数	掲載頁
トリアゾラム	21	64
ゾルピデム酒石酸塩	9	312
ゾピクロン	8	366
フルニトラゼパム	8	375
エチゾラム	7	392
ラメルテオン	6	473
ブロチゾラム	5	—
エスタゾラム	4	502
ニトラゼパム	3	—
ロルメタゼパム	2	—
スボレキサント	1	—
リルマザホン塩酸塩水和物	1	—

　睡眠薬は不眠に対して用いられる薬剤であり，睡眠導入薬ともよばれる。睡眠障害は，入眠困難（寝つきが悪い），中途覚醒（夜中に何度も目が覚める），早朝覚醒（明け方に目が覚める）の3つに分類される。臨床上，最も多く使用されるものはベンゾジアゼピン（BZ）系であり，最近ではメラトニン受容体作動薬やオレキシン受容体拮抗薬も用いられている。睡眠薬は，①BZ系，②非BZ系，③バルビツール酸系，④非バルビツール酸系，⑤メラトニン受容体作動薬，⑥オレキシン受容体拮抗薬に分類される。

　BZ系および非BZ系睡眠薬のうち，入眠困難型には消失半減期の短い薬が使用され，中途覚醒や早朝覚醒型には消失半減期の長い薬が選択される。メラトニン受容体作動薬は一般的な不眠症には比較的効果が低いが，リズム異常による不眠には第一選択になる。

〈代表的な睡眠薬とその分類〉

分類	薬剤名	作用時間	抗不安・筋弛緩作用
非BZ系	ゾルピデム	超短時間作用型	弱い
	ゾピクロン		
	エスゾピクロン		
BZ系	トリアゾラム	短時間作用型	強い
	エチゾラム		
	ブロチゾラム		
	リルマザホン		
	ロルメタゼパム		
	フルニトラゼパム	中時間作用型	
	エスタゾラム		
	ニトラゼパム		
	クアゼパム		弱い
	フルラゼパム	長時間作用型	強い
	ハロキサゾラム		
メラトニン受容体作動薬	ラメルテオン	超短時間作用型	なし
オレキシン受容体拮抗薬	スボレキサント	短時間作用型	なし

抗不安薬

医薬品名	出題回数	掲載頁
ジアゼパム	20	78
ロラゼパム	5	―
アルプラゾラム	3	―
タンドスピロンクエン酸塩	2	―
クロルジアゼポキシド	1	―
ヒドロキシジン	1	―

　不安障害はパニック障害，全般不安症，恐怖症，物質誘発性不安障害の 4 つに分類される。

　パニック障害では，わずかな CO_2 の上昇を酸素不足と捉え，呼吸促進や心悸亢進の症状が生じる。この症状は突然起こり（パニック発作），激しい動悸や発汗，頻脈，息苦しさ，胸部不快感，めまいなどの身体的症状に加え，死の恐怖やコントロール不能感といった精神症状を引き起こす。パニック発作が繰り返されると，「また発作がおきたらどうしよう」という予期不安が生じ，生活行動が極端に制限される。

　全般不安症は，特定の事象に限局されない制御困難な不安と心配（予期憂慮）が 6 か月以上持続し，さまざまな身体的・精神的症状を引き起こす。症状としては，筋緊張性頭痛や振戦，落ち着きのなさなどの運動性緊張，発汗や頻脈，めまい，頭のふらつきなどの自律神経性過活動を生じる。

　恐怖症は，全般不安症と異なり限定された状況や対象に対し不合理な恐怖感を抱く。動物型，自然環境型，血液・注射・外傷型，状況型，その他（窒息や嘔吐）などがある。また，知らない人たちの前で注目を浴びるなどのような社会的状況で恐怖を感じる「社交不安障害」がある。

　物質誘発性不安障害は，薬物などにより不安が生じるものである。症状は，物質中毒や物質離脱の最中もしくは使用後すぐ，または医薬品の使用後に生じ

本書の利用法

30回以上

29〜20回

19〜10回

9〜5回

4回以下

薬効別編

る。カフェインやアルコール，大麻，覚せい剤，鎮痛薬，睡眠薬，抗不安薬，交感神経刺激薬などにより誘発される。

　不安障害の治療には，SSRIとベンゾジアゼピン系抗不安薬が使用される。長期的に治療する場合にはSSRIが第一選択薬となるが，効果発現までに時間がかかり，投与後1か月程度を要する。そのため，発作時など速効性を期待する場合にはベンゾジアゼピン系抗不安薬が頓服で使用されることが多い。抗不安薬には耐性や依存性といった副作用があるため，長期にわたる使用には注意を要する。使用される医薬品については，p.579に示した医薬品以外に「抗うつ薬」の項（p.571）および「睡眠薬」の項（p.577）も参照のこと。

アルツハイマー型認知症治療薬

医薬品名	出題回数	掲載頁
ドネペジル塩酸塩	12	221
ガランタミン臭化水素酸塩	7	396
メマンチン塩酸塩	7	422
リバスチグミン	3	—

　アルツハイマー型認知症は，脳内の老人斑や神経原線維変化，神経細胞間の連結の消失を特徴とし，緩徐進行性の記憶障害あるいは認知機能障害が認められる不可逆的な進行性の脳疾患である。アルツハイマー型認知症は，認知症疾患の6割を占めており，中核症状としては，記憶障害，判断力低下，見当識障害，失語，失行，失認などがみられ，疾患の進行とともに徐々に症状が強くなる。また，周辺症状として，興奮，不安，抑うつ，妄想（もの盗られ妄想），徘徊などの行動・心理症状（BPSD）があらわれることがある。アルツハイマー型認知症の治療には，薬物療法と非薬物療法があるが，治療によって罹患する前の状態に戻すことは困難であり，症状の進行をできるだけ遅らせ，少しでも長く本人が本人らしく暮らせるようにすることを目的とする。

🖊治療薬

・コリンエステラーゼ阻害薬

　記憶や学習には脳内のアセチルコリンが関与しており，アルツハイマー型認知症ではアセチルコリンの減少が生じ脳全体の活動が低下していると考えられている（コリン仮説）。コリンエステラーゼ阻害薬は，アセチルコリンを分解するコリンエステラーゼを阻害し，脳内アセチルコリン量を増加させ，脳内コリン作動性神経系を賦活する。軽度〜中等度のアルツハイマー型認知症患者の認知機能，全般的機能，日常生活動作（ADL），行動障害を改善する。代表的なコリンエステラーゼ阻害薬にドネペジル，ガランタミン，リバスチグミンがある。

・NMDA 受容体拮抗薬

　中等度〜重度のアルツハイマー型認知症に用いられる。過剰なグルタミン酸による NMDA 受容体の活性化を抑制し，神経保護作用および記憶・学習機能障害抑制作用を示す。また，認知機能障害の進行を抑制し，言語，注意，実行および視空間能力などの悪化の進行を抑制するとともに，攻撃性，行動障害などの行動・心理症状の進行も抑制する。ただし，アルツハイマー型認知症の病態そのものの進行を抑制するものではない。代表的な医薬品として，メマンチン塩酸塩がある。

パーキンソン病治療薬

医薬品名	出題回数	掲載頁
レボドパ	20	87
セレギリン塩酸塩	16	141
エンタカポン	8	353
ブロモクリプチンメシル酸塩	8	379
カルビドパ水和物	7	397
アマンタジン塩酸塩	5	—
トリヘキシフェニジル塩酸塩	5	—
レボドパ・カルビドパ配合剤	4	—
ドロキシドパ	3	—
ゾニサミド	2	—
ビペリデン塩酸塩	2	—
タリペキソール塩酸塩	1	—
プラミペキソール	1	—
ペルゴリドメシル酸塩	1	—

　パーキンソン病は，神経変性疾患であり，中脳黒質のドパミン作動性ニューロンの変性により錐体外路系の黒質-線条体に異常が生じ，ドパミンが減少する。特徴的な症状は，筋固縮，静止時振戦，無動，姿勢反射障害，歩行障害（すくみ足など）である。これらの運動障害以外にも，便秘，排尿障害，起立性低血圧，うつ病，幻覚などの非運動症状もみられる。パーキンソン病の治療には，ドパミン作動性神経系を賦活する薬物，コリン作用性神経系を抑制する薬物が用いられる。すくみ足や立ちくらみの改善にはアドレナリン作動性神経系を賦活する薬物が用いられる。

　薬物治療にあたっては，高齢（70～75歳以上）であったり認知機能障害，精神症状を合併，症状改善を優先する必要があるなどの場合は，原則としてレ

ポドパ製剤で治療を開始する。それ以外の場合は，将来起こりうる運動合併症の発現を遅らせることを考慮しドパミンアゴニストで治療を開始する。

〈代表的なパーキンソン病治療薬とその分類〉

分類		薬剤名
レボドパ	レボドパ単剤	レボドパ
	DCI との配合剤	レボドパ+ベンセラシド
		レボドパ+カルビドパ
ドパミン受容体刺激薬	非麦角アルカロイド	プラミペキソール，タリペキソール
	麦角アルカロイド	ブロモクリプチン，ペルゴリド
MAO-B 阻害薬		セレギリン
COMT 阻害薬		エンタカポン
アデノシン受容体拮抗薬		イストラデフィリン
抗コリン薬		トリヘキシフェニジル，ビペリデン
ドパミン放出促進薬		アマンタジン
ノルアドレナリン補充薬		ドロキシドパ

　レボドパによる治療が長期に渡ると wearing off，on-off，delayed on などの運動症状の日内変動やジスキネジアなどの不随意運動が生じることがある（進行期パーキンソン病）。

wearing off
　レボドパが効いている時間が短くなる現象で，1 日の中で症状が良くなる時間帯や悪くなる時間帯が出てくる。エンタカポン，セレギリン，ゾニサミドを追加する。

on-off
　レボドパの服薬時間に関係なく症状が改善されたり（on），突然悪くなったり（off）する現象である。on の時にはジスキネジアを伴うことが多い。セレギリンの追加を行う。

🖋delayed on

　レボドパの消化管からの吸収が悪くなり，薬の効果発現までに時間を要する現象である。レボドパを粉状にして水やレモン水に溶解して服用するか，食前にドンペリドンやモサプリドを投与する。なお，メトクロプラミドは脳内でドパミンを阻害するので，パーキンソン病を悪化させる可能性がある。

🖋ジスキネジア

　レボドパが効きすぎて，手足や身体がくねくねと動くような不随意運動がみられる。レボドパを必要以上に投与し続けると出現しやすい。特に若年・中年の患者はレボドパの吸収が高齢者より高いため，慎重にレボドパの投与量を調節する必要がある。症状が現れてしまった場合は，ドパミン受容体作動薬を増量しながらレボドパの投与量を減量し，セレギリンが投与されている場合は，セレギリンの減量又は中止を試みる。ジスキネジアはアマンタジンを大量に投与することにより軽減を期待できるが，幻覚の副作用に注意が必要である。

〈医薬品の副作用によるパーキンソン病様症状〉

　医薬品により薬剤性パーキンソニズムが引き起こされることがある。薬剤性パーキンソニズムでは，静止時振戦や症状に左右差が少なく，運動緩慢と筋固縮が中心となる。ただし，薬剤治療によって潜在するパーキンソン病が顕在化することもあるので，臨床症状のみで薬剤性と判断することはできない。薬剤性パーキンソニズムは，急激に進行する場合が多く，60％が原因薬剤使用1か月以内，90％は3か月以内に発現する。ドパミン受容体遮断薬あるいはドパミンを枯渇する作用のある薬で誘発される。代表的な医薬品に，コリンエステラーゼ阻害剤（ドネペジル，リバスチグミンなど），抗うつ薬（SSRI，SNRIなど），Ca拮抗薬（ベラパミル，ニフェジピン，アムロジピン，ジルチアゼムなど），抗精神病薬として使用されるフェノチアジン系，ブチロフェノン系，非定型抗精神病薬（リスペリドン，オランザピン，アリピプラゾールなど），ドンペリドン，レセルピンなどがある。

抗アレルギー薬

医薬品名	出題回数	掲載頁
クロルフェニラミンマレイン酸塩	22	53
ジフェンヒドラミン塩酸塩	10	279
モンテルカストナトリウム	7	423
スプラタストトシル酸塩	6	451
フェキソフェナジン塩酸塩	6	461
クロモグリク酸ナトリウム	5	—
プランルカスト水和物	5	494
セチリジン塩酸塩（レボセチリジン塩酸塩）	4	522
アゼラスチン塩酸塩	3	—
エバスチン	3	—
ケトチフェンフマル酸塩	3	—
ラマトロバン	3	—
エピナスチン塩酸塩	2	—
オロパタジン塩酸塩	2	—
クレマスチンフマル酸塩	2	—
ザフィルルカスト	2	—
シプロヘプタジン塩酸塩水和物	2	—
プロメタジン塩酸塩	2	—
トラニラスト	1	—

　アレルギーとは，本来積極的に排除する必要のないアレルゲンに対し，体内の免疫反応が過剰に働くことで，じん麻疹や鼻水，かゆみ，咳など多くの症状が生じることである。アレルゲンとしては，食物や花粉，ダニなどがあげられる。治療に用いられる抗アレルギー薬には，抗ヒスタミン薬やメディエーター遊離抑制薬，トロンボキサン A_2 阻害薬，ロイコトリエン LT 受容体拮抗薬，

Th2 サイトカイン阻害薬がある。剤形には，内服薬，点眼薬，点鼻薬，吸入薬などがあり，病態に応じて使用される。

〈代表的な抗アレルギー薬〉

種類	薬剤名
第 1 世代抗ヒスタミン薬	クロルフェニラミンマレイン酸塩
	ジフェンヒドラミン塩酸塩
	プロメタジン
	クレマスチンフマル酸塩
	シプロヘプタジン
第 2 世代抗ヒスタミン薬（Ⅰ類）	アゼラスチン
	オキサトミド
	ケトチフェンフマル酸塩
第 2 世代抗ヒスタミン薬（Ⅱ類）	フェキソフェナジン
	エピナスチン
	オロパタジン
	エバスチン
	セチリジン
	レボセチリジン
メディエーター遊離抑制薬	トラニラスト
	ペミロラストカリウム
	クロモグリク酸ナトリウム
トロンボキサン阻害薬・拮抗薬	ラマトロバン
ロイコトリエン拮抗薬	プランルカスト水和物
	モンテルカストナトリウム
	ザフィルルカスト
Th2 サイトカイン阻害薬	スプラタストトシル酸塩

喘息治療薬

医薬品名	出題回数	掲載頁
テオフィリン	26	41
フルチカゾンプロピオン酸エステル	16	151
サルメテロールキシナホ酸塩	11	242
プロカテロール塩酸塩水和物	11	255
アミノフィリン水和物	8	343
セラトロダスト	7	407
モンテルカストナトリウム	7	423
スプラタストトシル酸塩	6	451
オザグレル塩酸塩水和物	5	—
クロモグリク酸ナトリウム	5	—
ブデソニド	5	—
プランルカスト水和物	5	494
サルブタモール硫酸塩	3	—
ツロブテロール塩酸塩	3	541
イプラトロピウム臭化物水和物	2	—
シクレソニド	1	—
プロキシフィリン	1	—

　気管支喘息は，気道の慢性炎症性疾患であり，気道過敏性の亢進や気道狭窄の可逆性を特徴とする。気道構造の変化（リモデリング）により非可逆性の気道制限を生じることもある。治療は，増悪因子の排除と薬物療法により適切に喘息症状をコントロールし，呼吸機能障害の増悪や喘息死を防ぐことにある。

　喘息治療薬には大きく分けて長期管理薬（コントローラー）と発作治療薬（リリーバー）がある。喘息の長期管理の基本は，吸入ステロイド（ICS）を第一選択薬とした気道炎症の改善である。ICS でコントロールが不良の場合

は，ICS の増量や長時間作用性吸入 β_2 刺激薬（LABA），ロイコトリエン受容体拮抗薬（LTRA），長時間作用性吸入抗コリン薬（LAMA），テオフィリン徐放製剤などを ICS と併用し，重症度に応じた段階的な薬物療法を行う。一方，発作治療に用いる薬剤は，速効性が必要であり ICS は向かない。通常，短時間作用性吸入 β_2 刺激薬（SABA）が用いられる。SABA には，サルブタモールやプロカテロールがある。なお，ブデソニド/ホルモテロールの配合薬で長期管理を行っている場合は同薬を発作治療薬として使用することもできる。

喘息治療の目標

1. 健常人と変わらない日常生活を送ることができる。
2. 非可逆的な気道リモデリングへの進展を防ぎ，正常に近い呼吸機能を保つ。
   ―ピークフロー（PEF）が予測値の 80% 以上かつ，PEF の変動が予測値の 20% 未満―
3. 夜間・早朝を含めた喘息発作の予防
4. 喘息死の回避
5. 治療薬による副作用発現の回避

代表的な医薬品

- ICS（吸入）：フルチカゾン，ブデソニド，ベクロメタゾン，シクレソニド，モメタゾン
- LABA（吸入）：サルメテロール，インダカテロール（COPD に用いる），ホルモテロール
- SABA（吸入）：プロカテロール，サルブタモール
- 吸入用抗コリン薬：イプラトロピウム臭化物
- 気管支拡張薬：キサンチン誘導体（テオフィリン，アミノフィリン，プロキシフィリン），アドレナリン β_2 刺激薬（ツロブテロール）
- 抗アレルギー薬：ロイコトリエン拮抗薬（プランルカスト，モンテルカスト），メディエーター遊離抑制薬（クロモグリク酸），トロンボキサン A_2 関連（セラトロダスト，オザグレル），Th2 サイトカイン阻害薬（スプラタスト）

薬効別編

抗リウマチ薬

医薬品名	出題回数	掲載頁
タクロリムス水和物※	28	31
メトトレキサート（MTX）	28	35
インフリキシマブ	13	181
サラゾスルファピリジン	8	361
エタネルセプト	7	390
D-ペニシラミン	6	433
アバタセプト	4	500
トシリズマブ	4	—
アダリムマブ（遺伝子組換え）	3	—
オーラノフィン	3	531
金チオリンゴ酸ナトリウム	1	—
トファシチニブ	1	—
ブシラミン	1	—
レフルノミド	1	—

※：タクロリムスは免疫抑制剤であり，主に臓器移植における拒絶反応の抑制やアトピー性皮膚炎（タクロリムス水和物軟膏）で用いられる。関節リウマチでの出題は，103-262のみである。

　関節リウマチは，関節滑膜を炎症の中心とする慢性の炎症性疾患である。関節の腫れや激しい痛みを伴い，関節を動かさなくても痛みを生じることが特徴である。関節炎が進行すると，関節機能低下によりADL・QOLの低下が生じる。免疫系に異常が生じることが原因として考えられる。関節リウマチは早期診断・早期治療が重要であり，診断が確定され次第，抗リウマチ薬での治療を開始する。治療薬としては，メトトレキサート（MTX）と生物学的製剤が広く用いられ，すべての患者で寛解もしくは低疾患活動性の維持を治療目標とする。原則的に，MTXを第一選択薬とし，MTXが使用できない場合はサラゾ

スルファピリジンまたはレフルノミドが選択される。生物学的製剤の使用は，十分量の MTX を投与しても 3〜6 か月後に疾患活動性のコントロールができない場合や MTX の副作用などで治療継続困難で予後不良因子を有する場合に推奨される。

〈代表的な関節リウマチ治療薬とその特徴〉

	薬剤名	特徴
csDMARDs	メトトレキサート（MTX）	関節リウマチ治療の中心となるアンカードラッグ。生物学的製剤（特に抗 TNF 阻害薬）との併用で最大の効果を発揮する。
	サラゾフルファピリジン	副作用などで MTX が使用できない場合にも投与が可能。単剤でも MTX との併用でも効果がある。免疫抑制作用はほとんどない。
	金チオリンゴ酸ナトリウム	注射金製剤なので，確実に投与できる。効果発現まで時間がかかるため，最近ではあまり用いられない。免疫抑制作用はほとんどない。
	オーラノフィン	経口金製剤である。注射金製剤より効果発現に時間がかかるため，最近ではあまり用いられない。
	ペニシラミン	皮膚粘膜症状，消化器障害，腎障害，血液障害などに注意する。ビタミン B_6 との併用が必要である。最近ではあまり用いられない。
	ブシラミン	単剤でも MTX との併用でも効果がある。発症早期の症例に向いている。免疫抑制作用はほとんどない。
	レフルノミド	MTX 不応性の症例に有効である。遅効性で効果発現までに 2〜3 か月かかる。
	タクロリムス	抗リウマチ作用が強く，他の抗リウマチ薬で効果不十分のときに用いられる。

bDMARDs	インフリキシマブ	キメラ型抗 TNF 抗体製剤である。効果発現が速いが，MTX の併用が必要である。
	エタネルセプト	可溶性 TNF 受容体製剤である。半減期が短いため，高齢者で少量投与も行われる。既存の治療に抵抗性のある症例に使用するが，極めて有効性が高い。
	トシリズマブ	抗 IL-6 受容体抗体製剤である。抗 TNF 製剤が無効な場合であっても有効性を示すことが多い。csDMARDs の併用がなくても有効である。感染症の症状をマスクしてしまうため，白血球数，好中球数のチェック，胸部 X 線撮影などを適宜行う。
	アダリムマブ	完全ヒト型抗 TNF 抗体製剤である。使用前には，結核の曝露歴などに関する問診，IFNγ 応答測定，胸部 X 線検査が必要不可欠である。既存治療に効果不十分の関節リウマチに対して使用する。
	アバタセプト	T 細胞の活性化抑制薬である。MTX の併用がなくても使用できるが，併用の方が効果は高い。既存治療に効果不十分の関節リウマチに対して使用する。
tsDMARDs	トファシチニブ	JAK 阻害薬である。効果が高く，発現も速い。

csDMARDs：Conventional synthetic DMARDs
bDMARDs：Biological DMARDs
tsDMARDs：Targeted synthetic DMARDs

免疫抑制薬

医薬品名	出題回数	掲載頁
タクロリムス水和物	28	31
シクロスポリン	22	55
アザチオプリン	4	—
ミコフェノール酸モフェチル	4	518
バシリキシマブ	2	—
ウステキヌマブ（遺伝子組換え）	1	—
ミゾリビン	1	—

　ヒトは恒常性を保つために，免疫能をはじめさまざまな自己防衛機能を有している。しかし，免疫能が過剰になると，自己の正常な細胞や組織にまで攻撃を加えてしまう自己免疫疾患を発症することがある。免疫抑制薬は，過剰に起こっている免疫応答を抑制する薬剤であり，臨床ではさまざまな自己免疫疾患の治療や臓器移植の拒絶反応抑制の目的で使用される。免疫抑制薬の作用機序は多岐にわたっているが，骨髄抑制や感染症などの重篤な副作用を引き起こすことも多い。免疫抑制薬は，代謝拮抗薬，T細胞機能抑制薬，抗体，副腎皮質ステロイドの主に4種類に分類される。1960年代初頭にアザチオプリンが臨床導入され，臓器移植が臨床的に可能となったが，死体腎における移植後の生着率は50％程度であり，その効果は十分とはいえなかった。しかし，1980年以降にシクロスポリンが登場し，その後も有効性の高い多くの薬剤が開発されたため，薬剤による十分な免疫抑制が可能となった。主な免疫抑制薬を次表に示す。

〈代表的な免疫抑制薬〉

分類	薬剤名	特徴
代謝拮抗薬	アザチオプリン	プリン拮抗作用を介して，強力な免疫抑制作用を発揮する。骨髄抑制による日和見感染症の併発に注意する。
	ミコフェノール酸モフェチル	イノシン-リン酸デヒドロゲナーゼ活性を阻害し，リンパ球の増殖を抑制し免疫抑制作用を発揮する。
	メトトレキサート	葉酸代謝拮抗薬であり，プリン体の合成を抑制し免疫促成作用を発揮する。
	ミゾリビン	核酸の合成を阻害し，リンパ球の増殖を抑える。
T細胞機能抑制薬	シクロスポリン	T細胞からのサイトカイン産生抑制を介して，強力な免疫抑制作用を発揮する。免疫抑制作用による日和見感染症の併発に注意する。タクロリムスは軟膏剤としてアトピー性皮膚炎にも用いられる。
	タクロリムス	
抗体	バシリキシマブ	抗CD25抗体
	ウステキヌマブ	ヒト型抗ヒトIL-12/23p40モノクローナル抗体

ステロイド薬

医薬品名	出題回数	掲載頁
プレドニゾロン	32	22
フルチカゾンプロピオン酸エステル	16	151
デキサメタゾン	12	217
ヒドロコルチゾン	11	252
ベタメタゾン	7	417
ベクロメタゾンプロピオン酸エステル	1	―

　ステロイドは，副腎から分泌される副腎皮質ホルモンの1つであり，強力な抗炎症作用や免疫抑制作用を示す。また，糖の代謝，タンパク質代謝，脂質代謝，骨の代謝にも関与している。臨床で用いられる合成副腎皮質ステロイド製剤は，抗炎症作用や免疫抑制作用が強く，湿疹や虫さされなどの皮膚疾患から関節リウマチなどの自己免疫疾患や気管支喘息など，さまざまな疾患の治療に使用されている。

〈ステロイド薬のさまざまな適応症〉

急性・慢性湿疹	接触性皮膚炎	アトピー性皮膚炎
眼瞼炎，結膜炎，角膜炎	気管支喘息	COPD
間質性肺炎	肺水腫	アナフィラキシー
関節リウマチ	全身性エリテマトーデス	ベーチェット病
シェーグレン症候群	甲状腺機能亢進症	甲状腺機能低下症
痛風性関節炎	敗血症	低血糖
アミロイドーシス	再生不良性貧血	ネフローゼ症候群
クローン病	潰瘍性大腸炎	低血圧症

免疫抑制で用いられる主なステロイド薬

免疫抑制には主にプレドニゾロンが使用されることが多く，初期投与量は必要十分な量とし，20〜60mg が一般的である。その後，効果があらわれたら徐々に減少し，急な休薬は行わない。なお，ステロイドパルス療法では，メチルプレドニゾロンが広く使用され，1 日使用量は 500〜1000mg である。

気管支喘息で用いられる主なステロイド薬

喘息は，気道の炎症が原因であるためコントローラーの第一選択は ICS となる。ICS のみではコントロールが不十分な患者では，LABA が併用されるが，2019 年 6 月現在，ICS と LABA の合剤が発売されている。主な合剤には，アドエア®（フルチカゾンプロピオン酸エステル/サルメテロールキシナホ酸塩），シムビコート®（ブデソニド/ホルモテロールフマル酸塩水和物），レルベア®（フルチカゾンフランカルボン酸エステル（FF）/ビランテロールトリフェニル酢酸塩（VI））がある。

外用剤（皮膚）で用いられる主なステロイド薬

抗炎症作用と血管収縮機能の強さによって 5 段階に分類される。

I 群 Strongest：クロベタゾールプロピオン酸エステルなど

II 群 Very Strong：ベタメタゾン酪酸エステルプロピオン酸エステルなど

III 群 Strong：デキサメタゾンプロピオン酸エステルなど

IV 群 Mild：ヒドロコルチゾン酪酸エステルなど

V 群 Weak：プレドニゾロンなど

〈ステロイド薬における過去の出題内容〉

医薬品名	出題内容※
プレドニゾロン	免疫系：95-129 ネフローゼ症候群：95-209 全身性エリテマトーデス：96-208 副作用：103-278／102-262／101-218／99-335／97-221 関節リウマチ：97-260 賦形：99-82, 99-332 潰瘍性大腸炎：103-327／99-250 適応症：99-293 同種同効：99-344 突発性難聴：101-212 禁忌：102-84 COPD：102-200 急性リンパ性白血病：102-260 内分泌療法抵抗性前立腺がん：102-287 糖尿病性ケトアシドーシス：102-295 アンチドーピング：102-336 中枢性尿崩症（誤肢）：103-59 アトピー性皮膚炎：103-62 間質性肺炎：103-264 R-CHOP：103-286
フルチカゾンプロピオン酸エステル	気管支喘息：104-69, 276／101-254, 341／98-284／97-250／96-238 アレルギー性鼻炎：99-290／95-130 禁忌：96-200 花粉症：102-278

本書の利用法

30回以上

29〜20回

19〜10回

9〜5回

4回以下

医薬品名	出題内容※
デキサメタゾン	クッシング症候群：103-184／96-190 化学療法（制吐・嘔吐）：97-264／96-195 作用：98-163 FOLFIRI：98-302 アトピー性皮膚炎：99-278 急性中耳炎：100-337 非小細胞肺がん：101-332 関節リウマチ（副作用）：103-262
ヒドロコルチゾン	作用：99-35, 55／98-163 アジソン病：99-293 アンチドーピング（作用）：100-225 医薬品安全管理：100-309 調剤：104-83／101-331 気管支喘息：101-341 定性試験：103-98 アナフィラキシー：103-299
ベタメタゾン	変更調剤：96-119 希釈散：96-224 調剤報酬：98-316 アトピー性皮膚炎：103-62／101-344 調剤（アトピー性皮膚炎）：102-276 乾癬：102-337 疑義照会：103-306
ベクロメタゾンプロ ピオン酸エステル	アレルギー性鼻炎：99-241 気管支喘息：104-248

※：複合問題の主文については，1問目を記載している。

抗菌薬

医薬品名	出題回数	掲載頁
エリスロマイシン	17	115
クラリスロマイシン	17	120
バンコマイシン塩酸塩（VCM）	17	127
レボフロキサシン水和物	16	156
アンピシリン水和物（ABPC）	13	179
ゲンタマイシン硫酸塩	12	207
セフジニル	11	244
アモキシシリン水和物（AMPC）	10	269
シプロフロキサシン塩酸塩	10	281
ノルフロキサシン	10	290
テイコプラニン	9	318
ベンジルペニシリンカリウム	9	332
アジスロマイシン水和物	8	339
アルベカシン硫酸塩	8	347
セファレキシン	7	406
カナマイシン硫酸塩	5	476
メロペネム水和物	5	497
クロラムフェニコール	4	—
セフジトレン ピボキシル	4	505
テトラサイクリン塩酸塩	4	—
ピペラシリンナトリウム	4	—
クリンダマイシンリン酸エステル	3	—
セファゾリンナトリウム水和物	3	—
ホスホマイシンナトリウム（FOM）	3	—
ミノサイクリン塩酸塩	3	—

医薬品名	出題回数	掲載頁
リネゾリド	3	542
アミカシン硫酸塩	2	―
イミペネム水和物	2	―
セフカペン ピボキシル塩酸塩水和物	2	―
セフトリアキソンナトリウム水和物	2	―
セフメタゾールナトリウム	2	―
ストレプトマイシン硫酸塩	1	―
セフポドキシム プロキセチル	1	―
トブラマイシン	1	―

　抗菌薬は感染症に用いられ，原因菌に対して感受性の高いものが選ばれる。しかし，原因菌の同定には数日を要するので，原因菌を特定する以前の初期治療において，原因菌を経験的に予想して治療を行う「エンピリックセラピー」が選択される場合も多い。エンピリックセラピーでは，原因菌が同定されていないので，比較的広域なスペクトラムの抗菌薬が使用される。一方，原因菌が同定された後，最適な抗菌薬を選択する治療を「デフィニティブセラピー」という。エンピリックセラピーで使用していた広域スペクトラムの抗菌薬を菌の同定後に狭域スペクトラムの抗菌薬へ切り変えることを「デ・エスカレーション」という。

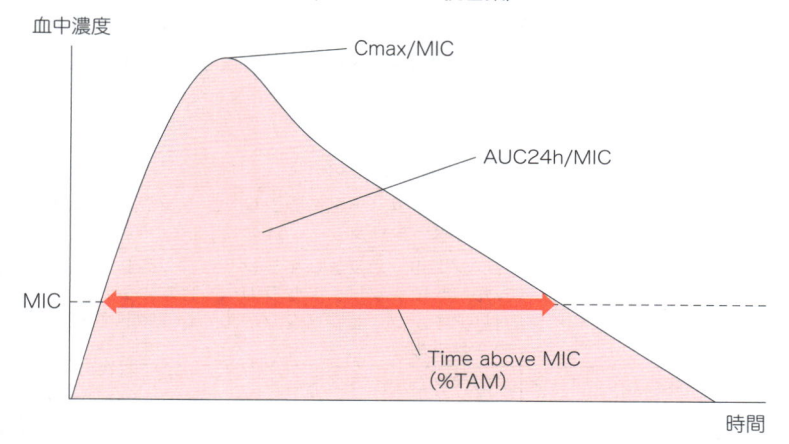

〈PK/PD からみた抗菌薬〉

　抗菌薬には，殺菌パターンにより濃度依存性抗菌薬と時間依存性抗菌薬に大別される。

🥄濃度依存性抗菌薬

　濃度依存性抗菌薬は，抗菌薬の濃度に比例して高い殺菌効果を持つ抗菌薬である。濃度依存性抗菌薬は PK/PD パラメータのうち，Cmax/MIC が薬効と相関する。アミノグリコシド系やキノロン系が該当し，1 日投与回数を減らし，1 回の投与量を多くする。

🥄時間依存性抗菌薬

　時間依存性抗菌薬は，菌への曝露時間に比例して高い殺菌効果を示す抗菌薬であり，濃度を上げても殺菌作用の上昇は認められない。すなわち，MIC を上回っている時間が多いほど薬効が強くなる抗菌薬であり，% TAM が重要となる。ペニシリン系，セフェム系，カルバペネム系が該当し，1 日量を複数回に分割して投与する。

🥄PAE の有無

　PAE（Post-Antibiotic Effect）は，抗菌薬が MIC 以上の濃度で菌に接触したあとに，血中濃度が MIC 以下になっても持続してみられる細菌増殖抑制効

果をいう。時間依存性抗菌薬の中では，マクロライド系やテトラサイクリン系，グリコペプチド系が該当し，AUC/MIC に依存する。濃度依存性抗菌薬のアミノグリコシド系やキノロン系も PAE がある。1 日投与量を増やして投与する。

〈代表的な抗菌薬の分類〉

ペニシリン系	アンピシリン，アモキシシリン，ベンジルペニシリン，ピペラシリン
セフェム系	セフジニル，セファレキシン，セフジトレンピボキシル，セファゾリン，セフカペンピボキシル，セフトリアキソン，セフメタゾール，セフポドキシムプロキセチル
カルバペネム系	メロペネム，イミペネム
ホスホマイシン系	ホスホマイシン
ニューキノロン系	レボフロキサシン，ノルフロキサシン，シプロフロキサシン
マクロライド系	エリスロマイシン，クラリスロマイシン，アジスロマイシン
クロラムフェニコール系	クロラムフェニコール
リンコマイシン系	リンコマイシン，クリンダマイシン
テトラサイクリン系	テトラサイクリン，ミノサイクリン
アミノグリコシド系	ゲンタマイシン，アルベカシン，カナマイシン，アミカシン，ストレプトマイシン，トブラマイシン
グリコペプチド系	バンコマイシン，テイコプラニン
オキサゾリジノン系	リネゾリド

MIC 以上の濃度で治療すれば，菌の発育は抑えられるが，生き残る菌も存在する。生き残った菌の中には，薬剤耐性を獲得し，耐性菌となるものもある。耐性菌の出現を抑えるためには，MIC 以上に濃度を上げ，変異株出現阻止濃度（MPC）まで濃度を上げる必要がある。MIC 以上 MPC 以下の薬剤濃度領域を MSW と呼び，MSW が狭いほど耐性菌が生じにくい。抗菌薬の濃度を MSW の範囲内で菌に曝露し続けると，わずか 72 時間程度で耐性菌株のみを増殖させる危険性がある。日本では以前，レボフロキサシンの 100mg 錠を 1 日 3 回投与（1 日量 300mg）するのが一般的だったが，レボフロキサシンは濃度依存性抗菌薬であることに加え，1 日の中で血中濃度が MSW 範囲内付近で上下することによって MSW に晒される時間が長くなり耐性菌が出現しやすかった。現在では，1 日 1 回 500mg の高用量投与で血中濃度を高くするとともに，MSW 範囲内を通過する時間も減少させる使用方法が一般的（保険適応）となっている。

本書の利用法

30回以上

29〜20回

19〜10回

9〜5回

4回以下

薬効別編

抗真菌薬

医薬品名	出題回数	掲載頁
イトラコナゾール	21	61
アムホテリシンB	8	345
ミコナゾール	4	―
クロトリマゾール	3	―
テルビナフィン塩酸塩	3	―
フルシトシン	2	―
ナイスタチン	1	―
ブテナフィン	1	―
ボリコナゾール	1	―
ミカファンギンナトリウム	1	―
ルリコナゾール	1	―
トリコマイシン	0	―

　真菌感染症は，深在性真菌症（内臓に感染）と表在性真菌症（皮膚や粘膜に感染）に大別される。深在性真菌症の治療には全身性抗真菌薬，表在性真菌症の治療には外用抗真菌薬が使用されるが，口腔咽頭カンジダ症や食道カンジダ症（粘膜カンジダ症）には，フルコナゾールやイトラコナゾールの経口薬が有効である。

〈代表的な全身性抗真菌薬〉

分類	薬剤名
ポリエン系	アムホテリシン B
	ナイスタチン
フルシトシン	フルシトシン
イミダゾール系	ミコナゾール
トリアゾール系	フルコナゾール
	ホスフルコナゾール
	イトラコナゾール
	ボリコナゾール
アリルアミン系	テルビナフィン
キャンディン系	ミカファンギンナトリウム
	カスポファンギン

〈代表的な外用抗真菌薬〉

分類	薬剤名
イミダゾール系	ネチコナゾール
	ラノコナゾール
	ルリコナゾール
	クロトリマゾール
	ケトコナゾール
	ミコナゾール
	ビホナゾール
トリアゾール系	エフィナコナゾール
ベンジルアミン系	ブテナフィン
アリルアミン系	テルビナフィン

本書の利用法

30回以上

29〜20回

19〜10回

9〜5回

4回以下

薬効別編

抗結核薬

医薬品名	出題回数	掲載頁
リファンピシン	19	95
イソニアジド（INH）	14	171
エタンブトール塩酸塩	5	—
ピラジナミド	1	—

　結核は，結核菌を病原体とする感染性の疾患であり，感染経路は空気感染である。潜在性結核感染症（LTBI）の診断は，現在，インターフェロンγ遊離試験（IGRA：interferon-gamma release assay）が主流となっている。LTBIとは，結核菌に感染していても発病していない状態であり，他人への感染力がある活動性結核を発病するまでは数年〜数十年かかり，中には発症しないケースもある。しかし，LTBIの治療は発症予防の観点から積極的に行うべきである。また，結核に感染・発病・再燃するリスクが高い人やグループに対してはLTBIスクリーニングを行うべきである。肺結核患者との接触者や透析患者はもちろんのこと，HIV感染者も結核の発症リスクが高い。特にHIV感染者は結核菌に対する防御免疫が著しく減弱しており，結核菌に曝露された場合，HIV感染者は非感染者に比べ活動性結核になりやすい。また，抗TNFα製剤の使用においても，使用前に結核感染の有無を確認しなければならない。

　結核治療の原則は，①多剤併用，②確実な服薬，③必要な治療期間の完遂であり，耐性菌の出現を防止することが重要となる。近年，確実な服薬を行うために，DOTS（ドッツ：direct observed treatment, short-course, 直視監視下短期化学療法）が推進されている。投与期間は6か月を基本として治療が行われるが排菌が続く場合には治療期間を3か月延長する。標準療法の基本となるfirst-line drugsには，イソニアジド，リファンピシン，ピラジナミド，エタンブトール，ストレプトマイシンが用いられる。通常，イソニアジド，リファンピシン，ピラジナミド，エタンブトールの4剤を併用し，薬剤感受性

検査で耐性がなければ 2 か月治療後にはイソニアジドおよびリファンピシンの 2 剤で 4 か月継続し，計 6 か月の治療を行う。院内 DOTS を行いやすくするために 1 日 1 回昼食後の用法とし，外来でもコンプライアンス向上のために 1 日 1 回投与を原則とする。LTBI の場合は，イソニアジドを 1 日 1 回昼食後の服用で治療を行う。

本書の利用法

30 回以上

29〜20 回

19〜10 回

9〜5 回

4 回以下

薬効別編

解熱鎮痛消炎薬

医薬品名	出題回数	掲載頁
アセトアミノフェン	45	2
アスピリン※	36	5
ロキソプロフェンナトリウム水和物	24	51
ジクロフェナクナトリウム	13	184
イブプロフェン	12	200
インドメタシン	7	387
セレコキシブ	6	454
ケトプロフェン	4	―
フルルビプロフェン	4	515
インドメタシンファルネシル	3	―
メフェナム酸	3	―
イソプロピルアンチピリン	2	―
エテンザミド	2	―
エトドラク	2	―
アセメタシン	1	―
イブプロフェンピコノール	1	―
スリンダク	1	―
ピロキシカム	1	―
メロキシカム	1	―
フェンブフェン	0	―

※：アスピリンは抗血小板薬としても用いられる。解熱鎮痛薬としてアスピリンが出題されている問題は以下の通り（物理化学的性質の問題を含む）。なお，複合問題の主文については，1問目を記載している。
〈103-160，234／102-308／101-38，170／99-96，163，306／98-276／97-58，106，163／95-2，31，131〉

解熱鎮痛消炎薬は，発熱や痛みの症状に対して用いられる薬剤であり，医療用医薬品のみならず，一般用医薬品としても汎用されている。解熱鎮痛消炎薬による治療は，発熱や痛みの原因となっている疾患や外傷の原因を取り除くものではなく，症状を緩和することを目的とした対症療法である。

一般的には，種々の急性疾患に対し非ステロイド性抗炎症薬（NSAIDs：Non-Steroidal Anti-Inflammatory Drugs）やアセトアミノフェンが用いられる。NSAIDs はシクロオキシゲナーゼ（COX）を阻害し，プロスタグランジン類の合成を抑制することによって，解熱・鎮痛・抗炎症作用を示す（主に PGE_2 が深く関与）。プロスタグランジンは，当初，哺乳動物の精液および精嚢で発見され，前立腺（prostate gland）由来のものと考えられていた。そのため，プロスタグランジン（prostaglandin）と名付けられたが，子宮筋の収縮・動脈管開存作用のみならず，発熱・痛覚伝達，血圧上昇・下降，血小板凝集，胃粘液の分泌作用など全身の広範囲で作用する生理活性物質であることが明らかにされた。

プロスタグランジンは，種々の生理活性を持つため，NSAIDs の使用には副作用や禁忌症を考慮する必要がある。アセトアミノフェンは，NSAIDs と同様に COX を阻害するが，その作用は弱くインフルエンザなどとの禁忌項目も少ない。したがって，急性疾患では副作用が比較的緩和なアセトアミノフェンの使用が第一選択として考慮される。ただし，大量摂取により肝・腎障害を誘発する可能性があるので，過剰投与には注意が必要である。

一方，症状などからアセトアミノフェンが適していない場合は，NSAIDs の使用を考慮する。ロキソプロフェンやイブプロフェンなどのプロピオン酸系は，解熱・鎮痛・消炎作用を平均的に有しており，経口剤として医療用・一般用医薬品で広く使用されている。また，生理痛はプロスタグランジンの子宮収縮作用により生じるので，NSAIDs により緩和を図ることができる。しかし，腹痛などの痙れん性の内臓痛にはプロスタグランジンの関与がないため，NSAIDs による鎮痛効果は期待できない。

本書の利用法

30回以上

29〜20回

19〜10回

9〜5回

4回以下

薬効別編

麻薬・非麻薬性鎮痛薬

医薬品名	出題回数	掲載頁
モルヒネ塩酸塩水和物	33	17
フェンタニルクエン酸塩	18	104
オキシコドン塩酸塩水和物	11	237
プレガバリン	11	254
ペンタゾシン	11	258
ナロキソン塩酸塩	9	320
トラマドール塩酸塩	4	510
ブプレノルフィン塩酸塩	4	—
ペチジン塩酸塩	4	—

　オピオイド鎮痛薬は，鎮痛作用が強いため各種がんによる痛みに対して広く使用される。オピオイドとは，中枢神経や末梢神経に存在するオピオイド受容体に結合するリガンドで，モルヒネに類似した作用を示す物質の総称である。社会的に知られているいわゆる「麻薬」と医療で用いられる「オピオイド」は別のものであり，オピオイド鎮痛薬のうち，「麻薬及び向精神薬取締法」で麻薬に指定されている医薬品を麻薬性鎮痛薬，麻薬に指定されていないものを非麻薬性鎮痛薬という。がん患者の70%が痛みを経験するといわれており，その痛みは身体的な苦痛だけではなく，心理的・社会的にも苦痛を及ぼすことから，がん性疼痛を鎮痛薬でコントロールすることは重要である。薬物によるがん性疼痛のコントロールにはWHO方式「3段階除痛ラダー」と鎮痛薬の使用法に関する5原則がある。

🔖鎮痛薬の使用法に関する5原則

①経口投与を基本（by mouth）
②時間を決めて規則正しく（by the clock）
③除痛ラダーに沿って効力の順に（by ladder）
④患者ごとに個別の適正量で（for the individual）
⑤その上で細かい配慮を（with attention to detail）

〈麻薬・非麻薬性鎮痛薬〉

	分類	薬剤名
麻薬	モルヒネ	モルヒネ
	モルヒネ以外のアヘンアルカロイド	コデイン，ジヒドロコデイン，オキシコドン
	合成麻薬性鎮痛薬	フェンタニル，ペチジン，レミフェンタニル
非麻薬	麻薬拮抗性鎮痛薬	ペンタゾシン，ブプレノルフィン
	その他	トラマドール，プレガバリン

🔖麻薬拮抗薬

　麻薬による呼吸抑制や覚醒遅延の改善などに麻薬拮抗薬が用いられる。麻薬拮抗薬にはナロキソンやレバロルファンがある。また，ペンタゾシンにナロキソンが配合された経口薬も販売されている。ナロキソンは，モルヒネ様鎮痛作用がまったくない完全拮抗薬であるが，経口投与されると初回通過効果で代謝を受けるため全身循環系に入らない。この配合剤を乱用目的で水に溶かして静脈内投与すると，ナロキソンは初回通過を受けることなく全身循環系に入り，ペンタゾシンと拮抗する。

本書の利用法

30回以上

29〜20回

19〜10回

9〜5回

4回以下

薬効別編

消化性潰瘍治療薬

医薬品名	出題回数	掲載頁
ファモチジン	19	93
ランソプラゾール	18	109
オメプラゾール	17	118
スクラルファート水和物	13	188
炭酸水素ナトリウム	12	216
テプレノン	11	251
メトクロプラミド	10	300
シメチジン	9	310
ラベプラゾールナトリウム	9	336
スルピリド※	8	365
ラニチジン塩酸塩	7	426
レバミピド	7	432
ピレンゼピン塩酸塩水和物	4	—
ミソプロストール	4	—
アズレンスルホン酸ナトリウム	3	—
ニザチジン	3	—
プログルミド	3	—
乾燥水酸化アルミニウムゲル	1	—
ゲファルナート	1	—
合成ケイ酸アルミニウム	0	—

※スルピリド：101-246，98-57 は消化器系で出題。それ以外は統合失調症関連での出題。

消化性潰瘍は，喫煙やストレスで引き起こされると思われがちだが，喫煙やストレスのみでは胃潰瘍や十二指腸潰瘍の原因となることは少ない。多くの場合，ヘリコバクター・ピロリ菌（*H.pylori*）の感染を併発しており，感染者が喫煙やストレスに晒されると胃粘膜に炎症が起こりやすくなり潰瘍まで進行する。一方，NSAIDs の服用も，消化性潰瘍や上部消化管出血性潰瘍のリスクを高める。予防治療を行わない症例では，NSAIDs 服用中の胃潰瘍の発生頻度は10〜15％といわれ，出血などの合併症を有することが多い。NSAIDs の服用では胃幽門部に浅い胃潰瘍が多発する傾向があり，消化管出血を起こしても無症状の場合が多い。

H.pylori 除菌治療

　H.pylori 除菌は，消化性潰瘍の治癒を促進する。3 剤併用療法が有効であり，プロトンポンプ阻害薬（PPI），アモキシシリン，クラリスロマイシンが併用される。高用量の PPI で高い除菌効果が得られるほか，新しいタイプの PPI であるボノプラザン（P-CAB）を使用すると 90％以上の高い除菌効果が期待できる。クラリスロマイシンの耐性菌により一次除菌が失敗した場合は，クラリスロマイシンの代わりにメトロニダゾールを用いる。

非除菌治療

　初期治療では，PPI を第一選択薬とする。PPI を使用できない場合は，H_2 受容体遮断薬，選択的ムスカリン受容体拮抗薬や防御因子増強薬を用いる。維持治療では，胃潰瘍には H_2 受容体拮抗薬およびスクラルファートの使用が推奨され，十二指腸潰瘍には，それらに加えて PPI が推奨される。胃潰瘍では，H_2 受容体遮断薬と防御因子増強薬の併用を行うが，十二指腸潰瘍では PPI あるいは H_2 受容体遮断薬の単独療法が推奨されている。

胃炎

　消化性潰瘍治療薬は，胃炎の治療にも用いられる。一般に症状の強い急性期には攻撃因子抑制薬，症状が緩やかな長期治療には防御因子増強薬が使用される。

〈攻撃因子抑制薬〉

PPI	オメプラゾール，ランソプラゾールナトリウム，ラベプラゾール，エソメプラゾール，ボノプラザン（P-CAB）
H_2 受容体遮断薬	ファモチジン，ラニチジン塩酸塩，シメチジン，ニザチジン
ガストリン抑制薬	プログルミド，オキセサゼイン
選択的ムスカリン受容体遮断薬	ピレンゼピン
制酸薬	炭酸水素ナトリウム，乾燥水酸化アルミニウムゲル，合成ケイ酸アルミニウム

〈防御因子増強薬〉

粘膜保護薬	スクラルファート，テプレノン，セトラキサート塩酸塩，レバミピド，ゲファルナート，アズレンスルホン酸ナトリウム水和物
D_2 受容体遮断薬	スルピリド塩酸塩
プロスタグランジン（PG）製剤	ミソプロストール

脂質異常症治療薬

医薬品名	出題回数	掲載頁
プラバスタチンナトリウム	18	107
アトルバスタチンカルシウム水和物	17	111
イコサペント酸エチル（EPA）	14	169
シンバスタチン	12	214
ロスバスタチンカルシウム	11	267
コレスチラミン	10	277
ピタバスタチンカルシウム水和物	9	325
エゼチミブ	8	351
コレスチミド	7	400
フェノフィブラート	6	462
フルバスタチンナトリウム	6	465
プロブコール	4	—
ベザフィブラート	2	—
ガンマオリザノール	1	—
クロフィブラート	1	—
デキストラン硫酸エステルナトリウム イオウ5	1	—
ニコチン酸	1	—
ニコモール	1	—

　LDL コレステロール（LDL-C）およびトリグリセリド（TG）が高いほど，HDL コレステロール（HDL-C）が低いほど冠動脈疾患などの動脈硬化性疾患の発症リスクが高くなる。下表に動脈硬化性疾患予防のためのスクリーニングにおける脂質異常症診断基準および管理目標を示す。なお，Non-HDL-C は（Non-HDL-C＝TG－HDL-C）で示され，TG が 400mg/dL 以上の患者や食後採血の場合にも評価できる指標である。

〈脂質異常症診断基準（空腹時採血）〉

LDL-C	140mg/dL 以上	高 LDL-C 血症
	120〜139mg/dL	境界域高 LDL-C 血症
HDL-C	40mg/dL 未満	低 HDL-C 血症
TG	150mg/dL 以上	高トリグリセリド血症
Non-HDL-C	170mg/dL 以上	高 non-HDL-C 血症
	150〜169mg/dL	境界域 non-HDL-C 血症

　脂質異常症を指摘された場合，一次予防として生活習慣の改善に取り組み，その後薬物療法を考慮する。一次予防では，合併症や性別，喫煙歴などのリスク状況に応じた管理目標を設定する。糖尿病，慢性腎臓病（CKD），非心原性脳梗塞，末梢動脈疾患（PAD）のいずれかがあれば高リスクであり，LDL-C の管理目標は 120mg/dL 未満である。これらの合併がない場合，年齢，性別，喫煙の有無，血圧，HDL-C，LDL-C，耐糖能異常の有無，早発性冠動脈疾患の家族歴の有無から絶対リスクを計算し，「低リスク」，「中リスク」，「高リスク」に分類する。LDL-C の管理目標は，低リスクで 160 mg/dL 未満，中リスクで 140 mg/dL 未満，高リスクで 120 mg/dL 未満である。一方，冠動脈疾患の既往がある場合には，より積極的な治療が必要であるため，一次予防とは別に二次予防として生活習慣の是正とともに薬物治療を考慮する。二次予防での LDL-C の管理目標は一次予防より低く設定されており，100mg/dL 未満である（ハイリスクの場合には 70mg/dL）。

　高 LDL-C 血症に対する薬物治療を行う場合の第一選択薬はスタチンである。

〈代表的な脂質異常症治療薬とその分類・適応〉

分類	LDL-C	TG	HDL-C	Non-HDL-C	薬剤名
スタチン	↓↓〜↓↓↓	↓	−〜↑	↓↓〜↓↓↓	プラバスタチン，シンバスタチン，フルバスタチン，アトルバスタチン，ピタバスタチン，ロスバスタチン
小腸コレステロールトランスポーター阻害薬	↓↓	↓	↑	↓↓	エゼチミブ
陰イオン交換樹脂	↓↓	↑	↑	↓↓	コレスチミド，コレスチラミン
プロブコール	↓	−	↓↓	↓	プロブコール
フィブラート系	↓	↓↓↓	↑↑	↓	ベザフィブラート，フェノフィブラート，ペマフィブラート，クリノフィブラート，クロフィブラート
多価不飽和脂肪酸	−	↓	−	−	イコサペント酸エチル，オメガ-3脂肪酸エチル
ニコチン酸誘導体	↓	↓↓	↑	↓	ニセリトロール，ニコモール，ニコチン酸トコフェロール
PCSK9 阻害薬	↓↓↓↓	↓〜↓↓	−〜↑	↓↓↓↓	エボロクマブ，アリロクマブ
MTP 阻害薬※	↓↓↓	↓↓↓	↓	↓↓↓	ロミタピド

※：ホモ FH 患者が適応
↓↓↓↓：−50％以上，↓↓↓：−50％〜−30％，↓↓：−20％〜−30％，
↓：−10％〜−20％，↑：10％〜20％，↑↑：20％〜30％，−：−10％〜10％

骨粗しょう症治療薬

医薬品名	出題回数	掲載頁
アルファカルシドール	12	195
アレンドロン酸ナトリウム水和物	11	232
メナテトレノン	10	302
ラロキシフェン塩酸塩	10	304
リセドロン酸ナトリウム水和物	8	386
ゾレドロン酸水和物	5	―
イプリフラボン	4	―
テリパラチド（遺伝子組換え）	4	509
エルカトニン	3	―
カルシトリオール	3	―
デノスマブ（遺伝子組換え）	3	―
エチドロン酸二ナトリウム	1	―

　骨粗しょう症は，骨量の減少と骨質の悪化により，骨折リスクが高くなる疾患である。通常，成長期における骨組織形成が終了すると，古い骨組織は吸収され同じ量の骨組織が形成される。この骨の吸収と形成によって骨組織のホメオスタシスが保たれているが，骨組織ホメオスタシスが破綻し，骨芽細胞による骨形成量に比べ破骨細胞による骨吸収量が相対的に上回ると骨量が減少し骨が脆弱化する。

〈骨粗しょう症治療薬〉

分類	作用	薬剤名
ビスホスホネート製剤	破骨細胞活性の抑制により骨吸収を抑制する。	アレンドロン酸ナトリウム水和物，エチドロン酸二ナトリウム，リセドロン酸ナトリウム水和物，ゾレドロン酸水和物，ミノドロン酸水和物
活性型ビタミンD製剤	ビタミンD受容体に作用し，血中カルシウム濃度を上昇させ，骨吸収を抑制する。また，骨芽細胞に作用し骨形成を促進する。	アルファカルシドール，カルシトリオール
SERM	エストロゲン受容体に作用し，エストロゲン様の骨吸収を抑制する。	ラロキシフェン，バゼドキシフェン
ビタミンK製剤	骨の脆弱性の要因となる骨基質タンパク質オステオカルシンに作用し骨形成の促進と骨吸収を抑制する。	メナテトレノン
カルシトニン製剤	破骨細胞のカルシトニン受容体に作用し，骨吸収を抑制する。	エルカトニン
イプリフラボン製剤	エストロゲンによるカルシトニン分泌促進作用を増強し，間接的に骨吸収を抑制する。直接作用として骨吸収抑制と骨形成促進作用も持つ。	イプリフラボン
副甲状腺ホルモン製剤	骨芽細胞への分化促進，骨芽細胞のアポトーシス抑制を介し，骨形成を促進する。	テリパラチド
モノクローナル抗体	RANKによる破骨細胞の活性化を抑えて，骨吸収を抑制する。	デノスマブ

緑内障治療薬

医薬品名	出題回数	掲載頁
チモロールマレイン酸塩	10	283
カルテオロール塩酸塩	9	308
ラタノプロスト	8	382
ジスチグミン臭化物	5	—
ピロカルピン塩酸塩	5	—
ブナゾシン塩酸塩	4	—
イソプロピルウノプロストン	2	—
ドルゾラミド塩酸塩	2	—
ジピベフリン塩酸塩	1	—
ニプラジロール	1	—
ブリンゾラミド	1	—

　緑内障は，40歳以上の日本人の20人に1人が罹患しているとの調査もあり，我が国における中途視覚障害原因の上位を占めている。自覚症状としては，暗点（見えない場所）が出現する，あるいは視野が狭くなるといった症状が一般的である。眼房水の産生と排出のバランスが崩れて眼圧が上昇することが原因であり，緑内障の治療や管理は一生継続する必要がある。緑内障は，原発開放隅角緑内障と原発閉塞隅角緑内障に分類され，原発開放隅角緑内障では，線維柱帯が目詰まりを起こし，隅角が見かけ上開放されているのにうまく房水が流出できないために眼圧が上昇する。一方，原発閉塞隅角緑内障は，隅角が狭くなり閉塞することにより劇的で著しい眼圧の上昇を引き起こし，急性緑内障発作を生じる。いずれの緑内障であっても，眼圧を低下させることが重要であり，特に開放隅角緑内障の治療では点眼薬による眼圧コントロールが第一選択である。眼圧低下の目標は，正常範囲（10～20mmHg）に保つだけではなく，患者の無治療時の眼圧（ベースライン眼圧）を把握し，それに応じた

目標値を設定すべきである。例えば，正常眼圧緑内障では12mmHg以下，可能であれば10mmHgまで下げることが望ましい。点眼治療では，眼圧低下に加え眼圧変動も少なくする必要がある。効果のピークとトラフの間に大きな差が出る点眼薬や点眼回数の多いものは，低い眼圧を長時間維持することが困難であるため，第一選択薬になりにくい。したがって，1日1回の点眼で24時間以上の眼圧下降効果が得られるプロスタグランジン関連薬やβ遮断薬が第一選択として使用される。しかし，副作用の観点からこれらの薬を使用できない場合は，他の点眼薬を選択する。

〈主な緑内障治療薬〉

種類		薬剤名	主な作用
交感神経刺激薬		ジピベフリン	線維柱帯流出促進
PG関連薬	プロストン系	ウノプロストン	ぶどう膜強膜流出促進
	プロスト系	ラタノプロスト，トラボプロスト，タフルプロスト	
β遮断薬		チモロール，カルテオロール塩酸塩	房水産生抑制
αβ遮断薬		ニプラジロール	房水産生抑制，ぶどう膜強膜流出促進
α₁遮断薬		ブナゾシン塩酸塩	ぶどう膜強膜流出促進
副交感神経刺激薬		ピロカルピン，ジスチグミン臭化物	線維柱帯流出促進
炭酸脱水酵素阻害薬		ドルゾラミド，ブリンゾラミド	

高尿酸血症治療薬

医薬品名	出題回数	掲載頁
ベンズブロマロン	15	163
アロプリノール	12	197
コルヒチン	11	241
フェブキソスタット	9	329
プロベネシド	9	330
ラスブリカーゼ（遺伝子組換え）	8	381
ブコローム	4	―

　高尿酸血症は，何らかの原因で尿酸の産生過剰または腎における排泄低下により，血清尿酸値が 7.0mg/dL を超える疾患である。高尿酸血症自体に自覚症状はないが，高尿酸血症が続くと尿酸が関節腔内に沈着し，関節や腎尿路系に結晶として析出して痛風関節炎や尿路結石，慢性間質性腎炎による腎不全などの合併症が生じる。痛風の治療には，痛風発作時あるいは前兆期の治療薬と高尿酸血症の治療薬が用いられる。

〈痛風発作治療薬〉

薬剤名	特徴
コルヒチン	痛風発作の緩解および予防に用いる。発作予感時には 1 回 0.5mg を使用する。発作が頻発する場合には，1 日 1 錠を連用服用させる「コルヒチン・カバー」が有効である。
NSAIDs（インドメタシン，ナプロキセン）	発作の極期には NSAIDs を短期間で比較的多量に投与する NSAIDs パルス療法が有効である。NSAIDs が使用できないまたは無効の場合は，経口的にステロイドを投与する。

※：痛風発作時の血清尿酸値の変動は，発作を悪化させるので発作中は尿酸降下薬の投与は避ける。

♪高尿酸血症の治療

　高尿酸血症の治療では，生活習慣を改善することが重要である。痛風関節炎や痛風結節を認める場合は，血清尿酸値を 6.0mg/dL 以下に維持することを目標に薬物治療を行う。

〈代表的な高尿酸血症治療薬〉

種類	薬剤名
尿酸生合成阻害薬	アロプリノール，フェブキソスタット
尿酸排泄促進薬	ベンズブロマロン，プロベネシド，ブコローム
尿酸分解酵素薬	ラスブリカーゼ

本書の利用法

30回以上

29〜20回

19〜10回

9〜5回

4回以下

薬効別編

でる順医薬品 第8版

索　引

索引

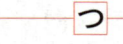

632

薬剤師国試　でる順医薬品（第8版）

2003 年 11 月 20 日　第 1 版第 1 刷発行
2019 年 7 月 16 日　第 8 版第 1 刷発行

著　者　大野恵子（明治薬科大学教授）
　　　　齋藤　博（日本薬科大学准教授）
　　　　丸山桂司（帝京大学准教授）

発　行　株式会社テコム　出版事業本部
　　　　〒169-0073　東京都新宿区百人町 1-22-23
　　　　　　　　　　新宿ノモスビル 2F
　　　　（営業）TEL　03（5330）2441
　　　　　　　　FAX　03（5389）6452
　　　　（編集）TEL　03（5330）2442
　　　　URL　https://www2.tecomgroup.jp/books/

印刷所　三美印刷株式会社

ISBN 978-4-86399-464-5　C3047